Stephen S. Ilardi
Depression ist heilbar

Stephen S. Ilardi

Depression ist heilbar

Das Sechs-Schritte-Programm
ohne Medikamente

Aus dem Amerikanischen von
Ursula Pesch

KAILASH

Der Inhalt dieses Buches dient lediglich der Information und kann den Rat eines Arztes nicht ersetzen. Die Entscheidung, den in diesem Buch veröffentlichten Empfehlungen zu folgen, liegt beim Leser selbst. Der Autor und der Verlag können für Schäden, die durch falsche Schlussfolgerungen aus den in diesem Buch enthaltenen Hinweisen irgendjemandem direkt oder indirekt entstehen könnten, keine Haftung übernehmen. Viele Antidepressiva werden in den USA und im deutschsprachigen Raum nur zum Teil mit identischen Handelsnamen vertrieben. In Klammern werden in diesem Buch jeweils weitere Namen von Antidepressiva aus dem deutschsprachigen Bereich aufgeführt, die den zuvor genannten in der Wirkstoffzusammensetzung entsprechen.

Die amerikanische Originalausgabe erschien 2009 unter dem Titel »The Depression Cure« bei Da Capo Press, einem Imprint der Perseus Book Group, Philadelphia, USA.

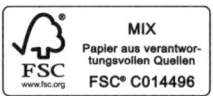

Verlagsgruppe Random House FSC-DEU-0100
Das für dieses Buch verwendete FSC®-zertifizierte Papier
Munken Premium Cream liefert Arctic Paper Munkedals AB, Schweden.

1. Auflage
Deutsche Erstausgabe
© 2011 der deutschsprachigen Ausgabe
Kailash Verlag
in der Verlagsgruppe Random House GmbH
© 2009 Stephen S. Ilardi
Lektorat: Claudia Göbel, München
Satz: EDV-Fotosatz Huber/Verlagsservice G. Pfeifer, Germering
Druck und Bindung: GGP Media GmbH, Pößneck
Printed in Germany
ISBN 978-3-424-63036-7
www.kailash-verlag.de

Inhalt

Teil drei
Den Wandel herbeiführen 243

Einleitung

Depressionen sind eine verheerende Krankheit. Sie rauben den Menschen die Energie, den Schlaf, das Erinnerungsvermögen, die Konzentration, die Vitalität, die Freude, die Fähigkeit, zu lieben, zu arbeiten und zu spielen und – manchmal – sogar den Lebenswillen. Als klinischer Psychologe habe ich in dem Bemühen, die lähmenden Auswirkungen der Depression zu heilen, mit Hunderten von Patienten gearbeitet, sodass ich mich hüten werde, diesen heimtückischen Feind zu unterschätzen. Seit dem Tag, an dem ich vor zwei Jahrzehnten die psychiatrische Abteilung des Duke Medical Center betrat, habe ich mich dem Kampf gegen diese Krankheit verschrieben: Ich kenne sie viel zu gut, als dass ich irgendwelche pauschalen Versprechungen hinsichtlich eines Allheilmittels machen würde.

Eines kann ich jedoch voller Überzeugung sagen: Depressionen sind heilbar. Und das Sechs-Schritte-Programm, das in diesem Buch vorgestellt wird, hat sich während der Jahre meiner klinischen Forschung und Praxis als die Methode zu ihrer Behandlung erwiesen, die den größten Erfolg verspricht. Zugegeben, das ist eine kühne Behauptung – die aufzustellen ich mir noch vor wenigen Jahren, als ich mit der Entwicklung dieses Programms begann,* nie hätte vorstellen können. Doch sie basiert auf drei wichtigen Beobachtungen:

---

* Dabei wurde ich von mehreren talentierten Jungakademikern unterstützt.

Das Programm der therapeutischen Lebensstiländerung – *Therapeutic Lifestyle Change* (TLC) – hat sich in einer groß angelegten Behandlungsstudie an meiner Universität als erstaunlich effektiv erwiesen. Die Patienten wurden nach dem Zufallsprinzip zwei Gruppen zugewiesen und nahmen entweder am TLC-Programm teil oder erhielten die übliche Behandlung bei ihrem Arzt (vor allem Medikamente). Weniger als 25 Prozent der zuletzt genannten Patienten ging es anschließend besser.* Die Ansprechrate unter den TLC-Patienten war jedoch mehr als dreimal so hoch. Tatsächlich ging es jedem einzelnen Patienten, der das gesamte Programm umsetzte, besser, obwohl die meisten dieser Menschen bereits ohne Erfolg Antidepressiva genommen hatten.

Alle sechs Komponenten des TLC-Programms – Omega-3-Fettsäuren, fesselnde Aktivitäten, körperliche Bewegung, Sonnenexposition, soziale Kontakte und ausreichend Schlaf – haben antidepressive Eigenschaften. Wir wissen dies alles aus Bergen von Forschungsliteratur. Doch TLC ist die einzige Methode, die diese einzelnen Elemente zu einem Gesamtpaket verbindet. Es ist ein umfassendes, schrittweises Programm, das wirksamer ist als jede einzelne Komponente für sich genommen.

Vor allem aber zeigt TLC die Ursache der modernen Depressionsseuche auf: die Tatsache, dass der Mensch nicht für dieses durch schlechte Ernährung, Bewegungsmangel, Stubenhockerei, Schlafmangel, soziale Isolation und ein irrsinniges Tempo gekennzeichnete Leben im 21. Jahrhundert geschaffen ist. Das Programm bietet ein längst überfälliges, vernünftiges Heilmittel für den modernen westlichen Lebensstil, der gefährlich vom Kurs abgekommen ist.

In den vergangenen Jahren habe ich mit Tausenden von Menschen – Patienten, Therapeuten, Psychiatern, Studenten und vielen

---

* »Besser gehen« wurde im Rahmen der Studie folgendermaßen definiert: Die Depressionssymptome wurden um mindestens 50 Prozent verringert, und die diagnostischen Kriterien für eine schwere depressive Störung wurden am Ende der Behandlung nicht länger erfüllt.

anderen – über diese auf dem Lebensstil basierende Methode zur Heilung von Depressionen gesprochen. Die Frage, die mir am häufigsten gestellt wird, lautet: Wer könnte von diesem Programm profitieren? Meine Antwort: jeder. Normalerweise lachen die Leute dann, weil sie glauben, ich würde scherzen, und das sei eine selbstironische Übertreibung. Im Gegenteil, ich meine es ganz ernst. Mindestens vier Gruppen können vom TLC-Programm profitieren, und diese Gruppen schließen so gut wie jeden mit ein.

Das TLC-Programm wurde ursprünglich entworfen, um denen zu helfen, die an einer klinischen Depression leiden – egal, ob sie bereits eine andere Form der Behandlung erfahren oder nicht. Es ist äußerst effektiv, wenn es als alleinige therapeutische Maßnahme eingesetzt wird, kann aber auch mit Antidepressiva oder traditioneller Psychotherapie kombiniert werden.

Andererseits braucht man nicht an einer ausgewachsenen Depression zu leiden, um von dem Programm zu profitieren. Es kann auch jenen helfen, die einfach deprimiert sind oder mit schwächeren Symptomen der Störung zu kämpfen haben. Außerdem bietet es jedem Schutz, der das Risiko einer zukünftigen Depression minimieren will.

Und vor einigen Jahren stellte die Psychologin Harriet Lerner – die Erfolgsautorin so einflussreicher Bücher wie *Wohin mit meiner Wut?* – noch etwas anderes hinsichtlich des TLC-Programms fest, das ich nie in meine Überlegungen einbezogen hatte: Jeder Schritt beinhaltet etwas, das wohltuend für uns ist, egal wie gut es uns bereits geht. Sie sagt: »Bei Ihrem Programm geht es nicht nur um Depressionen. Es ist etwas, das jeder zu seinem Vorteil nutzen kann.«

Und sie hat recht. Es gibt reichlich Forschungsarbeiten über die physischen und psychologischen Vorteile der Kernelemente des Programms: Gewichtsverlust, gesteigerte Energie, niedrigerer Blutdruck, verbesserte Herzgesundheit, bessere Funktion des Immunsystems, weniger Entzündungsherde, größere geistige Klarheit und ein stärkeres Wohlbefinden. Dies sind »Nebenwirkungen« der Behandlung, die einen weiteren lohnenden Grund darstellen, das TLC-Programm durchzuführen.

Trotz der positiven Wirkungen der Behandlung ist es ratsam, sich einer körperlichen Untersuchung zu unterziehen, bevor man das Programm in die Praxis umsetzt. Bei meiner eigenen klinischen Forschung an der University of Kansas lasse ich niemanden mit dem Gesamtprogramm beginnen, der nicht zuerst einen Arzt aufgesucht hat. Dieser Grundsatz mag Sie überraschen, doch er ist nur folgerichtig. Zum einen ist es immer eine gute Idee, einen Gesundheits-Check-up durchführen zu lassen, bevor man ein neues Trainingsprogramm in Angriff nimmt. Das Gleiche gilt, wenn man eine hohe Dosis an Nahrungsergänzungsmitteln zu sich nimmt oder sich vermehrt dem Sonnenlicht aussetzt. Da es sich bei all dem um Grundelemente des TLC-Programms handelt, ist es wichtig, zuerst das Okay eines Mediziners einzuholen.

Gelegentlich wenden Menschen sich auch mit der Frage an mich, ob sie mit der Einnahme ihrer Antidepressiva aufhören können, sobald sie mit dem TLC-Programm beginnen. Mein Rat ist immer schlicht und einfach folgender: Sie dürfen eine solche Entscheidung nur in Absprache mit dem Arzt treffen, der ihnen die Medikamente verschrieben hat. Es kann in der Tat gefährlich sein, ein Antidepressivum ohne ärztliche Kontrolle abzusetzen, weil manchmal schwerwiegende Entzugssymptome – einschließlich einer Verschlimmerung der Depression – auftreten können, wenn man zu abrupt mit der Medikamenteneinnahme aufhört.

Schließlich können Depressionen durch viele weit verbreitete Krankheiten ausgelöst werden, wie Diabetes, Schlafapnoe, Schilddrüsen- und Herzerkrankungen, chronische Infektionen und Hormonstörungen, um nur einige zu nennen. Und es kann sehr schwierig sein, die Störung effektiv zu behandeln, solange die ihr zugrunde liegenden medizinischen Probleme nicht erkannt werden. Mehrere Medikamente können sogar potenziell eine Depression auslösen (ironischerweise selbst einige übliche Psychopharmaka), und Ihr Arzt kann Ihnen helfen, auch diese Möglichkeit zu prüfen.

In den folgenden Kapiteln werde ich die Komponenten des TLC-Programms in allen Einzelheiten beschreiben. Und ich werde von vielen Menschen berichten, die mithilfe dieses Programms ihre Depression dauerhaft überwunden haben. Ich hoffe, dass auch Sie sich erfolgreich von Ihrer Depression befreien können, indem Sie TLC Schritt für Schritt in Ihrem eigenen Leben umsetzen.

TEIL EINS

Depressionen verstehen

1

Die Epidemie und die Heilung

»Ich weiß nicht, was mit mir los ist. Ich will nur noch die Augen schließen und nie wieder aufwachen müssen. Es ist, als würde mir mein ganzes Leben entgleiten, und ich kann nichts dagegen tun. Alle sagen mir immer wieder, ich müsse mich nur ›am Riemen reißen‹. Wissen die nicht, wie grausam das ist? Ich meine, glauben die vielleicht, ich will so sein? Manchmal fange ich einfach an zu weinen und weiß nicht einmal, warum. Die Leute sehen mich an, als sei ich verrückt, als würden sie denken: ›Sieh dir nur diesen armen Kerl an. Diesen armen, mitleiderregenden ...‹« Phils Stimme verlor sich, als er auf seinem Stuhl nach vorn sackte und den Kopf mit den Händen umfasste.* Er starrte auf den Bürofußboden und flüsterte: »Es tut mir leid.« Diesen Satz wiederholte er immer wieder, wie ein Mantra.

Obwohl ich mit den verheerenden Folgen der Depression nur allzu vertraut war, fiel es mir schwer, mir Phil vor Ausbruch seiner Krankheit vor nur wenigen Monaten vorzustellen. Seine Frau, die anrief, um für ihn den ersten Termin zu vereinbaren, beschrieb Phil als »selbstbewusst und lebenslustig«. Phil leitete ein erfolgreiches Unternehmen, führte eine gute Ehe und vergötterte seine beiden Kinder. Seine Frau sagte: »Sie hätten Phil angesehen und gedacht:

---

* Zum Schutz der hier zitierten Personen wurden ihre Namen geändert, ebenso wie Informationen, über die sie möglicherweise zu identifizieren wären.

›Der Typ hat wirklich alles.‹« Und doch saß er dort in meinem Büro, in der Blüte seines Lebens von Depressionen zu Boden gedrückt. Innerhalb von nur wenigen Monaten hatte er seine Energie, sein Erinnerungsvermögen, seine Libido, sein Selbstvertrauen, die Fähigkeit, nachts durchzuschlafen, und sein Konzentrationsvermögen eingebüßt. Er konnte nicht mehr effektiv seiner Arbeit nachgehen und hatte sich völlig von seinen Freunden und seiner Familie zurückgezogen. In jüngster Zeit hatte er sogar seinen Lebenswillen verloren.

Wie viele der Patienten, die ich behandele, hatte Phil, bevor er zu mir kam, einige Monate lang Antidepressiva genommen. Leider hatten die Medikamente nicht sonderlich geholfen – ein Ergebnis, das öfter vorkommt, als die meisten Menschen denken. Eine medikamentöse Behandlung ist zwar in manchen Fällen zweifellos nützlich, hilft jedoch nicht einmal bei der Hälfte der depressiven Patienten.[1] (Und viele setzen ihre Medikamente irgendwann aufgrund unangenehmer Nebenwirkungen wie einer sexuellen Funktionsstörung oder einer Gewichtszunahme ohnehin ab.)

Obwohl die Einnahme von Antidepressiva in den letzten Jahren explosiv zugenommen hat, ist der Anteil von depressiv erkrankten Menschen in der westlichen Welt nicht gesunken: Er ist gestiegen.[2] Jüngsten Forschungen zufolge erfüllt zum Beispiel etwa einer von vier Amerikanern – über siebzig Millionen Menschen – irgendwann in seinem Leben die Kriterien für eine Depression.[3] Beunruhigenderweise steigt die Depressionsrate seit Jahrzehnten. Sie ist heute etwa zehnmal so hoch wie vor zwei Generationen.[4] Wie ist es möglich, dass wir Menschen inzwischen so viel anfälliger für Depressionen sind? Was hat sich geändert?

Dies ist eindeutig keine Frage der Genetik, denn der kollektive Genpool kann sich nicht so schnell ändern. Es muss an etwas anderem liegen. Dieses andere ist, wie ich glaube, der Lebensstil. Führen wir uns einmal Folgendes vor Augen:

❱ In meinem Kulturkreis ist mir nur eine einzige Gruppe bekannt, die nicht von der modernen Depressionsepidemie betroffen ist: die Amischen. Bei ihren Gemeinschaften, die unbeirrt an der Lebensweise des 18. Jahrhunderts festhalten, ist die Erkrankungsrate wesentlich niedriger als bei der allgemeinen Bevölkerung.[5]

❱ In Entwicklungsländern – der »Dritten Welt« – beträgt der Anteil von Depressionen an der Lebenszeit oft nur einen Bruchteil von dem im Westen beobachteten.[6] Doch in jenen Ländern, in denen sich ein Wandel von einer eher traditionellen zu einer eher amerikanisierten Lebensweise vollzieht, nimmt auch die Häufigkeit von Depressionen zu.

❱ Das Risiko, an einer Depression zu erkranken, ist in den vergangenen Jahren in der gesamten industrialisierten Welt unerbittlich gestiegen.[7] Depressionen sind nicht allein ein amerikanisches Phänomen.

❱ Moderne Jäger-und-Sammler-Verbände – wie die Kaluli* im Hochland von Neuguinea – wurden von Forschern aus dem Westen auf das Vorhandensein von mentalen Krankheiten hin untersucht. Erstaunlicherweise existiert die klinische Depression so gut wie gar nicht unter solchen Gruppen, deren Lebensweise jener unserer frühen Vorfahren ähnelt. Obwohl das Leben der Kaluli sehr hart ist und sie ohne all die materiellen Annehmlichkeiten oder medizinischen Fortschritte, die wir als selbstverständlich betrachten, auskommen, sind sie weitgehend immun gegen die Seuche der Depression, die überall um uns herum Menschenleben ruiniert. (Das vielleicht aufschlussreichste Beispiel verdanken wir dem Anthropologen Edward Schieffelin, der fast ein Jahrzehnt unter den Kaluli lebte und über 2000 Männer, Frauen und Kinder eingehend hinsichtlich ihrer Erfahrungen von Leid und Depres-

---

* Die Kaluli kombinieren für ihren Lebensunterhalt die Jagd, das Sammeln von Nahrung und die Gartenarbeit, weshalb sie manchmal auch als Gemüsegärtner bezeichnet werden.

sion befragte. Er fand nur einen Menschen, der annähernd alle diagnostischen Kriterien für eine Depression erfüllte.[8])

Solche kulturübergreifenden Studien machen eines nur zu deutlich: Je »moderner« die Lebensweise einer Gesellschaft, desto höher ist ihre Depressionsrate. Das mag verblüffen, doch die Erklärung ist ganz einfach: Der menschliche Körper war nie für die moderne postindustrielle Welt bestimmt. Bis vor rund zwölftausend Jahren – als die Menschen den Ackerbau erfanden und mit der Domestizierung von Vieh begannen – lebte jeder auf diesem Planeten vom Jagen und von der Suche nach Nahrung.[9] Während des größten Teils der Menschheitsgeschichte war der Mensch Jäger und Sammler.

Und unsere Gene spiegeln noch immer diese Geschichte wider: Sie haben sich seit den Tagen unserer Jäger-und-Sammler-Vorfahren kaum verändert.[10] Unsere Gene sind noch immer wunderbar auf diese vergangenen Umweltbedingungen abgestimmt und bauen in der Tat noch immer Steinzeitkörper. Und wenn ein Steinzeitkörper auf eine moderne Umwelt trifft, können die gesundheitlichen Folgen verheerend sein.

Denken Sie nur an die außer Kontrolle geratene Epidemie der Fettleibigkeit.[11] Warum? Weil unser Appetit in der Steinzeit stecken geblieben ist. Unsere Jäger-und-Sammler-Vorfahren hatten es mit einem schwankenden, saisonalen Nahrungsmittelangebot zu tun und der stets drohenden Aussicht auf Hunger und den Hungertod. Deswegen machte es Sinn, dass sie nach süßen, stärkehaltigen und fetten Lebensmitteln lechzten – den reichsten vorhandenen Kalorienquellen – und Essgelage veranstalteten, wann immer sie diese seltenen, nährstoffreichen Nahrungsmittel zur Verfügung hatten.

Auf diese sind unsere Gehirne noch heute programmiert. Auch wir finden es praktisch unmöglich, dem Drang zu widerstehen, uns an kalorienreichen Nahrungsmitteln gütlich zu tun. Wenn wir uns zum Beispiel ein Stück Käsekuchen schmecken lassen (das zugleich süß, stärkehaltig und fett ist), registriert unser Steinzeitgehirn vergnügt die Befriedigung, viele, viele Kalorien für einen Regentag aufzunehmen, egal wie viel Energie wir vielleicht schon in unseren Fettreserven gespeichert haben.

Seit einigen Jahrzehnten stehen uns kalorienreiche Nahrungsmittel jedoch zum ersten Mal in der Menschheitsgeschichte rund um die Uhr zur Verfügung. Da unser Gehirn nicht dafür ausgestattet ist, unseren Appetit angesichts des ständigen Überflusses zu regulieren, ist unsere tägliche Kalorienzufuhr in die Höhe geschnellt. Wir sehen das Essen, und unser Gehirn kann einfach nicht Nein sagen. Was die Sache noch schlimmer macht: Diese Ernährungsgoldgrube fällt mit einer starken Abnahme der Kalorien zusammen, die wir täglich verbrennen, da Annehmlichkeiten wie das Auto, elektrische Geräte und der Fernseher uns nach und nach in Couch-Potatoes verwandelt haben. Das Ergebnis? Eine moderne Epidemie, die sich vollständig durch jüngste Veränderungen des Lebensstils erklären lässt.

Lassen Sie uns unsere Aufmerksamkeit noch einmal der Gruppe der Amischen zuwenden, die dafür berühmt sind, dass sie sich in den vergangenen zwei Jahrhunderten jeglichen Veränderungen ihres Lebensstils widersetzt haben. Ihre Fettleibigkeitsrate? Eine neuere Studie gibt sie mit lediglich vier Prozent an.[12] Bei den heutigen Jäger-und-Sammler-Verbänden liegt die Fettleibigkeitsrate bei annähernd null.

Aber lässt sich die moderne Epidemie der Depression wie die Fettleibigkeit tatsächlich durch Veränderungen der Lebensweise erklären? Für diese Annahme spricht eine Fülle an wissenschaftlichen Beweisen, die weit über kulturübergreifende Studien hinausgehen. Wie wir im nächsten Abschnitt sehen werden, haben diese Beweise wichtige Auswirkungen, die unsere Art, Depressionen zu verstehen und zu behandeln, vielleicht für immer verändern werden.

Der antidepressiv wirkende Lebensstil

In vielerlei Hinsicht sollten die Einwohner der modernen Industrie-
staaten eigentlich zu den glücklichsten Menschen in der Weltge-
schichte gehören. Ob es sich um die Sterblichkeitsrate bei Kindern,
um Hunger, die medizinische Versorgung, die Lebenserwartung
oder um materielle Annehmlichkeiten handelt, den modernen Menschen des Westens geht es (im Durchschnitt) besser als der großen
Mehrzahl aller Menschen, die je auf diesem Planeten gelebt haben.
Folgt daraus nicht, dass wir auch zu denjenigen gehören sollten, bei
denen die Wahrscheinlichkeit, depressiv zu werden, am geringsten
ist? Sollten wir nicht zumindest geringere Depressionsraten haben
als zeitgenössische Jäger und Sammler, deren Leben so viel härter ist
als unseres? Schließlich werden sie viel eher als wir so tragische Ereignisse wie den Tod eines Kindes, eine schwere Krankheit oder ge-
waltsame Angriffe verkraften müssen – Ereignisse, die starke Auslöser für eine Depression sein können.

Doch Jäger und Sammler leiden selbst als Folge so schrecklicher
Ereignisse selten an einer klinischen Depression. Aus irgendeinem
Grund sind sie viel robuster als wir. (Und das ist gut so, denn wäre
das nicht der Fall, wäre die menschliche Spezies wahrscheinlich
schon in den Tagen unserer frühen Vorfahren ausgestorben.)

Aber woran liegt es, dass die Jäger und Sammler die Stürme des
Lebens so gut überstehen? Das ist die Frage, auf die ich immer wieder zurückkam, als ich mich vor einigen Jahren daranmachte, dieses
Geheimnis zu lüften. Auf der Suche nach Hinweisen vertiefte ich
mich in Hunderte von veröffentlichten Studien und kam zu einer
Erkenntnis, die so einleuchtend war – und rückblickend so klar auf
der Hand lag –, dass ich mich verwundert fragte, warum dies bisher
noch niemandem aufgefallen war:[*] Der Lebensstil von Jägern und

---

[*] Zumindest konnte ich nach der Durchsicht der relevanten wissenschaftlichen Literatur nicht feststellen, dass es irgendjemandem aufgefallen wäre.
Der Wissenschaftsjournalist Robert Wright erwähnt diese Möglichkeit im-

Sammlern ist zutiefst antidepressiv. Während die Jäger und Sammler ihren Alltag bestreiten, tun sie zwangsläufig viele Dinge, die sie vor einer Depression bewahren. Sie tun Dinge, die das Gehirn auf wirkungsvollere Weise verändern als jedes Medikament.

Während des größten Teils der Menschheitsgeschichte profitierte jeder von der antidepressiven Wirkung dieser alten Lebensstilelemente. Als Ergebnis waren die Menschen in der Lage, mit Umständen fertig zu werden, die sehr viel schwieriger waren als jene, denen sich die meisten von uns heute gegenübersehen. Doch in den letzten Jahrhunderten ist die technologische Evolution in einem unerbittlichen Tempo vorangeschritten, und viele schützende Merkmale dieser alten Lebensweise sind nach und nach verschwunden. Dementsprechend ist die Depressionsrate allmählich außer Kontrolle geraten. Unsere Steinzeitgehirne sind einfach nicht dazu bestimmt, mit der Isolation, der Stubenhockerei, dem Schlafmangel, dem Fast Food und dem stressgeplagten Tempo des Lebens im 21. Jahrhundert fertig zu werden.

In den nachfolgenden Kapiteln werden wir die starke antidepressive Wirkung von sechs wichtigen schützenden Lebensstilelementen betrachten, die wir uns alle von unseren Vorfahren zurückholen müssen:

Zufuhr von Omega-3-Fettsäuren
Fesselnde Aktivitäten
Körperliche Bewegung
Sonnenexposition
Soziale Unterstützung
Schlaf

Diese sechs Elemente bilden den Kern einer durchschlagenden Behandlung von Depressionen: des TLC-Programms, das von meinem

merhin 1995 in seinem Artikel »The Evolution of Despair« (Die Evolution der Verzweiflung) für das *Time Magazine*.

klinischen Forschungsteam an der University of Kansas entwickelt wurde. TLC ist eine natürliche Methode, um Depressionen zu heilen, ohne mit Nebenwirkungen rechnen oder Versicherungsformulare ausfüllen zu müssen. Und in unseren vorbereitenden klinischen Versuchen haben wir mit TLC außergewöhnliche Ergebnisse erzielt, die jenen, die normalerweise bei einer medikamentösen Behandlung beobachtet werden, weit überlegen sind. Bei unseren Probanden war die positive Ansprechrate auf TLC mehr als dreimal so hoch wie die Ansprechrate auf eine Standardbehandlung mit Antidepressiva.[13] Und bis jetzt haben wir es noch nicht erlebt, dass jemand das gesamte TLC-Programm in die Praxis umgesetzt hat, ohne Verbesserungen zu erzielen.

Omega-3-Fettsäuren

Wussten Sie, dass Ihr Gehirn vor allem aus Fett besteht? Das klingt wie eine Steilvorlage aus einer Stand-up-Comedy, aber es ist wahr – das menschliche Gehirn besteht zu rund 60 Prozent aus Fett, bezogen auf sein Trockengewicht. Fettmoleküle (auch Fettsäuren genannt) spielen eine entscheidende Rolle beim Aufbau von Gehirnzellen und der Isolierung von Nervenfasern. Glücklicherweise ist der Körper in der Lage, viele der Fettmoleküle zu produzieren, die das Gehirn benötigt. Doch einige Formen können nicht körpereigen hergestellt werden. Diese Fette müssen wir mit der Nahrung aufnehmen. Zu den wichtigsten Fetten gehört eine Omega-3-Fettsäuren genannte Gruppe – wichtige Bausteine für die Gehirnstruktur und -funktion.

Omega-3-Fettsäuren sind vor allem in Fisch, Wild, Nüssen, Samen und Blattgemüse enthalten, lauter Dinge, die die Jäger und Sammler reichlich verzehrten. Unsere fernen Vorfahren aßen fünf- bis zehnmal mehr Omega-3-Fette, als wir es tun.[14] Tatsächlich sind Omega-3-Fettsäuren im Verlauf des vergangenen Jahrhunderts allmählich von unserem Speiseplan verschwunden.

In den Tagen unserer Urgroßeltern zum Beispiel lebten Schlachtrinder auf der Weide und ernährten sich von Gräsern und Wildpflanzen – durchweg Omega-3-Quellen. Bemerkenswerterweise war Rindfleisch gut für uns. Im Gegensatz dazu werden die heutigen Rinder vor allem mit Getreide gefüttert und liefern damit kaum nützliche Omega-3-Fettsäuren. Dasselbe gilt für unsere mit Getreide gefütterten, aus der Farmzucht stammenden Fische.

Da das Gehirn eine konstante Zufuhr von Omega-3-Fettsäuren benötigt, um richtig funktionieren zu können, besteht bei Menschen, die nicht genug von diesen Fetten essen, ein erhöhtes Risiko, sich viele Formen psychischer Krankheiten zuzuziehen, einschließlich der Depression. Weltweit haben Länder mit dem höchsten Omega-3-Konsum in der Regel die niedrigsten Depressionsraten.[15]

Klinische Forscher haben begonnen, zur Behandlung der Depression Omega-3-Zusätze zu verwenden, und die Ergebnisse sind bislang sehr ermutigend. So haben zum Beispiel britische Forscher vor Kurzem eine Gruppe depressiver Patienten untersucht, bei denen auch nach achtwöchiger Einnahme von Antidepressiva keine Besserung zu verzeichnen war.[16] Alle Probanden nahmen weiterhin die ihnen verschriebenen Medikamente, einige jedoch darüber hinaus einen Omega-3-Zusatz. Rund 70 Prozent derjenigen, die den Zusatz erhielten,* wurden schließlich wieder gesund, verglichen mit nur 25 Prozent der Patienten, die weiterhin nur ihre Medikamente einnahmen. Diese Studie legt zusammen mit einer Handvoll ähnlicher Forschungsarbeiten nahe, dass Omega-3-Fettsäuren zu den wirksamsten antidepressiven Substanzen gehören, die je entdeckt wurden.

---

* Den Probanden wurden nach dem Zufallsprinzip verschiedene Dosen Omega-3-Fettsäuren verabreicht. Ich habe hier die Ergebnisse für die Probanden aufgeführt, die die im TLC-Programm empfohlene Dosis erhielten: 1000 Milligramm pro Tag des aktiven Omega-3-Moleküls.

Fesselnde Aktivitäten

Depressionen sind eng verbunden mit einem schädlichen, »Grübeln« genannten Gedankenprozess – der Gewohnheit, bei negativen Gedanken zu verweilen und sie immer wieder im Kopf herumzuwälzen. Wir haben sicher alle schon einmal gegrübelt. Dies ist eine ganz natürliche Reaktion auf verstörende Ereignisse. Und wenn wir dies nur für kurze Zeit tun, kann es sogar nützlich sein und uns helfen, herauszufinden, was schiefgegangen ist und was wir tun könnten, um Dinge in Zukunft besser zu machen.

Problematisch wird die Sache jedoch, wenn Leute über längere Zeiträume hinweg grübeln und sich immer und immer wieder mit denselben Gedanken beschäftigen. Solch chronisches Grübeln verstärkt tatsächlich die Intensität unserer negativen Stimmung und macht sie unerträglich schmerzvoll. Leider verbringen depressive Menschen tagtäglich buchstäblich Stunden damit, zu grübeln.

Als ich das Konzept des Grübelns zum ersten Mal Patienten in einer TLC-Gruppe vorstellte, fiel es vielen von ihnen wie Schuppen von den Augen. »Ich tue das die ganze Zeit!«, rief ein Patient aus. »Und ich fühle mich dadurch wirklich schlechter.« »Sie meinen, es gibt Leute, die nicht die ganze Zeit grübeln? Ich dachte, das tun alle«, meldete sich ein anderer Patient zu Wort. Wieder ein anderer lächelte wissend und sagte: »Ich finde es richtig cool, dass es tatsächlich einen Namen dafür gibt. Aber wie hört man mit dem Grübeln auf?«

Ja, wie macht man das? Die Leute grübeln nur, wenn sie Zeit haben, wenn sie nicht mit einer Aktivität beschäftigt sind, die auf irgendeine Weise ihre Gedanken fesselt. In einem Verkehrsstau hocken, eine langweilige Fernsehshow ansehen, allein eine Mahlzeit essen, ins Leere starren ... das sind die Zeiten, in denen wir normalerweise zu grübeln beginnen. Der größte Risikofaktor für das Grübeln ist der, Zeit allein zu verbringen, etwas, das viele Menschen in den Industrieländern inzwischen ständig tun.

Wenn man mit einem anderen Menschen interagiert, hat der Verstand einfach keine Chance, bei sich ständig wiederholenden negativen Gedanken zu verweilen. Doch jede Art von fesselnder Aktivität kann helfen, das Grübeln zu unterbrechen, auch wenn es sich um etwas ganz Einfaches handelt.

Dana, eine Buchhalterin über vierzig in einer unserer jüngsten TLC-Gruppen, erzählte uns folgende Geschichte: »Ihr hattet gerade über das Grübeln gesprochen, und als ich nach der Gruppe vom Parkplatz fahren wollte, fiel mir auf, dass ich es just in diesem Moment tat! Die negativen Gedanken waren da und spukten mir im Kopf herum. Ich meine, ich hatte keine Ahnung, dass ich es so oft tat. Jedenfalls habe ich angehalten, einfach auf dem Parkplatz dagesessen und darüber nachgedacht, wie ich damit aufhören könnte. Alles, was mir einfiel, war, das Radio anzumachen und einen guten Song zu finden, auf den ich mich fokussieren konnte. Das habe ich dann getan. Und es hat funktioniert. Ich habe auf dem ganzen Nachhauseweg nicht gegrübelt. Bevor ihr darüber gesprochen habt, wäre ich einfach in diesen negativen Gedanken stecken geblieben und mit einem beschissenen Gefühl in meine Garage gefahren. Aber ich glaube, jetzt weiß ich, wie ich das ändern kann. Ich habe das Gefühl, dass ich endlich ein bisschen Kontrolle darüber habe.«

In Kapitel 5 werden wir wesentlich detaillierter auf die Verbindung zwischen dem Grübeln und Depressionen eingehen. Wir werden auch mehrere wichtige Strategien besprechen, die dabei helfen, mit der Gewohnheit des Grübelns zu brechen.

Körperliche Bewegung

Jäger und Sammler sind erstaunlich gut in Form.[17] Sie haben täglich stundenlang Bewegung und absolvieren ein Fitnessprogramm, das sich mit dem von Topathleten messen kann. Normalerweise legen sie acht bis sechzehn Kilometer pro Tag zurück, nur um nach Nahrungsmitteln und Wasser zu suchen, die sie dann zurück zu ihrer Gruppe schleppen müssen. Sie errichten ihre eigenen Unterkünfte und arbeiten regelmäßig mit Baumstämmen, die Hunderte von Kilos wiegen. Und sie vollführen rituelle Tänze, die mehrere Stunden lang dauern.

Das Leben der Jäger und Sammler ist in der Tat ein intensives Cross-Training – eines, das täglich viel Heben, Tragen, Sprinten, Klettern, Gehen und Stretchen beinhaltet. Das moderne Leben hingegen ist bekanntermaßen durch Vielsitzerei gekennzeichnet, und die meisten von uns sind alles andere als fit. Manch einer kann nicht weiter laufen als vom Sofa bis zum Kühlschrank. Das ist bedauerlich, denn Bewegung ist ein erstaunlich wirksames Antidepressivum.

Forscher haben bei der Behandlung der Depression die Wirksamkeit eines aeroben Bewegungstrainings mit der Wirkung von Zoloft (Adjuvin, Gladem, Tresleen)* verglichen, einem häufig verschriebenen Antidepressivum.[18] Selbst eine geringe »Dosis« an Bewegung – eine halbe Stunde strammes Gehen dreimal pro Woche – war genauso effektiv wie die Einnahme von Medikamenten. Bei den Patienten, die mit Zoloft behandelt wurden, war bemerkenswerterweise jedoch die Wahrscheinlichkeit, in einer zehnmonatigen Nachbeobachtungsphase erneut an einer Depression zu erkranken, dreimal so hoch wie bei denen, die Sport trieben.[19]

---

* Viele Antidepressiva werden in den USA und im deutschsprachigen Raum nur zum Teil mit identischen Handelsnamen vertrieben. In Klammern werden hier jeweils weitere Namen von Antidepressiva aus dem deutschsprachigen Bereich aufgeführt, die den zuvor genannten in der Wirkstoffzusammensetzung entsprechen. (Anm. d. Verl.)

Inzwischen gibt es mehr als hundert veröffentlichte Studien, die die antidepressive Wirkung von körperlicher Bewegung dokumentieren. So unterschiedliche Aktivitäten wie Walking, Radfahren, Joggen und Gewichtheben haben sich als effektiv erwiesen. Zudem wird immer deutlicher, wie diese Wirkung zustande kommt. Bewegung verändert das Gehirn. Sie erhöht den Aktivitätsgrad wichtiger Gehirnchemikalien wie Dopamin und Serotonin – eben die Neurochemikalie, auf die weit verbreitete Medikamente wie Zoloft, Prozac (Felicium, Floccin, Fluctin, Fluctine, Fluocim, Fluoxifar, Fluxet, Mutan, NuFluo, Positivum) und Lexapro (Cipralex) abzielen. Bewegung sorgt auch dafür, dass das Gehirn vermehrt ein wichtiges Wachstumshormon produziert, das *Brain-derived neurotrophic factor* (BDNF) genannt wird, vom Gehirn stammender neurotropher Faktor. Da der BDNF-Spiegel bei einer Depression stark sinkt, schrumpfen im Lauf der Zeit einige Teile des Gehirns, sodass das Lern- und das Erinnerungsvermögen beeinträchtigt werden. Doch Bewegung kehrt diesen Trend um und schützt das Gehirn auf einzigartige Weise.

Chloe, eine einundzwanzigjährige College-Studentin mit einem schüchternen Lächeln, war vor zwei Jahren Patientin in einer unserer TLC-Behandlungsgruppen. In der ersten Sitzung stellte sie sich mit den Worten vor: »Ich kämpfe eigentlich schon mein Leben lang immer wieder mit Depressionen.« Von ihrer Mutter verlassen und großgezogen von einem alkoholsüchtigen Vater, der sie oft allein ließ, waren Gefühle der Einsamkeit und Traurigkeit, wie Chloe gestand, Konstanten ihrer Kindheit und Jugend. Die Situation verschlimmerte sich noch, als sie zum College ging, wo sie unter einer lähmenden klinischen Depression litt. Als sie mit der Behandlung begann, ging sie bereits nicht mehr zu den Kursen an ihrem College, sondern verkroch sich meistens in ihrer Wohnung.

Ich sprach mit Chloe schon zu Beginn der Behandlung über den therapeutischen Wert von körperlicher Bewegung, doch sie sagte, Sport zu treiben habe ihr nie Spaß gemacht. Sie verlieh auch ihrer starken Abneigung gegen »die ganze Fitnessstudio-Szene« Ausdruck. Ich versicherte ihr, dass unser Ziel darin bestehe, ihr dabei zu helfen, irgendeine körperliche Aktivität zu finden, an der sie Gefallen finden könne. »Als Kind bin ich, glaube ich, gern Fahrrad gefahren«, erinnerte sie sich, »aber das habe ich seit Jahren nicht mehr getan.« Ich ermunterte sie, nach Hause zu fahren, ihr altes Fahrrad zu holen und es dann mit auf den Campus zu bringen. In der darauffolgenden Woche unternahm Chloe kleine Radtouren, die meistens auf die Straßen ihres Viertels beschränkt waren. Doch es dauerte nicht lange, bis sie durch die ganze Stadt radelte, oft mehr als eine Stunde pro Tag.

Innerhalb weniger Wochen stellte Chloe fest, dass sich ihre Stimmung ein wenig gebessert hatte, dass ihre Energie leicht zunahm und sie besser schlief. Auch wenn sie noch immer depressiv war, schien diese kleine Wende einen Funken Hoffnung aufkeimen zu lassen. Deswegen fuhr sie trotz fortgesetzter Symptome weiterhin Fahrrad. Und langsam wurden die Dinge immer besser. In der anschließenden Woche brachte sie, ermuntert durch die gesteigerte Energie (eine typische Nebenwirkung regelmäßigen Sports), den Mut auf, mit einigen Mädchen aus ihrem Wohnblock shoppen zu gehen. Zu ihrer Überraschung stellte Chloe fest, dass ihr das Spaß machte. Bald war es wie ein umgekehrter, positiver Teufelskreis: Die Bewegung verlieh ihr mehr Energie, was ihre Stimmung aufhellte, was zu vermehrten sozialen Aktivitäten und damit wiederum zu vermehrter sportlicher Aktivität führte (da sie zu den meisten Verabredungen mit dem Rad fuhr), die ihr mehr Energie verlieh, und so weiter.

Je mehr wir über die heilsame Wirkung körperlicher Aktivität erfahren, desto stärker gerät folgende Wahrheit in den Fokus: Bewegung ist Medizin. Buchstäblich. So wie eine Pille verändert sie verlässlich die Gehirnfunktion, indem sie die Aktivität wichtiger Gehirnchemikalien und Hormone beeinflusst. Dies ist ein entscheidender Punkt, der jedoch oft übersehen wird. Denn wenn die Leute hören, dass eine Depression mit einem chemischen Ungleichgewicht verbunden ist, kommen sie normalerweise zu dem Schluss: »Na ja, wenn das wirklich stimmt, dann müssen Menschen mit Depressionen offensichtlich ein Medikament – eine Chemikalie – nehmen, um dieses Ungleichgewicht zu beheben.« Diese Annahme ist verständlich, aber völlig falsch. Medikamente sind nicht der einzige Weg, die mit einer Depression einhergehenden Gehirnabnormitäten zu korrigieren. Auch körperliche Bewegung führt zu grundlegenden Veränderungen im Gehirn – Veränderungen, die den durch die wirksamsten Antidepressiva hervorgerufenen in nichts nachstehen.

In Kapitel 6 werde ich erklären, wie Sie mit einem Trainingsprogramm beginnen und es auf Dauer regelmäßig durchführen können, um diese wichtigen positiven Wirkungen herbeizuführen. Sie werden eine Möglichkeit finden, Sport zu treiben, die sich nicht nach Arbeit anfühlt – ein Trainingsprogramm, das Ihnen Spaß machen wird. Denn ist dies nicht der beste Weg, bei der Stange zu bleiben? Und eines kann ich Ihnen versichern: Ein antidepressiv wirkendes Training ist leichter durchführbar, als die meisten Menschen sich vorstellen, und es erfordert keine teure Mitgliedschaft im Fitnessstudio. Es kann so leicht sein wie ein Spaziergang mit einem Freund oder eine Radtour durch den Park. Körperliche Aktivität ist etwas, das zu genießen wir geschaffen wurden.

Sonnenexposition

Millionen von Amerikanern und Europäern werden Jahr für Jahr in den dunklen, tristen Wintermonaten depressiv. Sie leiden an einer Störung, die treffend *Seasonal affective disorder* (SAD), saisonal-affektive Störung genannt wurde – ein Zustand, der ausgelöst wird durch die reduzierte Sonnenexposition während der kurzen, kalten, wolkenverhangenen Tage von November bis Februar oder März (je nachdem, wo man lebt). Vorhersehbarerweise sind Menschen in den nördlichen Breiten, in denen es im Winter nur wenig Tageslicht gibt, besonders stark von SAD betroffen.[20]

Auch wenn es die Stimmung aufhellen kann, wenn man einfach an einem sonnigen Tag nach draußen geht, besteht eine noch tiefere Verbindung zwischen Lichtexposition und Depressionen – eine, die die innere Uhr des Körpers betrifft. Wie sich gezeigt hat, verzeichnet der Körper die Menge an Licht, die er jeden Tag bekommt, und nutzt diese Information, um unsere Körperuhr neu einzustellen. Ohne eine ausreichende Menge an Licht gerät die Körperuhr schließlich aus dem Gleichklang, und wenn das geschieht, bringt sie wichtige zirkadiane Rhythmen durcheinander, die die Energie, den Schlaf, den Appetit und den Hormonspiegel regeln. Die Störung dieser wichtigen biologischen Rhythmen kann wiederum eine klinische Depression auslösen.

Da natürliches Sonnenlicht wesentlich heller ist als Innenbeleuchtung – im Durchschnitt über hundertmal heller –, reicht eine halbe Stunde davon aus, um die Körperuhr neu einzustellen. Selbst das natürliche Licht eines grauen, bewölkten Tages ist um ein Mehrfaches heller als das Innere der meisten Häuser, und nur wenige Stunden im Freien sorgen gerade für genug Licht, um die zirkadianen Rhythmen zu regulieren. Bei Menschen, die sich von der Morgen- bis zur Abenddämmerung drinnen aufhalten, funktioniert die Körperuhr jedoch oft nicht mehr richtig.

Natürlich hielten sich unsere Vorfahren vor Tausenden von Jahren den ganzen Tag draußen auf, sodass sie immer genügend Licht ausgesetzt waren, das ihre Stimmung hob und sie vor SAD schützte. Das Gleiche gilt für moderne Jäger und Sammler. Vor wenigen Generationen verbrachten noch viele Menschen im Westen normalerweise wenigstens einige Stunden pro Tag im Freien. Unsere heutige Situation ist jedoch eine andere. Immer mehr Leute gehen überhaupt nicht mehr nach draußen. Und selbst wenn sie es wollten, ist den meisten von uns der Luxus verwehrt, regelmäßig mehrere Stunden am Stück an der frischen Luft zu sein.

Wenn ausreichend Sonnenlicht keine realistische Option ist (zum Beispiel während der kürzeren Wintertage), steht uns glücklicherweise eine elegante technologische Lösung zur Verfügung, die wirksam unsere Stimmung hebt und unsere Körperuhr neu einstellt. In Kapitel 7 werde ich eine Reihe von Möglichkeiten vorstellen – natürliche und aus der Technik kommende –, um das ganze Jahr über genug Licht zu bekommen und die Gemütslage sowie die zirkadianen Rhythmen zu stabilisieren.

Soziale Unterstützung

Anthropologen, die moderne, nach Nahrung suchende Stämme besuchen, fällt hinsichtlich des sozialen Lebens ihrer Gastgeber unweigerlich Folgendes auf: Jäger und Sammler verbringen fast nie Zeit allein. Obwohl das typische Dorf aus nur fünfzig bis 200 Menschen besteht, scheint fast jede Aktivität ein soziales Ereignis zu sein. Jagen, Kochen, Essen, Spielen, nach Nahrung suchen, Schlafen, die Körperpflege – all diese Tätigkeiten werden in der Gesellschaft enger Freunde und Angehöriger ausgeführt.[21] Einsamkeit und soziale Isolation sind praktisch unbekannt.

Der Kontrast zwischen der Lebensweise der Jäger und Sammler und unserer Lebensweise könnte kaum größer sein. Wir haben oft Schwierigkeiten, auch nur ein wenig Zeit für persönliche Gespräche mit eben den Menschen zu finden, die uns am nächsten stehen. Wir verbringen nicht nur viel weniger Zeit als frühere Generationen damit, dass wir mit unseren Freunden, Nachbarn und Verwandten interagieren, wir knüpfen auch viel seltener Kontakte in der Kirche oder Synagoge oder in Gruppen wie dem Wohltätigkeitsverein oder den Pfadfindern.

Traurigerweise verbringen heutzutage viele Menschen nun den größten Teil ihrer Freizeit in ihren Wohnungen vor dem Fernseher oder Computerbildschirm – allein. Sie stecken jede Woche zahlreiche Stunden im Verkehr fest – allein. Sie essen oft allein. Und jetzt können sie sogar online gehen und ihre Einkäufe allein erledigen. In vielen Fällen fördert die Technologie unsere zunehmende soziale Isolation. Bis vor einigen Monaten habe ich es beispielsweise genossen, meine Freunde und Nachbarn im örtlichen Videoverleih zu treffen. Seit ich mich jedoch bei einem Onlinedienst einloggen kann, der DVDs direkt in meinen Briefkasten liefert, ist es damit vorbei. Und selbst auf dem Campus der Universität, an der ich unterrichte – ein Ort, an dem man noch immer gezwungen ist, nach draußen zu gehen und sich unters Volk zu mischen –, sind nun viele blind gegenüber ihren Mitmenschen, während sie zu den Takten aus ihrem iPod dahinmarschieren. Traurigerweise scheinen unsere coolsten neuen Geräte uns schließlich immer mehr voneinander zu isolieren.

Als wären wir nicht schon isoliert genug, besteht eine der großen Tragödien der Depression darin, dass sich die Betroffenen noch weiter von den Menschen um sie herum zurückziehen.

Jane, eine geschiedene Frau mittleren Alters, hielt ihren Blick fast immer gesenkt. Sie gehörte zu den verschlossensten Menschen, die wir je in einer TLC-Gruppe behandelt haben, und schlurfte immer unbemerkt in den Raum, wenn wir unsere Sitzungen hatten. Dann starrte sie auf ihre Füße und sprach (nur wenn sie angesprochen wurde) mit einer kaum hörbaren Stimme. Seit die Depression im Jahr zuvor von ihrem Leben Besitz ergriffen hatte, zog sie sich zunehmend von ihren Freunden und Angehörigen zurück und ging sogar ihren erwachsenen Kindern aus dem Weg, die nicht weit von ihr entfernt lebten. Doch als mein Kotherapeut und ich im Verlauf der ersten TLC-Sitzungen mehr über Jane erfuhren, wurde deutlich, dass sie vor Ausbruch der Depression eine lebensprühende, selbstbewusste Frau gewesen war. Ein paar Wochen nach Beginn der Behandlung drängten wir sie vorsichtig, an Freunde oder Angehörige zu denken, mit denen sie vielleicht wieder Kontakt aufnehmen wollte, und sie versprach, »darüber nachzudenken«. Wie das Schicksal es wollte, meldete sich kurz danach ihre Tochter bei ihr, um zu fragen, ob Jane bereit sei, eine Woche lang jeden Abend nach der Arbeit auf ihren zweijährigen Enkel aufzupassen. Zögernd erklärte Jane sich einverstanden.

Schon nach wenigen Tagen dieser »Enkel-Therapie« fiel Jane auf, dass sich ihre Stimmung leicht verbesserte und ein kleiner Teil ihrer Energie zurückkehrte. Die Veränderung war gering, doch Jane hatte plötzlich das Gefühl, als sei »das Leben irgendwie nicht ganz so schrecklich«. Also unternahm sie den schicksalhaften Schritt, auch in der darauffolgenden Woche auf ihren Enkel aufzupassen, und ihr Gemütszustand verbesserte sich noch weiter. Auch ihre Energie nahm weiterhin langsam zu.

Jane überraschte diese eindeutige Verbindung zwischen sozialem Kontakt und Gemütslage, doch ihre eigene Erfahrung konnte sie nicht leugnen. Von uns ermutigt, begann sie nach und nach, auch mit anderen Menschen wieder Kontakt aufzunehmen: einer alten Freundin, einer Nachbarin, einer Kollegin, ihrer Tochter. Sie sagte, es fühle sich an, als würde sie lernen, wieder Verbindung mit ihrem alten Selbst aufzunehmen und die Person zu entdecken, die sie gewesen war, bevor die Depression sie ihrer sozialen Welt beraubte. Ihre Fortschritte in diesem Bereich inspirierten Jane, auch andere TLC-Elemente in die Praxis umzusetzen: Sie begann, regelmäßig Sport zu treiben, einen Omega-3-Zusatz zu nehmen und täglich an die frische Luft zu gehen. Im Lauf der Zeit stellten sich dadurch weitere Verbesserungen ein – ihr Schlaf, ihre Konzentration, ihr Appetit und ihr Selbstvertrauen kehrten langsam wieder zurück. Vierzehn Wochen nach Beginn der Behandlung war Jane vollständig von ihrer Depression geheilt.

Die Forschungsergebnisse zu diesem Thema sind eindeutig: Wenn es um Depressionen geht, spielen Beziehungen eine entscheidende Rolle. Menschen, denen ein unterstützendes soziales Netzwerk fehlt, haben ein erhöhtes Risiko, depressiv zu werden und im Fall einer depressiven Episode dauerhaft depressiv zu bleiben.[22] Glücklicherweise können wir eine Menge tun, um die Qualität und Tiefe unserer Beziehungen zu anderen zu verbessern. Dies kann sich sehr positiv auf den Kampf gegen eine Depression auswirken und das Risiko eines Rückfalls verringern. In Kapitel 8 werde ich Ihnen helfen, die Qualität Ihrer sozialen Unterstützungsnetzwerke zu bewerten, und Ihnen eine Reihe von Strategien zur Verbesserung Ihrer sozialen Kontakte vorstellen.

Schlaf

Wie Sie sicher aus eigener Erfahrung wissen, sind Schlaf und Gemütslage eng miteinander verbunden. Die meisten Menschen sind schon nach wenigen Nächten schlechten Schlafs deutlich weniger optimistisch. Viele von uns werden ausgesprochen unleidlich. Und wenn der Schlafmangel tage- oder wochenlang anhält, kann er unsere Fähigkeit beeinträchtigen, klar zu denken. Er kann sogar schwerwiegende gesundheitliche Folgen haben. Schlafstörungen gehören zu den stärksten Auslösern für eine Depression, und es gibt Belege dafür, dass den meisten affektiven Störungen mehrere Wochen suboptimalen Schlafs vorausgehen.[23]

Mangelnder Schlaf kann nicht nur eine Depression auslösen, eine Depression kann auch zu Schlafmangel führen (ein Teufelskreis). Achtzig Prozent aller depressiven Patienten leiden unter Schlafstörungen.[24] Einige haben Probleme, abends einzuschlafen, die meisten noch größere Probleme, durchzuschlafen. Oft sind sie mitten in der Nacht hellwach und wälzen sich bis zum Morgengrauen hin und her. Schlimmer noch: Depressionen beeinträchtigen auch die Qualität des Schlafs und berauben den Menschen dessen tiefsten, erfrischendsten Abschnitts: der Tiefschlafphase.

Trotz seiner offensichtlichen Wichtigkeit ist ein erholsamer Schlaf etwas, was den meisten von uns nur selten vergönnt ist. Hierbei handelt es sich eindeutig um ein Problem der Moderne. Jäger und

Sammler – deren Schlafzyklen eng an den natürlichen Rhythmus von Dunkelheit und Tageslicht geknüpft sind – schlafen, wie man beobachtet hat, rund zehn Stunden pro Nacht.[25] Im 19. Jahrhundert schliefen selbst amerikanische Erwachsene im Durchschnitt gut neun Stunden. Und heute? Sie kommen im Schnitt auf erbärmliche 6,7 Stunden pro Nacht. Auch in Mitteleuropa schlafen die Menschen weniger, in Deutschland sind es zum Beispiel nur noch rund 7,25 Stunden.[26] Da überrascht es nicht, dass die meisten von uns in einem Zustand ständiger Schläfrigkeit herumlaufen, der nur durch unseren kollektiven Koffeinkonsum (rund 90 Prozent der Menschen konsumieren inzwischen täglich Koffein) und den weitverbreiteten Gebrauch anderer Stimulanzien kaschiert wird.

Zum Glück können Sie, wie in Kapitel 9 aufgezeigt, zahlreiche Schritte unternehmen, um sowohl die Qualität als auch die Quantität Ihres Schlafs zu verbessern. Diese Strategien helfen nicht nur, die Gemütslage und viele andere Symptome der Depression zu verbessern, sie können auch chronische Schlafstörungen verhindern, die so oft zu einer voll ausgeprägten depressiven Episode führen.

Die therapeutische Lebensstiländerung – eine Idee, deren Zeit gekommen ist

Unsere Lebensweise kann einen starken Einfluss auf unser Fühlen haben. Dies ist eine einfache Beobachtung, die jedoch tief greifende Implikationen hat, wenn es um den Kampf gegen Depressionen geht. Denn wie bereits angesprochen, können sechs verschiedene Lebensstilelemente – von Sport und Ernährung (Omega-3-Fettsäuren) bis hin zu sozialer Unterstützung und Sonnenlichtexposition – eine Depression so wirksam bekämpfen wie jedes Medikament. Sie können sogar wichtige Veränderungen im Gehirn herbeiführen. Heutige Jäger und Sammler profitieren in hohem Maße von diesen Lebensstilfaktoren, was eine Erklärung dafür ist, warum sie trotz ihres schwierigen Lebens nur selten unter Depressionen leiden. Und obwohl sich die Welt seit den Tagen unserer Vorfahren stark verändert hat, waren diese schützenden Lebensstilelemente noch bis zum vergangenen Jahrhundert – wenn auch in einem etwas geringeren Maße – im Leben der Menschen zu finden. In den vergangenen Jahrzehnten sind sie jedoch nach und nach verschwunden, und damit einhergehend ist die Depressionsrate in die Höhe geschnellt, nicht nur in diesem Land, sondern überall auf der Welt.

Als ich vor einigen Jahren damit begann, dieses Programm zu entwickeln, ermutigte ich meine depressiven Patienten – die ich damals mit einer traditionelleren Form der Psychotherapie behandelte –, diese antidepressiven Lebensstilelemente in ihren Alltag zu integrieren. Dabei stellte ich nicht nur fest, dass die meisten Patienten diese Lebensstiländerungen erstaunlich gern vornahmen, sondern auch, dass die klinischen Ergebnisse geradezu erstaunlich waren. Selbst Patienten, die nicht auf Medikamente oder die traditionelle Therapie angesprochen hatten, begannen, wieder gesund zu werden – und das sehr schnell.

Diese dramatischen klinischen Ergebnisse überraschten mich. Natürlich war ich davon ausgegangen, dass eine auf dem Lebensstil basierende Strategie in einigen Fällen von Depression hilfreich sein könnte, aber ich hatte keine Vorstellung davon, wie wirkungsvoll sie tatsächlich sein würde. Einen ersten Eindruck von ihrer Effektivität erhielt ich jedoch bereits beim ersten Patienten, mit dem ich an der Umsetzung der TLC-Prinzipien arbeitete.

Bill, ein groß gewachsener, leise sprechender Mann Mitte vierzig, war seit über vier Jahren hochgradig depressiv. Abgesehen von wenigen kurzen Phasen der Remission, also des Nachlassens seiner Krankheitserscheinungen, litt er schon seit dem frühen Teenageralter unter Depressionen. Als wir mit unserer gemeinsamen Arbeit begannen, nahm er bereits seit über einem Jahr ein Medikament (Serzone), ohne dass eine entscheidende Besserung eingetreten war.

In einer unserer ersten Sitzungen erwähnte Bill beiläufig, dass er zwar nicht regelmäßig Sport treibe, in der Vergangenheit jedoch festgestellt habe, dass es ihm manchmal ein bisschen besser gegangen sei, wenn er dies tat, zumindest für kurze Zeit. Da ich mich in der Zeit zuvor mit der Forschungsliteratur zu Sport und Depressionen beschäftigt hatte, ließ sein Kommentar mich aufhorchen, und ich beschloss, ein bisschen nachzuhelfen. »Bill, wären Sie bereit, es einmal mit regelmäßigem Sport zu versuchen? Dutzende veröffentlichter Studien zeigen, dass dies bei Depressionssymptomen helfen kann.« Obwohl er kaum Energie hatte, erklärte er sich einverstanden, dreimal pro Woche joggen zu gehen, entweder draußen oder auf einem Laufband in seinem Keller. (Wie die meisten Hometrainer hatte es seit Jahren Staub angesetzt.)

In unserer nächsten Sitzung berichtete Bill von einer kleinen, aber spürbaren Besserung bei seinem Bemühen, nachts durchzuschlafen, die er dem Sport zuschrieb. In der darauffolgenden Woche verzeichnete er eine deutliche Energiezunahme. Ermutigt von dieser Entwicklung beschloss ich herauszufinden, ob er bereit war, kleine Veränderungen an der Lebensstilfront vorzunehmen. Deswegen sprachen wir in den nächsten Sitzungen über den klinischen Nutzen von Omega-3-Zusätzen, die schädlichen Wirkungen des Allein-vor-sich-Hingrübelns und die Wichtigkeit von ausreichender Sonnenexposition, sozialer Unterstützung und Schlaf. Lobenswerterweise begann Bill, nach und nach all diese wichtigen therapeutischen Lebensstilelemente in seinen Alltag zu integrieren. Und innerhalb von zwei Monaten waren seine depressiven Symptome verschwunden. Vollkommen verschwunden. Es war einfach verblüffend.

Es ist jetzt über fünf Jahre her, seit wir mit unserer Arbeit begannen, und Bill hatte bisher keinen Rückfall – die erste Phase andauernder Genesung in seinem Erwachsenenleben. Gelegentlich ruft er mich noch an und gibt mir eine kurze Rückmeldung. In unserem letzten Gespräch sagte er mir: »Stephen, die letzten vier Jahre waren bei Weitem die besten meines Lebens.«

In den vergangenen Jahren haben viele andere Menschen wie Bill – die die Hoffnung aufgegeben hatten, ihre Depression je zu überwinden – diese entsetzliche Krankheit besiegt. Die meisten der Patienten, die an unseren klinischen Versuchen teilgenommen haben, konnten sich aus den Klauen der Depression befreien, und die Ansprechrate auf das TLC-Programm war beträchtlich höher als diejenige, die normalerweise bei der Behandlung mit Antidepressiva erzielt wird.[27]

Mir ist klar, dass dies eine überraschende Behauptung ist. Schließlich ist die Depression eine schwere Krankheit – eine, die den Menschen die Vitalität, die Hoffnung, den Schlaf, die Spielfreude, die Freunde, die Arbeit und manchmal sogar das Leben raubt. Kann diese lähmende Störung mit einer Reihe grundlegender Lebensstiländerungen tatsächlich wirksamer bekämpft werden als mit starken Antidepressiva?

Das ist in der Tat schwer zu glauben. Aber ich habe die dramatischen Verbesserungen, zu denen diese einfachen Veränderungen führen, mit eigenen Augen gesehen und sie miterlebt, selbst bei Menschen, die nicht auf Medikamente angesprochen haben.

Trotz aller Bemühungen von Psychiatern und Psychologen zerstören Depressionen weiterhin jedes Jahr Millionen Menschenleben. Dies darf einfach nicht so weitergehen. Wenn wir damit anfangen, die natürlichen antidepressiven Vorteile des Lebens zurückzugewinnen, für das wir geschaffen wurden, können wir meiner Ansicht nach der modernen Depressionsepidemie ein für alle Mal ein Ende setzen.

2

Was ist eine Depression, und wen trifft sie?

Ich hatte erkannt, dass auf geheimnisvolle Weise, weit entfernt von der Alltagserfahrung, das graue Nieseln des Schreckens, das die Depression hervorruft, die Form körperlicher Schmerzen annehmen kann. Doch handelt es sich nicht um einen unmittelbar identifizierbaren Schmerz wie etwa bei einem Knochenbruch. Es träfe den Sachverhalt genauer, wenn man sagte, durch einen üblen Trick, den die im kranken Gehirn mitwohnende Psyche diesem spielt, gleicht die Verzweiflung dem diabolischen Unbehagen, das man empfindet, wenn man in einem grässlich überheizten Zimmer eingeschlossen ist. Und weil kein Lufthauch lindernd in diesen Hexenkessel dringt, weil es keinen Ausweg aus diesem erstickenden Gefängnis gibt, ist es nur natürlich, wenn das Opfer unablässig an Bewusstlosigkeit zu denken beginnt.

William Styron, *Sturz in die Nacht*[1]

Wendy, eine vierunddreißigjährige Mittelschullehrerin aus Kansas City, nahm vor einigen Jahren, nachdem sie den größten Teil ihres Lebens mit Depressionen gekämpft hatte, an einer unserer TLC-Gruppen teil. Wie viele der Patienten, mit denen wir arbeiten, sagte auch sie, dass ihre Freunde und ihre Familie die Krankheit, die sie im Griff habe, nicht richtig verstehen würden. Als wir während der ersten Gruppensitzung über die Symptome sprachen, die eine Depression kennzeichnen, und über den Schaden, den diese Krankheit anrichtet, wandte Wendy sich mir zu und sagte: »Ihr Typen – ihr Psychiater oder Psychologen oder was auch immer – müsst euch wirklich einen besseren Namen für diese Sache ausdenken. Depression trifft es einfach nicht. Ich meine, jeder kennt das Wort und meint zu verstehen, worum es geht. Doch die meisten haben keine Ahnung.«

Damit hat sie nicht ganz unrecht. Depression ist ein problematisches Wort, die Quelle von so viel unnötiger Verwirrung und so vielen Missverständnissen. Das Problem ist Folgendes: Depression hat abhängig vom Kontext zwei völlig unterschiedliche Bedeutungen, die die Menschen ständig durcheinanderbringen.

In zwanglosen, alltäglichen Unterhaltungen dient Depression als gutes Synonym für Traurigkeit. In diesem Sinne ist es einfach ein Gemütszustand, den wir alle von Zeit zu Zeit erleben, normalerweise nach einem der Rückschläge oder Enttäuschungen, die zwangsläufig zu unserem Leben dazugehören. Ich habe zum Beispiel Leute sagen hören, sie seien deprimiert, nachdem ihr Lieblingsteam ein großes Spiel verloren hatte, oder sogar, nachdem sie sich ein Loch in eine gute Jeans gerissen hatten. Eine solche »Depression« hält nicht lange an, und sie beeinträchtigt selten unsere Fähigkeit, zu funktionieren.

In einem klinischen Kontext hat das Wort jedoch eine völlig andere Bedeutung. Es bezieht sich auf eine zutiefst lähmende psychische Krankheit. (Das genaue diagnostische Etikett ist klinische oder auch klinisch relevante Depression, doch die meisten Kliniker sprechen der Kürze halber von einer Depression.) Es handelt sich um ein Syndrom, das den Menschen die Energie, den Schlaf, die Konzentration, die Freude, das Selbstvertrauen, das Erinnerungsvermögen und die Libido raubt – ihre Fähigkeit, zu lieben, zu arbeiten und zu spielen. Es kann ihnen sogar ihren Lebenswillen nehmen. Im Lauf der Zeit schädigt die Depression das Gehirn und richtet im Körper Schaden an. Sie ist eine heimtückische Krankheit, ein Gegner, vor dem es einen schaudert und den niemand, der noch klar bei Verstand ist, jemals unterschätzen würde, ganz gewiss nicht, wenn er dessen Fähigkeit kennt, Leben zu zerstören.

Obwohl die Depression in den letzten Jahren immer mehr ins öffentliche Bewusstsein gerückt ist, herrscht hinsichtlich dieser Krankheit leider noch immer eine heillose Verwirrung. Kurz gesagt, die Menschen verwechseln weiterhin die völlig unterschiedlichen Bedeutungen des Wortes. Aus diesem Grund glauben viele, dass die Störung keine große Sache sei, dass die Betroffenen nur aus einer Mücke einen Elefanten machen. Wie einer meiner Studenten vor ein paar Jahren in einem Seminar sagte: »Ich bin immer davon ausgegangen, diese Leute seien Drückeberger, Schwächlinge, die sich einfach am Riemen reißen und mit dem Jammern aufhören sollten.«

Im Lauf der Jahre habe ich festgestellt, dass solch strenge, kritische Urteile normalerweise auf Unwissenheit zurückzuführen sind. Zum Glück entwickeln die Menschen, sobald sie die wahre Natur der Depression verstehen, normalerweise großes Mitgefühl mit denen, die unter dem tragischen Einfluss dieser Störung stehen. Dasselbe Grundprinzip gilt auch für die eigene Erfahrung mit Depressionen: Wissen kann als wirkungsvoller Schutz vor dem destruktiven Impuls dienen, sich selbst die Schuld zuzuweisen.

Deswegen halte ich es für sinnvoll – obwohl wir es hier mit einem Buch über Strategien zur Behandlung der Depression zu tun haben –, zunächst einmal darüber nachzudenken, worum es bei dieser Störung überhaupt geht, und die wichtigsten Fragen anzusprechen, die die Menschen in diesem Zusammenhang häufig stellen. Wie wird eine Depression diagnostiziert? Welches sind die verräterischen Symptome? Aus welchem Grund werden Menschen depressiv? Spielt nicht Stress eine große Rolle? Wie sieht es mit der Genetik aus? Und sind Depressionen wirklich nur eine Frage des chemischen Ungleichgewichts? Diesen Fragen wollen wir uns nun zuwenden.

Die Symptome und die Diagnose

In der oft mysteriösen Welt der Behandlung psychischer Störungen werden Diagnosen entsprechend Kriterien gestellt, die in sehr komplizierten Regelwerken festgelegt wurden. In den USA ist dies das weltweit anerkannte *Diagnostic and Statistic Manual of Mental Disorder*. Unter dem Titel *Diagnostisches und statistisches Manual psychischer Störungen* legen es auch die Fachleute im deutschsprachigen Raum ihrer Arbeit zugrunde. Das Buch dient als eine Art diagnostischer Bibel und enthält sorgfältig ausgearbeitete Regeln, um genau entscheiden zu können, wer die Kriterien für die Diagnose einer bestimmten Störung erfüllt und wer nicht. Wenn es um die Diagnose einer Depression geht (einer klinischen Depression bzw. schweren depressiven Episode, wie der Fachbegriff lautet), sind die Kriterien ziemlich einfach.

Zunächst führt das *Manual* neun diagnostische Kernsymptome auf:

1. Depressive Verstimmung
2. Deutlich vermindertes Interesse oder geschmälerte Freude an allen (oder fast allen) Aktivitäten
3. Deutlicher Verlust oder beträchtliche Zunahme an Gewicht; verminderter oder gesteigerter Appetit
4. Schlaflosigkeit oder vermehrter Schlaf
5. Psychomotorische Unruhe oder Verlangsamung
6. Müdigkeit oder Energieverlust
7. Gefühle von Wertlosigkeit oder übermäßige oder unangemessene Schuldgefühle
8. Verminderte Fähigkeit, zu denken oder sich zu konzentrieren, oder verringerte Entscheidungsfähigkeit
9. Wiederkehrende Gedanken an den Tod, wiederkehrende Suizidvorstellungen

Eine Diagnose erfordert das Vorhandensein von mindestens fünf*
dieser Symptome mindestens zwei Wochen lang die meiste Zeit des
Tages, und das nahezu täglich. Diese Kernsymptome müssen auch
eine funktionale Beeinträchtigung oder in klinisch bedeutsamer
Weise Leiden hervorrufen. Darüber hinaus enthält das Handbuch
einige Richtlinien, die Klinikern helfen, zwischen authentischen Fällen von Depression und anderen Syndromen zu unterscheiden, die
die Störung »nachahmen« können – so zum Beispiel eine Schilddrüsenunterfunktion, chronische Müdigkeit oder einige Formen von
Drogenmissbrauch.** Ebenso legt das *Manual* Klinikern eindringlich
nahe, die Diagnose bis zu zwei Monate zu verschieben, wenn jemand unter dem Verlust eines Familienangehörigen oder engen
Freundes leidet, da es völlig normal ist, zumindest einige depressive
Symptome zu zeigen – einschließlich Traurigkeit, Todesgedanken
und Schlafstörungen –, wenn gerade ein geliebter Menschen gestor-
ben ist.***

Regelwerke wie das *Manual* liefern zwar meist eine recht gute Be-
schreibung der gängigsten Symptome der Depression, lassen jedoch
viel zu wünschen übrig, wenn es darum geht, zu vermitteln, wie die
Störung sich eigentlich anfühlt. Bei den Gesprächen, die ich im Lauf
der Jahre mit Hunderten von Patienten geführt habe, hat mich zum
Beispiel erstaunt, wie oft sie das Wort Schmerz verwenden, um die
Erfahrung zu beschreiben. (Das Wort ist in den diagnostischen Kriterien nirgendwo zu finden.) Etliche Patienten haben mir gesagt,
dass die emotionalen Qualen der Depression weit über alle körperlichen Schmerzen hinausgehen, die sie je erlitten haben. Sie sagen,

---

* Und mindestens eines dieser Symptome muss entweder eine depressive
  Verstimmung oder der Verlust von Interesse/Freude sein.
** Wenn die depressiven Symptome durch eine medizinische Erkrankung
  oder die Wirkungen eines Drogenmissbrauchs (oder Entzugs) erklärt wer-
  den können, muss die Diagnose dies berücksichtigen.
*** Sollte der Hinterbliebene jedoch selbstmordgefährdet sein oder an einer
  schweren funktionalen Beeinträchtigung leiden, kann die Diagnose einer
  Depression bereits nach zwei Wochen gestellt werden.

diese Qualen seien hinsichtlich ihrer Intensität schlimmer als die anhaltenden heftigen Schmerzen bei einer natürlichen Geburt, bei einer Rückgratverletzung oder dem Abgang eines Nierensteins.

Als ich seinerzeit am Duke Medical Center als Assistenzpsychologe zu arbeiten begann, verhalf mir einer meiner Patienten zu dem dringend nötigen Gefühl dafür, welch intensives Leid eine Depression mit sich bringt. Der Patient erzählte mir, dass er unmittelbar vor seinem Klinikaufenthalt einen ganzen Tag lang zusammengerollt in der Embryonalstellung auf dem Fußboden seiner Wohnung gelegen und geschluchzt habe, ohne die Energie, sich zu bewegen, oder die Kraft, aufzustehen. Gegen Abend stellte er endlich eine kleine Verbesserung fest. Also zwang er sich, aufzustehen und einen schon lange fälligen Gang zum Lebensmittelladen zu machen. Als er dort an den Regalwänden entlangwanderte, fiel ihm ein hagerer Mann auf, der in der Nähe der Ladenkasse in einem Rollstuhl hockte. Der Mann hatte ganz faltige Beine, und einer seiner Arme war direkt unter der Schulter amputiert worden. Viele Kunden schauten sich, nachdem sie an ihm vorbeigegangen waren, noch einmal mitleidig nach ihm um. Mein Patient, der die Szene auf sich wirken ließ, geriet ins Grübeln: »Ich leide seit Monaten Höllenqualen, aber niemand kann sie sehen. Die Leute meinen, es gäbe nichts, worüber sie sich bei mir Sorgen machen sollten, und nichts, was ihr Mitleid erregen könnte. Doch wenn sie tatsächlich sehen könnten, was ich durchmache, würden sie wissen, dass ich meinen rechten Arm dafür geben würde, um von dieser Depression befreit zu werden, und ich würde es auf der Stelle tun. Ich würde buchstäblich alles geben, selbst meine Gliedmaßen, um diesem Schmerz zu entfliehen.«

Die Auswirkungen einer Depression auf das Gehirn

Einige der Leitbahnen im Gehirn registrieren nicht nur physischen, sondern auch emotionalen Schmerz. Diese wichtigen Nervenzentren – mit schwer verständlichen, aus dem Griechischen und dem Lateinischen kommenden Namen wie Thalamus, Amygdala und orbitofrontaler Kortex – werden jedes Mal aktiv, wenn sie entdecken, dass dem Körper Schaden zugefügt wird, und sie unterscheiden nicht immer zwischen physischen und emotionalen Verletzungsquellen. Was das Gehirn anbelangt, ähnelt die Erfahrung einer Depression stark einem entsetzlichen körperlichen Schmerz, der nie nachlässt. Die Krankheit bedeutet unablässiges Leiden, Woche für qualvolle Woche.

Was die Sache noch schlimmer macht: Bei einer Depression kommt es auch zu einer verzerrten Wahrnehmung. Da sie uns dazu bringt, alles völlig schwarz zu sehen, glauben die meisten Patienten schließlich, dass die Dinge niemals besser werden, und sind trotz aller gegenteiligen Beweise fest davon überzeugt, dass ihr Schmerz niemals vorübergehen wird. Deswegen sehnen sich viele von ihnen in dem verzweifelten Versuch, ihrem (scheinbar endlosen) Leid zu entgehen, schließlich nach dem Tod. Nach Schätzungen der Weltgesundheitsorganisation sind Depressionen Jahr für Jahr weltweit für eine Million Selbstmorde verantwortlich – eine Tragödie von unvorstellbarem Ausmaß.

Die Stressantwort

Die schädlichen Wirkungen der Depression auf das Gehirn sind tiefgreifend und gehen weit über die Funktion von Schmerzschaltkreisen und über verzerrtes Denken hinaus. Es ist unmöglich, diese Störung wirklich zu verstehen – und gleichermaßen unmöglich, sie effektiv zu behandeln –, ohne die unzähligen wichtigen Ereignisse in

die Gleichung mit einzubeziehen, die in unserer grauen Masse stattfinden. Obwohl die neurologischen Voraussetzungen der Depression bemerkenswert komplex sind und Dutzende von Gehirnchemikalien (Neurotransmitter), Hunderte von spezifischen Gehirnregionen und Milliarden von einzelnen Neuronen betreffen, ist eine der
wichtigsten Entdeckungen in diesem Bereich erstaunlich einfach:
Ein entscheidender Auslöser für eine Depression ist die unkontrollierbare Stressantwort des Gehirns.[2]

Wie der Tod und die Steuern ist auch Stress ein unvermeidbarer
Bestandteil des Lebens. Die meisten von uns sind täglich zumindest
ein paar Stressfaktoren ausgesetzt: dem Festsitzen im Stau, einem
Streit mit einem Familienmitglied, dem Zeitdruck bei der Arbeit, dem
Öffnen einer unerwartet hohen Rechnung – die Liste ließe sich noch
lange weiterführen. Und angesichts solcher Belastungen nimmt das
Gehirn eine Reihe cleverer Anpassungen vor, die uns darauf vorbereiten, der Situation angemessen zu begegnen. Doch die Sache ist die:
Das Stressantwortsystem des Gehirns ist sehr alt (vom evolutionären
Standpunkt aus betrachtet). Es soll uns dabei helfen, mit den intensiven, kurzfristigen Herausforderungen fertig zu werden, denen sich
unsere frühen Vorfahren gegenübersahen. Es ist schlecht geeignet für
die Stressfaktoren, mit denen wir es heutzutage zu tun haben.

Wenn unsere Jäger-und-Sammler-Vorfahren Stress erlebten, bein-
haltete dies oft eine sofortige Kampf-oder-Flucht-Reaktion: einem
Raubtier ausweichen, den Angriff eines verfeindeten Nachbarstamms
abwehren oder angesichts eines aufkommenden Sturmes eilig Schutz
suchen. In dieser alten Umgebung signalisierte Stress die unmittelbare Notwendigkeit einer energischen körperlichen Aktivität. Und
die Stressantwort des Gehirns ist noch immer auf diese uralten Bedingungen geeicht und mobilisiert eine Kaskade physischer Reaktionen, die den Körper schnell auf ein plötzliches Handeln vorbereiten.

Wenn wir unter Stress stehen, setzt unser Körper Hormone wie
Adrenalin und Cortisol frei, die eine Fülle anderer Reaktionen auslösen. Die Leber gibt ihren Zuckervorrat in den Blutkreislauf ab und

sorgt für Kraftstoff für die Muskeln. Die Lungen erhöhen ihre Sauerstoffaufnahme (ein weiterer Muskelkraftstoff). Das Herz schlägt schneller und stärker und schickt mehr nährstoffreiches Blut durch den Körper. Und das Immunsystem schaltet in den Wundheilungsmodus, um für mögliche Verletzungen, die eine Kampf-oder-Flucht-Begegnung zur Folge haben könnte, bereit zu sein.

Seltsamerweise sorgt die Stressantwort, wenn sie bis in die Nacht hinein anhält, sogar dafür, dass das Gehirn die Struktur des Schlafs verändert.[3] Sie verhindert den tiefen, erholsamen Schlummer, den der Körper braucht, und zwingt uns stattdessen in einen viel oberflächlicheren, ruhelosen, traumerfüllten Schlaf – der nicht annähernd so gesund für den Körper ist, aus dem man im Fall einer nahenden Gefahr jedoch leichter aufwacht.

Diese Veränderungen sind wunderbar abgestimmt auf eine alte Welt, in der jeder Stressfaktor eine energische physische Reaktion auf eine kurzfristige Bedrohung verlangte. Wenn die Stressantwort länger als ein paar Tage anhält, kann sie zwar Schaden im Körper anrichten, doch die Lebensweise unserer Vorfahren schloss mehrere Schutzmaßnahmen mit ein, die dafür sorgten, dass dies nicht geschah. So liefert zum Beispiel intensive körperliche Bewegung – einst Teil fast jeder Kampf-oder-Flucht-Begegnung – dem Gehirn ein sofortiges Feedback und veranlasst es, auf die Bremse zu treten und seinen Stresskreislauf zu durchbrechen. (Die grundlegende Botschaft an das Gehirn lautet: »Es ist gerade zu einem großen Aktivitätsausbruch gekommen, also besteht keine Notwendigkeit, sich für weitere Aktivitäten zu rüsten.«) Ebenso gibt die schützende Gegenwart nahestehender Personen – die unsere Vorfahren den größten Teil des Tages erfuhren – dem Gehirn ein starkes ursprüngliches Signal, dass wir uns wahrscheinlich nicht länger in unmittelbarer Gefahr befinden. Dementsprechend nimmt dann auch die Stressantwort ab.

Angesichts dieser Schutzmechanismen waren unsere Jäger-und-Sammler-Vorfahren für belastende Ereignisse gut gerüstet. In einer Krise konnten sie sofort ihre Kräfte mobilisieren und blitzartig reagieren, doch ebenso schnell wieder in einen Zustand der Ruhe zurückkehren, wenn die Gefahr vorüber war. Woher wissen wir das? Wir können heutige Jäger und Sammler studieren, deren Lebensweise der unserer entfernten Vorfahren ähnelt. So wurde bei einer aufschlussreichen Untersuchung festgestellt, dass zeitgenössische Jäger und Sammler einen niedrigen Spiegel zirkulierender Stresshormone aufweisen – im Durchschnitt einen beträchtlich niedrigeren als der typische Mensch mit westlichem Lebensstil.

Andererseits scheint das moderne Leben paradoxerweise dafür ausgelegt zu sein, die Stressantwort des Gehirns mit einer unaufhörlichen Folge von ständigem Druck und Ärger auf Hochtouren zu halten. Diese alltäglichen Belastungen können zwar zu einer depressiven Episode führen, tun dies gewöhnlich aber nicht. Stattdessen wird die Krankheit in den meisten Fällen durch schmerzvollere Ereignisse mit großen Auswirkungen ausgelöst – durch Scheidung, Trennung, den Verlust des Arbeitsplatzes, Krankheit, Versagen, Zurückweisung, körperliche Übergriffe oder einen Umzug.[4] Bei Menschen, die für eine Depression anfällig sind (im nächsten Abschnitt werden wir uns genauer ansehen, wer zu ihnen gehört), können traumatische Ereignisse den Stresskreislauf des Gehirns in einen derartigen Zustand der Übersteuerung versetzen, dass er einfach nicht abgeschaltet werden kann.

Wie genau ruft die unkontrollierbare Stressantwort eine schwere Depression hervor – mit Symptomen wie sozialem Rückzug und Lethargie, Konzentrationsverlust und Schlafstörungen? Kurz gesagt: Die Sache ist kompliziert. Tausende von talentierten Forschern aus aller Welt arbeiten seit Jahrzehnten daran, die Ursachen der Depression vollständig zu enträtseln. Jahr für Jahr wird das Bild ein wenig deutlicher. Zwei Gehirnbereiche, die besonders wichtige Rollen spielen, sind die Stirnrinde (auch frontaler Kortex genannt), die Gemütslage und Verhalten reguliert, sowie die spezialisierten neuronalen Schaltkreise, die den Schlaf koordinieren. Wir werden uns jeden für sich genauer ansehen.

Frontalangriff

Die Stirnrinde ist der äußere Teil des Gehirns, der sich direkt hinter den Augenhöhlen und der Stirn befindet. Sie ist das Zentrum des bewussten mentalen Lebens, der Sitz des Selbstgefühls. Und wie viele andere Hirnregionen ist die Stirnrinde in der Mitte in zwei getrennte, aber gleich große Hemisphären (links und rechts) geteilt, die unterschiedliche, sich ergänzende Rollen bei der Regulierung der Gemütslage und der Ausformung des Verhaltens spielen.

Die Stirnrinde ist auch eng verbunden mit einem kleinen mandelförmigen Bereich tief im Gehirn, der Amygdala genannt wird, dem Generator des Gehirns für starke Emotionen. Die beiden Hemisphären der Stirnrinde steuern und lenken zusammen mit der Amygdala unsere tiefsten Gefühle. Wenn zum Beispiel die linke Hemisphäre aktiver wird als die rechte, ändert sich unsere Stimmung auf positive Weise und wir spüren einen starken Impuls, unsere Ziele zu verfolgen.[*5] Arbeitet die linke Hemisphäre jedoch nicht, schlägt die Stimmung deutlich ins Negative um. Wir verfolgen nicht länger unsere Ziele, sondern fokussieren uns darauf, Schaden zu vermeiden. Für Menschen, deren linke Stirnrinde stark beschädigt wurde, ist normalerweise Niedergeschlagenheit und ein starker Rückgang zielgerichteter Aktivitäten kennzeichnend. Oft erfüllen sie alle diagnostischen Kriterien für eine Depression.

Wie Sie vielleicht schon erraten haben, verursacht die unkontrollierbare Stressantwort des Gehirns – dieser wichtige neurologische Auslöser für eine Depression – auch eine dramatische Abnahme der Aktivität in der linken Stirnrinde. Dies wiederum hat eine Verschlechterung der Gemütslage und ein rapides Nachlassen der Aktivität zur Folge.

Stresshormone wie Cortisol wirken sich auch stark auf eine andere Schlüsselfunktion der Stirnrinde aus: das Gedächtnis. Kurzfristig

---

[*] Dies ist zumindest bei Rechtshändern der Fall. Bei Linkshändern können die Hemisphären des Gehirns umgekehrt »verdrahtet« sein.

können diese Stresshormone unsere Fähigkeit verbessern, neue Erinnerungen zu speichern, und damit die Chance erhöhen, dass wir aus belastenden Erfahrungen lernen und mit etwas Glück dieses Wissen in Zukunft zu unserem Vorteil nutzen. Wenn die Stressantwort jedoch wochenlang anhält – was typischerweise vor einer depressiven Episode der Fall ist –, beginnt das Cortisol, sich schädlich auf die Gedächtnisschaltkreise der Hirnrinde auszuwirken. Diese Bereiche des Gehirns fangen tatsächlich an zu schrumpfen, und die Mentalfunktion des Gehirns lässt nach: Konzentration, Gedächtnis, Aufmerksamkeit und Abstraktionsvermögen, sie alle sind davon betroffen.[6] Da überrascht es nicht, dass depressive Patienten oft darüber klagen, dass ihr Verstand nicht mehr so gut zu arbeiten scheint wie vor dem Ausbruch der Krankheit.

Das schlafende Gehirn

Wie wir bereits gesehen haben, können die Stressschaltkreise des Gehirns, wenn sie hochaktiv sind, die Struktur des Schlafs grundlegend verändern. Insbesondere kommt es nach und nach zu einem Schwinden des tiefen, erholsamen Schlummers, der sogenannten Tiefschlafphase – jenes Schlafabschnitts, den das Gehirn braucht, um Gehirnchemikalien und Hormone im Gleichgewicht zu halten und Dinge wie die Wundheilung zu koordinieren.

Wenn Laborratten mehrere Tage hintereinander der Tiefschlafphase beraubt werden, funktioniert ihr Gehirn nicht mehr richtig, und sie werden ernsthaft krank.[7] Menschen reagieren auf sehr ähnliche Weise. Nach nur wenigen Nächten ohne Tiefschlafphase berichten die meisten von ihnen von einer intensiven, quälenden Müdigkeit. Nach ein paar weiteren Tagen fühlen sie sich körperlich krank. Sie fangen auch an, sich langsamer zu bewegen und langsamer zu sprechen. Viele Leute klagen sogar über ein Gefühl körperlichen Schmerzes (auch wenn sie nicht genau sagen können, woher er kommt). Die Folgen dieses durch Schlafmangel bedingten veränderten Zustands sind Niedergeschlagenheit, das Schwinden des sozialen Interesses, negative Gedanken, ein schwankender Appetit und Konzentrationsmangel. Mit anderen Worten: Wenn der Tiefschlaf fehlt, entwickeln sich schnell die Kernsymptome der Depression.

Risikofaktoren

Wir haben kurz die Tatsache angesprochen, dass manche Menschen für eine Depression wesentlich anfälliger sind als andere. Aber wodurch sind diese Menschen tatsächlich gefährdet? Und was macht andere widerstandsfähiger, sodass sie selbst angesichts von unvorstellbar belastenden Umständen von dieser Krankheit verschont bleiben? Lassen Sie uns kurz einige der wichtigsten bekannten Risikofaktoren betrachten und uns ansehen, was bekanntermaßen Schutz vor dieser Krankheit bietet.

Gene In den Massenmedien ist viel über die Rolle der Gene bei einer Depression berichtet worden. Diese ausführliche Berichterstattung hat irrtümlicherweise einige Menschen zu der Schlussfolgerung verleitet, dass diese Störung »ganz und gar genetisch« bedingt sei. Die Gene sind zwar bei Weitem nicht alles. Dennoch spielen sie zweifellos eine wichtige Rolle dafür, wer von dieser Krankheit bedroht ist und wer nicht. Wir wissen dies aufgrund mehrerer übereinstimmender Forschungsergebnisse. So besteht zum Beispiel bei eineiigen Zwillingen mit genau den gleichen Genen eine viel größere Übereinstimmung hinsichtlich ihrer Anfälligkeit für eine Depression als bei zweieiigen Zwillingen, bei denen nur die Hälfte des Erbgutes übereinstimmt. Ebenso sind die biologischen (genetischen) Kinder depressiver Eltern einem stark erhöhten Risiko ausgesetzt, deren adoptierte Kinder im Allgemeinen jedoch nicht. Auf der Grundlage solcher Studien können Genetiker einschätzen, inwieweit die Gefahr, an einer Depression zu erkranken, unmittelbar mit unseren Genen verbunden ist. Und die zuverlässigsten Studien sind zu einem Ergebnis von rund 40 Prozent gelangt.[8] Mit anderen Worten: Defekte Gene sind zu weniger als 50 Prozent dafür verantwortlich, wer depressiv wird und wer nicht.

Das interessanteste Glied in diesem Bereich stellt ein DNA-Strang dar, der als das Serotonin-Transporter-Gen bekannt ist. Wie der Name besagt, beeinflusst dieses Gen die Funktion von Serotonin, einem chemischen Botenstoff, der eine entscheidende Rolle beim Abschalten der Stressantwort-Schaltkreise des Gehirns spielt. Wie wir in Kapitel 3 sehen werden, zielen weitverbreitete Medikamente wie Lexapro (Cipralex), Zoloft (Adjuvin, Gladem, Tresleen), Effexor (Efexor, Efectin, Trevilor) und Prozac (Felicium, Floccin, Fluctin, Fluctine, Fluocim, Fluoxifar, Fluxet, Mutan, NuFluo, Positivum) direkt auf die Serotoninfunktion im Gehirn ab. Eine Serotoninabnormalität ist auch das, was die meisten Menschen im Kopf zu haben scheinen, wenn sie im Zusammenhang mit einer Depression von einem »chemischen Ungleichgewicht« sprechen.

Es gibt zwei Varianten des Serotonin-Transporter-Gens:* eine lange und eine kurze. Bei Menschen mit der kurzen Variante des Gens kommt es zu einer verminderten Serotoninfunktion. Als Folge davon neigen sie schneller zu Angstgefühlen und einer unkontrollierbaren Stressantwort. Die Betroffenen werden oft von frühester Kindheit an von Angst geplagt und sind auch äußerst anfällig für Depressionen. In einer neueren groß angelegten Studie mit Neuseeländern lag die Wahrscheinlichkeit, angesichts von schwerwiegenden negativen Ereignissen depressiv zu werden, bei jungen Erwachsenen mit der kurzen Variante des Gens rund zweieinhalbmal höher als bei denjenigen mit der langen Variante.[9]

Aber natürlich werden auch Menschen ohne ein bekanntes genetisches Risiko depressiv. Da Depressionen in nur weniger als der

---

* Eigentlich gibt es keine zwei Varianten des Gens, sondern einer Sequenz von Molekülen (der sogenannten Promoterregion), die das Funktionieren des Gens kontrollieren.

Hälfte aller Fälle auf genetische Faktoren zurückzuführen sind, spielt die Umwelt – das heißt, all die Dinge, die wir erleben – zweifellos auch eine wichtige Rolle.

Kindesmissbrauch Die Erfahrung eines schweren Kindheitstraumas hat eine potenziell verheerende langfristige Wirkung, egal mit welchen Genen ein Mensch geboren wurde. Bei Kindern, die körperlich misshandelt oder sexuell missbraucht wurden, ist das Risiko – selbst später als Erwachsene –, an einer Depression zu erkranken, viel höher als bei denjenigen, die diese negativen Erfahrungen nicht gemacht haben. Tragischerweise kann ein solch frühes Trauma dauerhaft Spuren im Gehirn hinterlassen, dessen Stressschaltkreis in einen Zustand ständiger Alarmbereitschaft versetzen und es sehr schwer machen, diesen abzuschalten, wenn er einmal aktiviert ist.

Soziale Unterstützung Einige Erfahrungen können uns auch vor einer Depression schützen. Wie wir gesehen haben, ist der Mensch so veranlagt, dass er weitreichende persönliche Kontakte braucht. Die unterstützende Gegenwart nahestehender Personen ist ein kraftvolles Signal der Umwelt, das dazu beiträgt, die Stressantwort des Gehirns unter Kontrolle zu halten. Mehrere Studien haben gezeigt, dass bei Menschen mit einem starken sozialen Unterstützungsnetzwerk eine relativ geringe Wahrscheinlichkeit besteht, eine Depression zu entwickeln.[10] Tatsächlich fand ein britisches Forscherteam heraus, dass das Risiko einer Depression nach einer schmerzlichen Erfahrung wie einer Trennung, einer Scheidung oder einem Arbeitsplatzverlust um die Hälfte verringert wird, wenn man einfach eine Vertrauensperson hat, die einen unterstützt – einen engen Freund oder ein Familienmitglied.[11]

Fehlt eine solche Unterstützung, scheint sogar ein Haustier zumindest für ein gewisses Maß an Schutz zu sorgen, da die tröstliche Erfahrung des engen Körperkontakts mit einem anderen Wesen – ob menschlich oder nichtmenschlich – die Aktivität in den Stresszentren des Gehirns verringert.

Nicht jeder soziale Kontakt ist jedoch förderlich. Denn manchmal ist Sartres Aussage: »Die Hölle, das sind die anderen«, nur allzu wahr. Forscher haben zum Beispiel festgestellt, dass die Anwesenheit eines verbal und emotional misshandelnden Partners einen Menschen anfälliger für eine Depression macht – noch anfälliger, als wenn zwischen den Partnern überhaupt keine bedeutungsvolle soziale Verbindung bestünde.[12] Einige Beziehungen sind für die Psyche so schädlich, dass sie die Stressantwort-Netzwerke des Gehirns in einem Zustand der ständigen Übersteuerung halten, sodass der Betroffene immer am Abgrund der Depression entlangtaumelt.

Gedanken   Eine Reihe weiterer Risikofaktoren hängen mit der Art und Weise zusammen, wie wir über Dinge denken. Deswegen formt die Art, wie wir auf ein Ereignis reagieren, unsere Gefühle oft mehr als das Ereignis selbst. Wenn uns etwas erschüttert, ist es nur natürlich, dass wir zumindest ein wenig Zeit damit verbringen, darüber nachzudenken, was schiefgelaufen ist, was wir vielleicht anders hätten machen können und was wir auch jetzt noch tun könnten, um die Situation zu entschärfen. Doch einige Menschen haben die ungesunde Neigung, über negative Ereignisse nachzugrübeln. Sie wälzen sie immer und immer wieder im Kopf herum und quälen sich tagelang mit endlosen Gedanken von »hätte«, »könnte« und »sollte«.

Diese Art des Grübelns ist ein effektives Mittel, die Stressschaltkreise des Gehirns auf Touren zu halten, und Menschen, die auf diese Weise ihren negativen Gedanken nachhängen, sind besonders anfällig für eine Depression.[13] Wenn man es hingegen lernt, das Grübeln zu umgehen und die Aufmerksamkeit von negativen Gedanken wegzulenken, damit man sich mit lohnenderen Aktivitäten beschäftigen kann, verfügt man über ein äußerst effektives Werkzeug, um die Krankheit in Schach zu halten.

Geschlecht   Frauen werden etwa zweimal so oft depressiv wie Männer. Das ist verblüffend, und niemand weiß genau, was Frauen so viel anfälliger macht. Aber bedenken Sie Folgendes: Jungen und

Mädchen werden während der Kindheit etwa gleich häufig depressiv, und auch Männer und Frauen im späten Erwachsenenleben haben etwa die gleiche Depressionsrate. Mit anderen Worten: Die Kluft zwischen den Geschlechtern existiert nur im besten Fortpflanzungsalter, wenn die Geschlechtshormonspiegel einen Höchststand aufweisen.

Forscher haben festgestellt, dass Östrogen und Progesteron, wichtige weibliche Fortpflanzungshormone, große Auswirkungen auf die Gemütslage und andere depressive Symptome haben.[14] Wenn zum Beispiel der Östrogen- und der Progesteronspiegel plötzlich sinken – was während der prämenstruellen Phase und direkt nach einer Geburt der Fall ist –, kommt es wahrscheinlich auch zu einer negativen Veränderung der Gemütslage und einer Abnahme der Energie. Der Östrogenspiegel unterliegt auch während der Jahre vor der Menopause heftigen Schwankungen (wobei er häufig ganz plötzlich sinkt), und in dieser Zeit sind Frauen besonders anfällig für eine Depression.

Frauen mit den höchsten Gesamt-Östrogenspiegeln scheinen auch anfälliger für Angstzustände zu sein,* und unter bestimmten Umständen trägt Östrogen sogar dazu bei, die Stressantwort des Gehirns anzukurbeln.

Unter allen bekannten Primatenspezies (also nicht nur den Menschen) kommt es bei weiblichen Individuen eher zu einer ängstlichen Erregung als bei männlichen – eine Erkenntnis, die im Einklang steht mit der Rolle von Östrogen und anderen weiblichen Hormonen bei der Förderung der Stressantwort.

Andererseits wurde eine enge Verbindung zwischen Testosteron und einem Gefühl des Wohlbefindens sowie einem hohen Aktivitätsniveau festgestellt.[15] Mit anderen Worten: Dieses männliche Fort-

---

* Auf den ersten Blick mag dies im Widerspruch zu den Informationen im vorangehenden Abschnitt stehen, doch das tut es nicht: Ein plötzliches Sinken des Östrogenspiegels ist verbunden mit einer depressiven Stimmung, doch ein ständig niedriger Östrogenspiegel im Allgemeinen nicht.

pflanzungshormon ist ein natürlicher Stimmungsaufheller. Es unterdrückt tendenziell Gefühle der Angst* und dämpft die Wahrnehmung von Stress. Deswegen ist es wahrscheinlich kein Zufall, dass Männer genau während der besten Jahre der Adoleszenz und des Erwachsenenalters, in denen die Testosteronspiegel am höchsten sind, weniger anfällig für Depressionen sind als Frauen.**

Lebensstil   Wie wir in Kapitel 1 gesehen haben, ist das Risiko einer Depression bei Menschen, die regelmäßig Sport treiben, viel geringer als bei »Couch-Potatoes«, also Menschen, die ihre Freizeit ohne viel Bewegung verbringen. Sport verändert das Gehirn so effektiv wie jedes Medikament und hilft, Stressantworten vorzubeugen, die zu einer Depression führen können.[16] Ähnlichen Schutz bieten auch andere Lebensstilfaktoren. Bei Menschen, die viel Fisch und andere an Omega-3-Fettsäuren reiche Nahrungsmittel essen, ist die Depressionsanfälligkeit stark verringert. Dasselbe gilt für Menschen, die täglich hohen Dosen an natürlichem Sonnenlicht ausgesetzt sind und jede Nacht ausreichend Schlaf bekommen. Diese vier Lebensstilfaktoren bilden zusammen mit den bereits erwähnten – der Pflege sozialer Beziehungen und fesselnden Aktivitäten – den Kern des TLC-Programms, das es uns ermöglicht, wieder Zugang zu wichtigen schützenden Elementen zu finden, die für das Leben unserer Vorfahren typisch waren.

---

*   Dies erklärt auch, warum Männer mit einem hohen Testosteronspiegel eher zu törichtem, risikobereitem Verhalten neigen.
** Männer produzieren bis zu vierzigmal mehr Testosteron als Frauen, obwohl der Körper der Frau sensibler auf dieses Hormon reagiert. Der Testosteronspiegel der Männer erreicht auch seinen Höchststand während der späten Adoleszenz und nimmt bis zum Alter von fünfzig Jahren langsam ab – danach erfolgt die Abnahme bei den meisten Männern beträchtlich schneller.

Die größte Herausforderung

In der Psychologie gibt es ein altes Sprichwort: Die beste Vorhersagevariable für zukünftiges Verhalten ist vergangenes Verhalten. Im Fall von Depressionen ist dieser Spruch besonders zutreffend. Bedenken Sie Folgendes: In den westlichen Ländern liegt das Risiko einer zukünftigen Depression bei vielen Menschen heutzutage bei etwa 25 Prozent, steigt aber auf weit über 50 Prozent bei denjenigen, die schon einmal an einer Depression erkrankt waren.[17] Und nach drei depressiven Episoden steigt das Lebenszeitrisiko, einen Rückfall zu erleiden, also wieder depressiv zu werden, auf unglaubliche 90 Prozent. Zweifellos ist eine vergangene Depression die beste Vorhersagevariable für eine zukünftige Depression.

Aber warum ist dies so? Traurigerweise gibt es Beweise dafür, dass eine Depression schädliche Spuren im Gehirn hinterlassen kann.[18] Sie kann sich den Weg in unsere neuronalen Schaltkreise – einschließlich des Stressantwortsystems des Gehirns – bahnen und dem Gehirn den Rückfall in eine depressive Episode wesentlich erleichtern. Diese Tatsache hilft, eine verwirrende Tatsache zu erklären: Normalerweise ist ein hohes Maß an Lebensstress nötig, um die erste depressive Episode auszulösen, doch zu späteren Rückfällen kommt es manchmal wie aus heiterem Himmel. Anscheinend kann das Gehirn, sobald es gelernt hat, im Depressionsmodus zu operieren, seinen Weg dorthin wesentlich leichter wiederfinden.

Glücklicherweise können wir uns jedoch von dem Schaden, den eine Depression in unserem Gehirn angerichtet hat, wieder erholen, denn nach mehreren Monaten einer vollständigen Genesung sind die schädlichen Spuren im Gehirn fast vollständig gelöscht.* In den folgenden Kapiteln werden wir die zahlreichen Dinge ansprechen, die Sie tun können, um einen solchen Heilungsprozess zu fördern.

---

* Streng genommen sind die schädlichen Spuren im Gehirn nicht wirklich gelöscht, sondern eher überschrieben.

Doch zuerst müssen wir uns mit dem wichtigsten Grund dafür beschäftigen, warum die Rückfallrate bei Depressionen so hoch ist: Unsere Risikofaktoren bleiben normalerweise im Lauf der Zeit stabil. Mit wenigen Ausnahmen* ändern sich zum Beispiel unsere Gene und unser Geschlecht nicht. Und trotz gegenteiliger Annahmen bleibt bei den meisten Menschen auch das Verhalten konstant. Diejenigen, die heute keinen Sport treiben, werden es wahrscheinlich auch morgen noch nicht tun – oder nächste Woche, nächsten Monat, nächstes oder übernächstes Jahr und so weiter. Dasselbe gilt für diejenigen, die zum Grübeln neigen, die unter chronischem Schlafmangel leiden, die es nicht schaffen, soziale Beziehungen aufzubauen, oder zu wenige Omega-3-Fettsäuren verzehren. Ohne ein hohes Maß an Motivation und Einsatz – und (in vielen Fällen) ein wenig Hilfe von außen** – bleiben die meisten von uns trotz guter Absichten einfach in denselben wenig hilfreichen Verhaltensmustern stecken.

In den vergangenen Jahren durfte ich mit vielen depressiven Patienten arbeiten, denen zwar bewusst war, dass sie ihre Lebensweise ändern mussten, die aber nicht wussten, wie sie dies allein bewerkstelligen sollten. Ihnen bei diesem Prozess zu helfen – und zu beobachten, wie sie den Weg zurück zu anhaltender Gesundheit fanden –, gehörte zu den befriedigendsten und erfreulichsten Erfahrungen meines Lebens.

Keiner von uns kann sich seine Gene, sein Geschlecht, seine Eltern oder seine Gehirnchemie auswählen: Viele Risikofaktoren für eine Depression entziehen sich unserer Kontrolle. Doch womit das Leben uns auch bedacht haben mag, es gibt eine Fülle an Beweismaterial dafür, dass das, was wir heute tun, unsere Anfälligkeit im Hier

---

* Zu diesen Ausnahmen gehören eine Geschlechtsumwandlung, umweltbedingte Veränderungen der Genaktivität und strahleninduzierte genetische Mutationen.

** Wie im Fall derjenigen, die einen Therapeuten aufsuchen oder einen Personal Trainer oder Life Coach engagieren.

und Jetzt wie auch in Zukunft in hohem Maße verringern kann. Ich hoffe, dass Sie auf den nachfolgenden Seiten genau dem Auslöser begegnen, den Sie brauchen, um sich die vielen, auf wirkungsvolle Weise schützenden Lebensstilelemente, die das Leben unserer fernen Vorfahren kennzeichneten, wieder zu eigen zu machen.

3

Der neueste Stand bei der Behandlung von Depressionen

Welches ist die effektivste Methode zur Behandlung einer Depression? Als ich meinen Studenten der klinischen Psychologie diese Frage stellte, warfen sie mir fragende Blicke zu. Das tun sie immer. Man sieht die Verwirrung in ihren Augen, sieht, wie es in ihren Köpfen arbeitet: »Ist das eine Fangfrage? Die Antwort muss ›Antidepressiva‹ lauten, aber warum sollte er etwas so Offensichtliches fragen – wenn die Sache nicht irgendeinen Haken hat?«

Ich wiederholte die Frage, und schließlich rief ein nachdenklicher junger Mann aus der hintersten Ecke des Raumes: »Dr. Ilardi, ich bin mir ziemlich sicher, dass es um irgendeine Art von Medikament geht. Wollen Sie also von uns wissen, welches Medikament das wirksamste ist?« Ich schüttelte den Kopf und lächelte und deutete dann auf eine Studentin aus einem höheren Semester in der ersten Reihe, die die Hand gehoben hatte.

»Okay, selbst wenn Medikamente normalerweise Depressionen heilen«, sagte sie, »ich kenne da ein Mädchen, das ihre Medikamente wegen all der Nebenwirkungen absetzen musste. Vielleicht sind Medikamente also manchmal nicht die beste Behandlungsmethode?«

»Die Nebenwirkungen sind ein wichtiger Punkt«, stimmte ich ihr zu. »Und einer, auf den wir auf jeden Fall zurückkommen müssen.

Aber im Moment interessiert mich Ihre erste Aussage: ›Medikamente heilen normalerweise Depressionen.‹« Ich ließ meinen Blick durch den mit 300 Studenten gefüllten Raum schweifen und fragte: »Wie viele von Ihnen glauben das? Wie viele von Ihnen glauben, dass Antidepressiva normalerweise eine Depression heilen?« Fast alle im Raum hoben die Hand. Das tun sie immer.

Die Wirksamkeit von Antidepressiva

Heutzutage akzeptiert praktisch jeder die Prämisse, dass Antidepressiva eine effektive Methode zur Behandlung depressiver Erkrankungen sind. Das liegt nicht nur daran, dass uns diese Botschaft unablässig durch Werbung in Fernsehen, Radio und den Printmedien vermittelt wird. Die meisten von uns kennen Menschen, denen durch diese Medikamente geholfen wurde. Selbst Kliniker, die Depressionen früher mit einer Psychotherapie behandelten, sind auf den Medikamentenzug aufgesprungen. Vor Kurzem hörte ich einen berühmten Psychotherapeuten behaupten, dass es unmoralisch sei, wenn er seinen depressiven Patienten keine Medikamente empfehlen würde.

Und so scheint es naheliegend zu sein, dass diese Medikamente zumindest irgendeinen Nutzen haben müssen.[1] Denn sonst hätten die Leute schon lange damit aufgehört, sie zu nehmen.

Doch wie groß ist der Nutzen dieser Medikamente wirklich? Wie viele von allen depressiven Patienten, die ein Antidepressivum nehmen, werden vollständig und auf Dauer geheilt? Wir haben es hier mit einem überraschend niedrigen Prozentsatz zu tun – er ist viel niedriger, als ich vermutet hatte, bevor ich mir die Zeit nahm, die unzähligen Studien zu durchforsten, die sich mit dieser Frage beschäftigen.

Nehmen wir zum Beispiel die bahnbrechende Studie von 2004, die mehrere Hundert Patienten begleitete, die mit einem dieser drei

weitverbreiteten Antidepressiva behandelt wurden: Zoloft (Adjuvin,
Gladem, Tresleen), Paxil (Allenopar, Deroxat, Dropax, Parexat, Parocetan, ParoLich, Paronex, Paroxalon, Paroxat, Paroxetop, Seroxat,
Stiliden, Tagonis) oder Prozac (Felicium, Floccin, Fluctin, Fluctine,
Fluocim, Fluoxifar, Fluxet, Mutan, NuFluo, Positivum). Von den Probanden, die die Medikamente vorschriftsmäßig einnahmen, waren
nach einer sechsmonatigen Behandlung nur 23 Prozent frei von
Depressionen.[2] (Wie zu erwarten, waren die Ergebnisse bei Patienten, die ihre Medikamente nicht einnahmen, noch schlechter.) Bei
allen drei Medikamenten kam es zu vergleichbar schlechten Resulta-
ten.

War dies vielleicht ein Zufallsergebnis? Tatsächlich ist es ziemlich
typisch. Im Rahmen ähnlicher Studien liegt die Heilungsrate bei einer Behandlung mit Antidepressiva normalerweise zwischen 20
und 35 Prozent. Klinische Forscher in 41 Behandlungszentren in den
USA haben gerade die größte Real-World-Studie beendet, die jemals
mit Antidepressiva durchgeführt wurde, und die Ergebnisse zeigen
dasselbe Muster. Dieses Viele-Millionen-Dollar-Projekt, das von den
National Institutes of Mental Health gesponsert wurde, begleitete
rund 3000 depressive Patienten, die anfänglich etwa zwölf Wochen
lang den Arzneistoff Citalopram, vermarktet unter dem Handelsnamen Celexa (Cipramil, Cipram, Seropram, Celexa) einnahmen. Am
Ende dieser kurzen Behandlungsphase waren nur 28 Prozent der
Probanden vollständig genesen.[3]

Diese Ansprechrate könnte sogar eine Überbewertung der tat-
sächlichen Wirksamkeit der medikamentösen Behandlung darstellen, da die Patienten höhere Medikamentendosen erhielten und häufigere Arzttermine hatten, als es in der alltäglichen klinischen Praxis
üblich ist. (Im wirklichen Leben wird die Häufigkeit von Nachbeob-
achtungsterminen von den Versicherungen stark beschränkt.)

Die Autoren der Studie – ein echtes Spitzenteam klinischer Forscher – stellten bemerkenswerterweise fest, dass die beobachtete
Heilungsrate von 28 Prozent in etwa der entsprach, die sie aufgrund

von vergleichbaren Studien erwartet hatten. Das ist richtig: Sie waren nicht überrascht, herauszufinden, dass die Mehrzahl der Probanden nicht auf ein Antidepressivum ansprach. In ihrem veröffentlichten Abschlussbericht stellten die Forscher auch eine provokative Frage: Welcher Prozentsatz ihrer Patienten wäre wohl genesen, wenn sie eine Zuckerpille – ein Placebo – statt der Medikamente erhalten hätten? Hätte die Rate womöglich auch dann bei 28 Prozent gelegen?

Besser als eine Zuckerpille?

Es ist schwer zu glauben, dass es jemandem mit einer Krankheit wie einer Depression besser gehen könnte, nur weil er eine Zuckerpille nimmt – die pharmakologisch unwirksam ist. Doch die Placebo-Ansprechrate bei Depressionen ist nicht unerheblich. Tatsächlich genehmigt die U.S. Food and Drug Administration (FDA), die amerikanische Arzneimittelzulassungsbehörde, ein neues Antidepressivum erst dann, wenn der Arzneimittelhersteller zwingende Beweise dafür liefern kann, dass es eine größere Wirkung hat als ein Placebo.

Diese Vorgabe zu erfüllen, scheint lächerlich einfach zu sein. Doch das ist es nicht. Irving Kirsch, ein klinischer Forscher an der University of Connecticut, machte vor Kurzem deutlich, wie schwierig dies sein kann. Unter Berufung auf den Freedom of Information Act, das Informationsfreiheitsgesetz, erbat er von der FDA die Ergebnisse aller innerhalb eines Zeitraums von dreizehn Jahren (1987–1999) von Arzneimittelherstellern durchgeführten und eingereichten Studien zu sechs häufig verwendeten Antidepressiva: Zoloft (Adjuvin, Gladem, Tresleen), Effexor (Efexor, Efectin, Trevilor), Prozac (Felicium, Floccin, Fluctin, Fluctine, Fluocim, Fluoxifar, Fluxet, Mutan, NuFluo, Positivum), Celexa (Cipramil, Cipram, Seropram), Paxil (Allenopar, Deroxat, Dropax, Parexat, Parocetan, Paro-Lich, Paronex, Paroxalon, Paroxat, Paroxetop, Seroxat, Stiliden, Tago-

nis) und Serzone (Nefadar, inzwischen vom Markt genommen).
Dabei stellte er etwas Unglaubliches fest: In 56 Prozent dieser Studi-
en erging es Patienten, die ein Antidepressivum nahmen, nicht besser als denjenigen, denen man ein Placebo gegeben hatte.[4] Da überrascht es nicht, dass die Arzneimittelhersteller die meisten dieser
Studien nie veröffentlicht haben.

Als Kirsch die Resultate der Antidepressiva-Studien der FDA zu
einer großen Analyse zusammenfasste, fand er tatsächlich Beweise
dafür, dass die Medikamente besser wirkten als ein Placebo – doch
nur geringfügig besser. Alles in allem waren die Placebos zu 80 Prozent genauso wirksam wie die Medikamente, was einem Unterschied
von zwei Punkten auf der fünfzig Punkte umfassenden Depressions-
bewertungsskala entsprach. Der Unterschied war, wie Kirsch sagte,
»sehr gering und von fragwürdiger klinischer Relevanz«. Zu diesem
schockierenden Ergebnis gelangte nicht nur ein einzelner Forscher.
Es wurde inzwischen von anderen Forschern wiederholt, die sich un-
abhängig von Kirsch die Datenbank der FDA angesehen haben und
zu denselben grundlegenden Schlussfolgerungen gelangt sind.

Was sollen wir von all dem halten? Sind Antidepressiva lediglich
Placebos mit unangenehmen Nebenwirkungen? Bevor wir voreilig
einen solch radikalen Schluss ziehen, müssen wir einen wichtigen
Aspekt berücksichtigen: Bei schwer depressiven Patienten – denjenigen, deren Symptome eine so massive Beeinträchtigung darstellen,
dass sie völlig funktionsunfähig werden – wirken Antidepressiva
nachweislich viel besser als Placebos.[5] Auch wenn die meisten
schwer depressiven Patienten mithilfe von Antidepressiva nicht vollständig geheilt werden, tritt dennoch bei mindestens der Hälfte von
ihnen innerhalb von ein bis zwei Monaten eine deutliche Besserung
ein. Bei den wenigsten von ihnen ist dies hingegen der Fall, wenn sie
ein Placebo einnehmen.

Die weitaus meisten Patienten mit einer diagnostizierbaren Depression erleiden jedoch keine so schwere Behinderung. Wenn auch
mit einigen Schwierigkeiten, so sind sie doch noch in der Lage, ihrer

Arbeit nachzugehen und mit ihrer Familie und ihren Freunden zu interagieren. Und bei diesen Menschen wirken Antidepressiva und Placebos etwa gleich gut. Das heißt, dass die Mehrzahl derjenigen, die Antidepressiva nehmen, keinen größeren Nutzen davon hat als von einer Flasche mit Zuckerpillen.

Dennoch: Wenn Ärzte beginnen würden, Placebos auszugeben – die als solche gekennzeichnet wären –, würden ihre Patienten kaum eine Besserung feststellen. Warum? Weil der Placeboeffekt von einem wichtigen Element des Irrtums abhängt: Derjenige, der die Pille nimmt, muss glauben, dass es sich um ein wirksames Medikament handelt. Er muss glauben, dass diese Pille helfen wird. Eben dieser Glaube ist es, der es den Placebos ermöglicht, ihre heilende Magie zu entfalten. Durch Placebos ausgelöste positive Erwartungen können eine große Wirkung auf das Gehirn ausüben und die Aktivität in bestimmten Schaltkreisen des frontalen Kortex erhöhen, die ansonsten bei einer Depression inaktiv sind. Solche Veränderungen der Gehirnfunktion führen manchmal zu einer beeindruckenden Verringerung der Symptome einer Depression.

Doch es wäre unmoralisch, wenn ein Arzt einen Patienten täuschen würde, indem er ihm Zuckerpillen mit dem Etikett eines Antidepressivums geben würde. Deswegen hat in der realen Welt noch nie einer ein Placebo gegen Depressionen genommen. Dies geschieht nur im Rahmen von Forschungsstudien, bei denen die Patienten zustimmen können, dass man ihnen nach dem Zufallsprinzip entweder Antidepressiva oder aber Placebos verabreicht, die genauso aussehen und schmecken wie die Medikamente, jedoch pharmakologisch inaktiv sind. Überraschenderweise glauben die meisten Probanden, dass sie ein aktives Arzneimittel erhalten, egal ob es sich tatsächlich um ein Medikament oder um ein Placebo handelt. Dies erklärt, warum das Placebo unter solchen Bedingungen fast ebenso gut helfen kann wie ein Antidepressivum.

Sie sollten jedoch nicht vergessen, dass weder Placebos noch Antidepressiva besonders wirksam sind. Wie wir gesehen haben, führen Antidepressiva bei etwa einem Viertel der depressiven Patienten zu einer vollständigen kurzfristigen Genesung. Bei weiteren rund 25 Prozent bessert sich der Zustand innerhalb weniger Monate signifikant, wobei sich jedoch einige Symptome immer noch halten. Und bei rund der Hälfte aller depressiven Patienten tritt bei einer Medikamenteneinnahme keine bedeutsame Besserung ein.[6] Diese Zahlen scheinen bei allen führenden Antidepressiva in etwa die gleichen zu sein. Es gibt keine schlüssigen Beweise dafür, dass ein bestimmtes Antidepressivum im Durchschnitt wesentlich wirksamer ist als irgendein anderes.

Selbst wenn Antidepressiva tatsächlich kurzfristig wirken, hält der Heilungseffekt nicht immer an. Im Lauf der Zeit wirken die Medikamente vielleicht einfach nicht mehr – ein Phänomen, das als Wirkverlust bei langfristiger Einnahme bezeichnet wird. Ich habe mit vielen Patienten gearbeitet, die dies am eigenen Leib erfahren haben und normalerweise sagen, dieser Effekt sei mehr oder weniger aus heiterem Himmel eingetreten. Im typischen Szenario schlucken sie über Monate, wenn nicht gar Jahre, ganz brav ihre Medikamente und stellen dann eines Tages beim Aufwachen fest, dass ihre alten Symptome mit aller Macht zurückkehren. Oft können sie nicht einmal ein Stress auslösendes Ereignis als Auslöser benennen. Forschungsergebnissen zufolge werden rund 50 Prozent derjenigen, die positiv auf Antidepressiva ansprechen, irgendwann erneut depressiv.[7] Und da die meisten depressiven Patienten, die Medikamente nehmen, nicht vollständig genesen, wissen wir, dass laut Statistik nicht einmal einer von vieren das Glück hat, mit Antidepressiva gesund zu werden und dies auch zu bleiben.

Das sind ernüchternde Zahlen. Wenn ich die Menschen darauf aufmerksam mache, nehmen sie zuweilen an, ich müsse »gegen Medikamente« sein. Das bin ich nicht. Ich bin zutiefst dankbar für die Linderung, für die diese Medikamente manchmal sorgen. Ich wünsche mir nur, sie würden dem immensen Rummel gerecht werden, der um sie gemacht wird. Wie wunderbar wäre es, wenn

Antidepressiva echte Heilmittel gegen die verheerende Geißel der Depression darstellten, wenn sie bei der großen Mehrzahl der Menschen, die sie nehmen, zu einer dauerhaften Genesung führten. Aber das tun sie nicht, und ich glaube, dass es wichtig ist, sich den Tatsachen zu stellen, vor allem wenn andere Behandlungsmöglichkeiten zur Verfügung stehen.

Nebenwirkungen

Antidepressiva haben noch einen anderen potenziellen Nachteil: Viele Leute setzen sie wegen der unangenehmen Nebenwirkungen ab. Einer neueren Studie zufolge hört der typische Patient nach nur acht Wochen mit der Einnahme der ihm verschriebenen Medikamente auf.[8] Und wenn er dies tut, ist die Wahrscheinlichkeit eines bleibenden Nutzens natürlich wesentlich geringer.

Doch wie sehen die wichtigsten Nebenwirkungen von Antidepressiva aus, und wie oft treten sie auf? Die Antwort kann von Medikament zu Medikament leicht variieren, doch viele Nebenwirkungen stellen sich bei sämtlichen Antidepressiva ein. Wir werden uns in diesem Abschnitt die wichtigsten von ihnen ansehen.

Suizidalität Von allen potenziellen Nachteilen bei der Einnahme von Antidepressiva ist der beunruhigendste der, dass diese Medikamente bei Kindern und Jugendlichen Selbstmordgedanken hervorrufen können. Es ist schwer zu glauben, dass irgendein Medikament – geschweige denn eines, das die Depression besiegen soll – eine so unheilvolle Wirkung haben kann. Doch die in den letzten Jahren gesammelten Daten machen deutlich, dass die Einnahme von Antidepressiva bei dieser Altersgruppe mit einem erhöhten Suizidrisiko einhergeht. Die Beweislage ist so zwingend, dass die FDA nun verlangt, dass die Beipackzettel aller Antidepressiva eine sogenannte Black-Box-Warnung, einen schwarz gerahmten Warnhinweis, enthalten.

Zu dieser Entscheidung gelangte man Ende 2004, nachdem FDA-Forscher – unter immensem öffentlichen Druck – ihre Datenbank mit 24 Studien zur Einnahme von Antidepressiva durchkämmt hatten, an denen insgesamt 4400 Jugendliche und Kinder beteiligt gewesen waren.[9] Unglaublicherweise stellten die Forscher fest, dass die Wahrscheinlichkeit von Selbstmordgedanken und suizidalem Verhalten bei jungen Menschen, die mit Antidepressiva behandelt wurden, doppelt so hoch war wie bei denjenigen, die ein Placebo nahmen. Besonders hoch scheint dieses Risiko während der ersten Behandlungswochen zu sein, in denen die Probanden normalerweise unter genauer Beobachtung stehen.

Obwohl das Risiko einer medikamentenbedingten erhöhten Suizidalität insgesamt relativ gering zu sein scheint – es betrifft nur vier Prozent der jungen Leute in der FDA-Datenbank –, sind die potenziellen Folgen so verheerend, dass dieses Ergebnis ernst genommen werden muss. Wie viele Eltern würden schließlich ihrem Kind ein Antibiotikum geben, wenn sie wüssten, dass dieses ein vierprozentiges Risiko birgt, Selbstmordgedanken oder ein suizidales Verhalten auszulösen? Ich glaube, dass die meisten Menschen intensiv nach anderen praktikablen Behandlungsmöglichkeiten suchen würden.

Antidepressiva führen zudem nicht nur bei Kindern und Jugendlichen zu einer erhöhten Suizidalität. Eine neuere FDA-Analyse ergab, dass auch junge Erwachsene bis zum Alter von fünfundzwanzig Jahren einem wesentlich höheren Risiko ausgesetzt sind.*

Emotionale Erstarrung   Eine wesentlich häufigere Nebenwirkung medikamentöser Behandlungen ist die emotionale Erstarrung, eine Abnahme der Intensität sowohl positiver als auch negativer Gefühle. Über dieses Phänomen ist wenig berichtet worden, doch es gibt einige Anzeichen dafür, dass möglicherweise die Mehrzahl derjenigen von ihm betroffen sind, die Antidepressiva nehmen.[10] Wenn

---

* Interessanterweise wurde ein solches Risiko bei Erwachsenen über diesem Alter nicht festgestellt. Die Gründe für diese Diskrepanz sind bislang nicht bekannt.

ein Mensch mit der Einnahme von Medikamenten beginnt, kann diese emotionale Abstumpfung eine willkommene Erfahrung sein – weil sie eben den entsetzlichen Schmerz lindert, der mit einer Depression einhergeht. Später entdecken viele Menschen jedoch, dass sie positive Gefühle wie Freude, Aufregung und Verliebtheit nicht mehr so intensiv wie früher empfinden können.

Interessanterweise sind sich einige Patienten dieser Art von Gefühllosigkeit nicht bewusst. Sie stellt sich so schleichend ein, dass sie einfach zum »neuen Normalzustand« wird. Eine meiner Patientinnen sagte mir im vergangenen Jahr nach dem Absetzen von Effexor: »Es ist so toll, einfach wieder etwas fühlen zu können. Aber wie kommt es, dass ich erst gemerkt habe, wie abgestumpft ich war, nachdem ich das Medikament abgesetzt hatte?« Die Antwort ist paradox: Eine emotionale Erstarrung beeinträchtigt die Fähigkeit des Menschen, seine emotionale Erstarrung zu bemerken (und ernst zu nehmen).

Sexuelle Funktionsstörung Einige der am häufigsten verschriebenen Antidepressiva gehören zu der Medikamentenklasse, die bezeichnet wird als Selective Serotonin Reuptake Inhibitors (SSRIs) oder Selektive Serotonin-Wiederaufnahmehemmer. Dazu gehören Zoloft (Adjuvin, Gladem, Tresleen), Lexapro (Cipralex), Celexa (Cipramil, Cipram, Seropram), Prozac (Felicium, Floccin, Fluctin, Fluctine, Fluocim, Fluoxifar, Fluxet, Mutan, NuFluo, Positivum) und Paxil (Allenopar, Deroxat, Dropax, Parexat, Parocetan, ParoLich, Paronex, Paroxalon, Paroxat, Paroxetop, Seroxat, Stiliden, Tagonis). All diese Medikamente beeinflussen die Funktion eines Serotonin genannten Botenstoffs im Gehirn.

Da der Serotoninschaltkreis dazu beiträgt, das Lustzentrum des Gehirns zu regulieren, treten bei vielen Leuten, die SSRIs nehmen, sexuelle Nebenwirkungen auf – normalerweise in Form eines verringerten Lustempfindens oder sexuellen Verlangens.[11] Einige Menschen verlieren vollständig ihre Orgasmusfähigkeit, andere erleben die Abstumpfung aller romantischen Gefühle, nicht nur des Sexualtriebs.

Von diesen Problemen sind zudem nicht nur Menschen betroffen, die SSRIs nehmen. Derlei Nebenwirkungen sind auch bei anderen, die Serotoninaufnahme im Gehirn hemmenden Medikamenten wie Effexor (Efexor, Efectin, Trevilor), Serzone (Nefadar, inzwischen vom Markt genommen) und Cymbalta (Ariclaim, Yentreve, Xeristar) üblich.

Gewichtszunahme   Auch wenn in den Medien kaum darüber berichtet wird, gehört die Gewichtszunahme zu den möglichen Nebenwirkungen der meisten Antidepressiva (vor allem bei langfristiger Einnahme). Da viele depressive Patienten bereits über ihrem Idealgewicht liegen, sind die zusätzlichen Pfunde fast immer unwillkommen.

Schlaflosigkeit   Die meisten SSRIs und ähnliche Medikamente können bei einigen Patienten auch Schlaflosigkeit verursachen.[12] Manchmal bewirken sie, dass die Betroffenen während des Schlafs körperlich aktiv werden – mit periodischen Bewegungen der Arme und/oder Beine sowie Bruxismus (Zähneknirschen) –, was zu häufigem Aufwachen führen kann. Der daraus resultierende Schlafmangel hat wiederum eine Verschlimmerung anderer depressiver Symptome zur Folge.

Besser geht's nicht?

In dem Film *Besser geht's nicht,* einem Klassiker über Zwangsneurosen, wendet sich Jack Nicholson in der Rolle des Melvin Udall an eine Gruppe von Mitpatienten, die alle trotz Medikamenteneinnahme noch immer an einer psychischen Krankheit leiden, und fragt: »Was, wenn es nicht besser wird?« Dies ist eine schmerzliche und äußerst wichtige Frage. Denn wir haben gesehen, dass die Gabe von Antidepressiva, die bei Weitem häufigste Behandlungsmethode bei einer Depression, nur bei einer kleinen Gruppe von Menschen eine vollständige und anhaltende Heilung herbeiführt. Und dieser sporadische Nutzen hat einen hohen Preis: eine Vielzahl potenzieller Nebenwirkungen, die nicht nur störend (Gewichtszunahme) und beunruhigend (Verlust der Sexualfunktion) sein können, sondern sogar ausgesprochen angsterregend (erhöhte Suizidalität).

Ungeachtet dessen werden diese Medikamente im Allgemeinen jedoch als die beste Behandlungsmethode betrachtet. Liegt dies daran, dass es tatsächlich nichts Besseres gibt? So enttäuschend die Ergebnisse bei einer medikamentösen Behandlung auch sein mögen, könnte es nicht sein, dass Antidepressiva dennoch die beste Lösung sind? Sind sie trotz allem nicht besser als die anderen Optionen, die den Menschen zur Verfügung stehen – Optionen wie eine traditionelle Psychotherapie oder eine Elektroschockbehandlung?

Auf der Couch – und andere Therapieformen

Sigmund Freud, der Mann, der vor einem Jahrhundert die Psychotherapie bekannt machte, war hinsichtlich seiner Fähigkeit, Depressionen zu heilen, nie optimistisch. Er glaubte, dass eine Heilung nur möglich sei, wenn der Patient jahrelang auf der Therapiecouch verbringe und die tiefen, dunklen, lange vergessenen Schmerzen der Kindheit erforsche. Diese schmerzliche psychische Ausgrabungsarbeit müsse er zudem, so Freud, mindestens viermal pro Woche leisten.

Weshalb solch drastische Maßnahmen? Freud betrachtete die Depression als einen Bruch mit der Realität – eine Form der Psychose. Heutzutage teilen nur wenige diese Ansicht, und das aus gutem Grund: Sie stimmt einfach nicht. Menschen, die an einer Depression leiden, haben noch immer einen starken Bezug zur Realität. Und bei den meisten von ihnen gibt es keine tiefen, dunklen, schmerzlichen Geheimnisse aus der Kindheit, die es zu erforschen gilt. Selbst denen, die solche Geheimnisse haben, geht es gewöhnlich nicht besser, sondern schlechter, wenn sie sich während einer depressiven Episo-

de mit ihnen beschäftigen. (Sind sie jedoch wieder genesen, kann es
manchmal hilfreich sein, sich sorgfältig mit vergangenen Verletzungen auseinanderzusetzen und zu untersuchen, inwieweit sie noch
Einfluss auf die Gegenwart haben – ein Thema, dem wir uns in Kapitel 11 widmen werden.)

Einfach gesagt ist die Freud'sche Therapie bei einer Depression
nicht sonderlich effektiv. Auf kurze Sicht bewirkt sie oft nur, dass die
Betroffenen sich schlechter fühlen. Doch nicht alle Therapieformen
sind im Fall einer Depression so ineffektiv wie die Freud'sche Version – auch wenn viele Menschen dies annehmen, weil Freud ein
überragendes Vermächtnis hinterlassen und nachhaltig beeinflusst
hat, was die Öffentlichkeit unter Psychotherapie versteht.

Die kognitive Revolution

Anfang der 1960er-Jahre hinterfragte ein brillanter junger Psychiater namens Aaron Beck kritisch die Freud'sche Orthodoxie. Im Verlauf dieses Prozesses stellte er in seinem Fachbereich die Ansichten
über Psychotherapie auf den Kopf.

Beck fand heraus, dass die meisten seiner depressiven Patienten
nicht die tiefen unterdrückten Kindheitstraumata hatten, die sie
Freuds Ansicht nach hätten haben müssen. Stattdessen verbrachten
sie viel Zeit damit, über Dinge nachzudenken, die ihnen in der Gegenwart zu schaffen machten. Sie neigten dazu, bei ihren negativen
Gedanken zu verweilen – zu grübeln –, Gedanken, die oft eine völlig
pessimistische Interpretation ihrer Umwelt widerzuspiegeln schie-
nen.

Becks Beobachtung zufolge konnten selbst harmlose Ereignisse
eine Kaskade negativer Gedanken auslösen. Dazu ein Beispiel aus
meiner eigenen Praxis: Einer meiner Patienten sah zum Beispiel
letztes Jahr, wie die Kassiererin in einem Lebensmittelgeschäft dem
Kunden vor ihm ein warmes Lächeln schenkte, und sofort schossen

ihm folgende Gedanken durch den Kopf: »Wie kommt es, dass mich nie jemand so anlächelt? Diese Kassiererin hat mich eindeutig nicht angelächelt, als ich das letzte Mal hier war. Sie kann wahrscheinlich sehen, dass mit mir was nicht stimmt. Ich bin mir sicher, dass sie mich nicht mag. Niemand mag mich.«

Beck war davon überzeugt, dass negative Gedanken dieser Art dazu führen, dass die Menschen noch depressiver werden. (Das macht Sinn, oder?) Also beschloss er, seine Patienten dazu zu drängen, etwas dagegen zu unternehmen. Er ließ sie ihre Gedanken aufschreiben und durch die objektive Linse der Vernunft betrachten. Die Patienten begannen, ihre negativen Interpretationen der Dinge in Zweifel zu ziehen und durch eine weniger verzerrte Wahrnehmung zu ersetzen. Diese neue Behandlungsform, die kognitive Therapie, führte bei manchen Patienten dazu, dass sie sich recht schnell besser fühlten, oft innerhalb weniger Wochen. Das veranlasste Beck dazu, das Freud'sche Dogma, demzufolge eine Therapie Jahre oder sogar Jahrzehnte dauern sollte, über Bord zu werfen: Eine kognitive Therapie dauert nur drei bis vier Monate.

Beck entwickelte nicht nur diese neue Behandlungsmethode, er machte sich auch daran, mithilfe sorgfältig kontrollierter Studien ihre Effektivität nachzuweisen. Und er ermutigte andere, seinem Beispiel zu folgen. Im Verlauf der vergangenen drei Jahrzehnte ist die kognitive Therapie in Dutzenden von kontrollierten Forschungsstudien einer Beurteilung unterzogen worden. Sie ist nun die am gründlichsten erforschte Methode der Psychotherapie. Und dies ist der Kern der Forschungsergebnisse: Eine kognitive Therapie ist zunächst genauso effektiv wie eine medikamentöse Behandlung.[13] Sie führt bei 30 bis 40 Prozent der Behandelten zu einer vollständigen Genesung – das heißt dem völligen Verschwinden der Symptome – und sorgt bei weiteren rund 25 Prozent für eine bedeutende Verringerung der Symptome.[14]

Das ist kein überragendes Ergebnis, steht aber dem mit Antidepressiva erreichten in nichts nach. Darüber hinaus hat die kognitive

Therapie gegenüber Medikamenten zwei Vorteile: Es gibt keine schädlichen Nebenwirkungen, und die positive Wirkung der Behandlung hält normalerweise nach Beendigung der Therapie jahrelang an.

Trotz dieses wichtigen Behandlungsvorteils versucht es nur ein kleiner Prozentsatz depressiver Patienten mit einer kognitiven Therapie. Die meisten wissen nicht einmal von dieser Methode. Wie sollten sie auch? Es gibt kein großes Marketingbudget, um die Öffentlichkeit über eine Psychotherapie zu informieren. Selbst Versicherungsgesellschaften und Gesundheitsorganisationen, die möglicherweise helfen könnten, die Nachricht zu verbreiten, empfehlen oft eine medikamentöse Behandlung, die kurzfristig gesehen billiger ist als eine kognitive Therapie (obwohl dieser Kostenvorteil auf lange Sicht verschwindet).

Spielen Gedanken wirklich eine Rolle?

Wie wir gesehen haben, tritt bei vielen depressiven Patienten, die es mit einer kognitiven Therapie versuchen – so wie bei vielen, die Antidepressiva nehmen –, keine wesentliche Besserung ein. In den letzten Jahren haben klinische Forscher jedoch nach Möglichkeiten gesucht, die Behandlung von Depressionen noch weiter zu verbessern. Einer Gruppe von Klinikern an der University of Washington scheint genau das gelungen zu sein, und zwar überraschenderweise dadurch, dass sie ein Element der kognitiven Therapie genommen und es zu einem größeren Behandlungspaket erweitert hat.

Obwohl Beck glaubte, dass es von entscheidender Bedeutung sei, depressiven Patienten dabei zu helfen, ihr negatives Denken aufzugeben, erkannte er auch, dass es unser Handeln ist, das oft unsere Gefühle bestimmt. Beck, durch und durch Pragmatiker, beschrieb sogar eine Reihe von Strategien zur Verhaltensänderung, um die Symptome der Depression zu verringern. Doch diese Verhaltens-

strategien bildeten nie den Schwerpunkt der kognitiven Therapie –
zumindest so lange nicht, bis Dr. Neil Jacobson und sein Forschungsteam an der University of Washington herauszufinden
beschlossen, welche Ergebnisse sie erzielen könnten, wenn sie den
Menschen zu einer Verhaltensänderung verhalfen.

Was würde geschehen, fragte Jacobson, wenn depressive Patienten nicht länger versuchten, ihre Gedanken zu ändern, sondern stattdessen an dem Ziel arbeiteten, wieder Dinge zu tun? Wie viel besser
würde es den Patienten gehen, wenn die Therapeuten ihnen einfach
halfen, aktiver zu werden und sich mehr zu beschäftigen – rauszuge-
hen, unter Leute zu kommen, sich zum Beispiel mit Spielen zu beschäftigen und Dinge zu Ende zu bringen? Die Antwort: Es würde
ihnen viel besser gehen. In einer neueren Studie erwies sich Jacob-
sons Verhaltensaktivierung nicht nur als effektiver als Antidepressiva, sondern auch als die kognitive Therapie.[15] Beeindruckende
56 Prozent der schwer depressiven Patienten wurden mithilfe der
Verhaltensaktivierung wieder gesund, verglichen mit nur 36 Prozent
mithilfe einer kognitiven Therapie und 23 Prozent mithilfe eines
Medikaments (Paxil). Keine traditionelle Form der Psychotherapie
hat bei einem veröffentlichten direkten Vergleich mit Antidepressiva
je besser abgeschnitten.

Ironischerweise hilft die Verhaltensaktivierung den Menschen sogar, ihr negatives Denken aufzugeben. Nicht dass die Patienten je zu
einer Änderung ihrer negativen Gedanken aufgefordert würden
(also dazu, positiver über Dinge zu denken). Das geschieht nicht.
Doch man lehrt sie, den schädlichen Prozess des Grübelns zu unterbrechen, indem sie sich lohnenswerten Aktivitäten widmen. Und
diese Strategie funktioniert überraschend gut. Jüngsten veröffentlichten Forschungsergebnissen zufolge sind Aktivitäten, die dem
Grübeln entgegensteuern, möglicherweise die effektivste psychothe-
rapeutische Technik, die je entwickelt wurde.

Psychotherapie in der realen Welt

Während ihrer Ausbildung an der medizinischen Fakultät wird angehenden Ärzten vermittelt, dass jede Behandlungsentscheidung auf der aktuellen Kenntnis der relevanten Forschungsliteratur basieren sollte, ein Bewusstsein, das sie im Allgemeinen während ihrer gesamten beruflichen Laufbahn in sich tragen. Wenn Ärzte also zum Beispiel einen Patienten mit einer verstopften Herzarterie vor sich haben, sollten sie automatisch eine Reihe wissenschaftlich fundierter Fragen stellen: Welche Behandlungsoptionen gibt es in diesem Fall? Welche Option – Bypassoperation, Angioplastie, Medikamente und so weiter – wird sich wahrscheinlich bei diesem Patienten angesichts des Ortes und des Ausmaßes der Blockade am effektivsten erweisen? Was sagt die Forschung?

Wir nehmen es als selbstverständlich hin, dass die Entscheidungen eines Arztes von den besten wissenschaftlichen Erkenntnissen geleitet werden, und die meisten von uns wären entsetzt, mit einem Arzt konfrontiert zu sein, der einfach die neuesten Forschungsergebnisse ignorieren oder vernachlässigen würde. Das Gleiche gilt sicherlich auch für Psychotherapeuten – oder nicht? Schließlich haben Therapeuten es so wie Mediziner mit einer Reihe lebensbedrohlicher Leiden zu tun: Erkrankungen wie Magersucht, Drogenabhängigkeit und Depressionen. Sind Psychotherapeuten nicht so wie Ärzte darin ausgebildet, sich bei ihren Behandlungsentscheidungen nach den besten und relevantesten Forschungsergebnissen zu richten? Traurigerweise trifft dies bei der Mehrzahl von ihnen nicht zu.

Das Problem ist zurückzuführen auf den anhaltenden Einfluss von Sigmund Freud, der vor über einem Jahrhundert die Psychotherapie institutionalisierte. Trotz seiner hervorragenden wissenschaftlichen Ausbildung als Forschungsneurologe empfand Freud nie die Notwendigkeit, sorgfältige wissenschaftliche Studien zur Effektivität der psychotherapeutischen Techniken durchzuführen, die er entwickelte. Freud war in der Tat so davon überzeugt, dass seine Behandlungsmethode einfach effektiv sein musste, dass er die Welt aufforderte, sich lediglich auf die »Beweise« von Anekdoten und ein paar vereinzelte veröffentlichte Fallstudien zu verlassen – von denen einige, wie Historiker später aufzeigten, erfunden worden waren. Ebenso wurden seine Anhänger dazu ermuntert, die Effektivität der Freud'schen Therapie als Glaubensgrundsatz zu akzeptieren, statt sie einer gründlichen wissenschaftlichen Überprüfung zu unterziehen. Und seit über einem Jahrhundert besteht Freuds Vermächtnis fort: Viele praktizierende Psychotherapeuten gründen ihre Arbeit noch immer nicht auf solide wissenschaftliche Forschung.

Nach Jahrzehnten der Herumbastelei und kreativen Innovation praktizieren Kliniker nun über 400 unterschiedliche Formen der Psychotherapie (und Jahr für Jahr tauchen Dutzende angeblich neuer Techniken auf), wobei die große Mehrzahl dieser Therapien nie wissenschaftlich überprüft wurde. Selbst wenn es um die Behandlung der Depression geht, verwenden viele Therapeuten noch immer Techniken, für die es keinerlei wissenschaftliche Beweise gibt. Das soll nicht heißen, dass all diese ungeprüften Techniken ineffektiv sind. Möglicherweise funktionieren sie. Möglicherweise aber auch nicht. Der Punkt ist, dass wir dies einfach nicht wissen können und mangels solider Forschungsergebnisse auch nie mit Sicherheit wissen werden. Die Freud'sche Therapie wurde fast achtzig Jahre lang praktiziert, bevor eine Reihe von Studien aufzeigte, dass sie bei der Behandlung einer Depression oft ineffektiv ist.[16]

Wie viele andere weit verbreitete Psychotherapietechniken werden sich gleichermaßen als nutzlos erweisen, sobald man sie einer exakten wissenschaftlichen Überprüfung unterzieht? Dies lässt sich zwar nicht mit Bestimmtheit sagen, aber ich glaube dennoch, dass es inzwischen für jeden Therapeuten schwierig ist, die Anwendung von unbewiesenen Techniken bei der Behandlung einer Depression zu rechtfertigen, während doch Forschungsergebnisse zeigen, dass Methoden wie die kognitive Therapie oder die Verhaltensaktivierung – wenn sie geschickt angewendet werden – einigermaßen effektiv sind, und zwar mit einer langfristigen Wirksamkeit, die mindestens der von Antidepressiva entspricht.

Die Verzweiflungsbehandlung

Lange bevor in den 1950er-Jahren das erste Antidepressivum auf den Markt kam, stand Psychiatern eine wesentlich radikalere Behandlungsstrategie zur Verfügung: die Elektroschocktherapie. Wie der Name schon sagt, werden bei einer Elektroschocktherapie starke elektrische Ströme durch das Gehirn geschickt, mit dem Ziel, heftige Krampfanfälle auszulösen. Wenn alles gut läuft, dauern diese etwa eine Minute. Und aus Gründen, die noch immer geheimnisumwoben sind, können diese Anfälle eine äußerst antidepressive Wirkung haben.

Die meisten Leute nehmen an, die Elektroschocktherapie sei schon vor Jahrzehnten von der psychiatrischen Landkarte verschwunden, eine barbarische Methode – wie auch die Lobotomie, die operative Öffnung des Gehirns mit Durchtrennung bestimmter Nervenbahnen –, die seit den Tagen von *Einer flog übers Kuckucksnest* nicht mehr zum Einsatz komme. Doch das Verfahren wird noch heute angewendet, wenn auch unter einem leicht veränderten Namen. Es wird nun Elektrokrampftherapie genannt (um eventuelle negative Assoziationen zum Wort Schock zu vermeiden) und ist zu einer etwas sanfteren Intervention geworden, denn nun werden vor jedem Krampf die Muskeln lähmende Relaxanzien verabreicht, um sicherzustellen, dass der Patient sich nicht unabsichtlich irgendwelche Knochen bricht oder Zähne verbeißt (wie dies früher mit einiger Regelmäßigkeit geschah).

In ihrer modernen Inkarnation kommt die Elektrokrampftherapie (EKT) nun in den USA und Europa alljährlich bei mehr als 100000 Patienten zum Einsatz. Die meisten großen psychiatrischen Abteilungen führen diese Therapie bei einer Gruppe ihrer Patienten durch

– ein letzter Ausweg für jene, die nicht auf Medikamente angesprochen haben, oder für ältere Patienten, deren Körper die Nebenwirkungen der Medikamente nicht bewältigen kann. Die typische Behandlung beinhaltet insgesamt zehn bis zwölf EKT-Sitzungen, von denen jeweils drei in einer Woche angesetzt werden.

Kurzfristig kommt es bei der EKT zu viel besseren Ergebnissen als bei Antidepressiva, mit einer geschätzten Genesungsrate von 65 Prozent.[17] Doch die Sache hat einen gewaltigen Haken: Die Genesung hält normalerweise nicht lange an. Die meisten EKT-Patienten werden innerhalb von sechs Monaten wieder depressiv, selbst wenn sie unmittelbar nach einer EKT-Runde mit der Einnahme von Antidepressiva beginnen.[18] Eine neuere Studie ergab, dass nur etwa 20 Prozent der mit EKT behandelten Patienten gesund wurden und es ein ganzes Jahr lang blieben.

Die Sache hat noch einen weiteren Pferdefuß: Die Patienten haben normalerweise nach jeder EKT-Sitzung einige Tage lang schwere Gedächtnisstörungen. In meiner Zeit als Assistenzpsychologe am Duke Medical Center wurde ich hin und wieder gebeten, eine Psychotherapie mit einem EKT-Patienten durchzuführen. Dies war vergebliche Liebesmüh. Oft sah mich der Patient, wenn ich zu einer Therapiesitzung in sein Krankenzimmer kam, seltsam an und fragte: »Wer sind Sie noch gleich?« Das konnte passieren, selbst wenn wir uns bereits seit Tagen regelmäßig getroffen hatten. Ein Patient hatte mir während einer produktiven Sitzung die intimsten Details seines Lebens erzählt und starrte mich dann am nächsten Tag – nach einer weiteren EKT-Behandlung – verständnislos an, so als sei ich ein völlig Fremder.

Einige Studien deuten darauf hin, dass eine EKT eine dauerhafte Schädigung des Gehirns verursachen kann.[19] Ein paar Untersuchungen haben zum Beispiel eine eindeutige Verbindung zwischen der EKT und einer Hirnatrophie festgestellt – dem Schwund von Hirngewebe aufgrund des massiven Absterbens von Gehirnzellen. Die Elektroschocktherapie kann auch zu einer dauerhaften Beeinträchtigung der Mentalfunktion führen. Bis zu 70 Prozent aller EKT-Patienten klagen, dass ihr Gedächtnis gelitten habe – sie suchen nach den Namen von Menschen, die sie seit Jahren kennen, kämpfen damit, in einer Unterhaltung das richtige Wort zu finden, und verlieren täglich mit erschreckender Regelmäßigkeit irgendwelche Dinge.[20] Es gibt sogar Hinweise darauf, dass eine EKT zu einem dauerhaften Sinken des Intelligenzquotienten führen kann.[21]

Ich bin mir sicher, dass künftige Generationen mit Entsetzen auf unsere heutige Praxis, EKTs durchzuführen, zurückblicken werden – das psychiatrische Äquivalent zu dem verzweifelten Versuch, auf den Fernseher zu schlagen, um wieder dauerhaft ein klares Bild zu erhalten.

Ein Plädoyer für eine therapeutische Lebensstiländerung

Wie wir gesehen haben, ist die Öffentlichkeit in Bezug auf die Möglichkeiten einer Behandlung von Depressionen tragischerweise fehlinformiert. Die Verkäufe von Antidepressiva liegen nun bei Milliardensummen pro Jahr, und das trotz niedriger Genesungsraten, hoher Rückfallraten und einer Vielzahl von ernsthaften Nebenwirkungen.[22] Erstaunlicherweise akzeptieren die meisten Menschen noch immer unbekümmert die falsche Prämisse: dass Antidepressiva normalerweise zu einer dauerhaften Heilung verhelfen. Doch das tun diese Medikamente nicht.

Die traditionelle Psychotherapie ist nicht viel besser, zumindest nicht so, wie sie derzeit praktiziert wird. Eine Freud'sche Therapie, die das Herumgraben in der Psyche des Patienten nach lange unterdrückten Kindheitstraumata beinhaltet, ist bei der Behandlung einer Depression oft wenig hilfreich. Manchmal macht sie die Sache sogar noch schlimmer.

Eine kurzfristige kognitive Therapie ist vielversprechender: Ihre Wirksamkeit ist in etwa so gut wie die von Medikamenten, doch sie ist im Vergleich zu diesen von länger anhaltendem Nutzen und hat zudem keine schädlichen Nebenwirkungen. Darüber hinaus gibt es Hinweise darauf, dass die kognitive Therapie durch eine Verlagerung des Behandlungsschwerpunkts auf Lebensstiländerungen verbessert werden kann: Und zwar wird den depressiven Patienten geholfen, aktiver zu sein, wodurch der schädliche Kreislauf des Grübelns durchbrochen wird. Diese Methode der Verhaltensaktivierung, die auf einem der wichtigsten Prinzipien von TLC aufbaut, hat zu Ergebnissen geführt, die vielversprechender sind als alle, die mit den bis heute bekannten Methoden der Psychotherapie erzielt wurden. Einer neueren Studie zufolge ist sie der Behandlung mit Antidepressiva weit überlegen.

Doch die Verhaltensaktivierung funktioniert nicht bei allen. Rund 35 bis 40 Prozent der depressiven Patienten sprechen auf diese Methode nicht an. Warum? Bei der Behandlung von Depressionen gibt es kein Allheilmittel. Verhaltensaktivierung ist eine wirksame Technik, doch viele depressive Menschen brauchen etwas mehr. Deswegen werden wir uns nun den sechs Stufen der therapeutischen Lebensstiländerung zuwenden.

TEIL 2

Das Sechs-Schritte-Programm: Therapeutic Lifestyle Change

4

Gehirnnahrung

Wenn Sie an eine Laborratte denken, sieht dieser kleine Kerl vor Ihrem inneren Auge wahrscheinlich ungefähr so aus: glattes weißes Fell, lange bebende Schnurrhaare, winzige rosafarbene Ohren und Pfoten sowie glänzende schwarze, rotgeränderte Augen. Er gehört zu den Wistar-Ratten, die den Wissenschaftlern seit vielen Jahren als nützliches Tiermodell zur Erforschung der Depression dienen.

Ratten sind in unserer Vorstellung normalerweise keine Wesen, die depressiv werden. Doch das tun sie. Mehr oder weniger. Wenn die Forscher sie schlecht behandeln, machen die Ratten tatsächlich auf eine Weise dicht, die einer Depression beim Menschen ähnelt. Glücklicherweise kommen sie aber sofort wieder auf die Beine und verwandeln sich in ihr altes munteres Selbst – normalerweise innerhalb von ein oder zwei Tagen.[*]

Heutzutage ist die meistverwendete Technik, um eine Ratte depressiv werden zu lassen, der erzwungene Schwimmtest. Dieser besteht im Wesentlichen darin, das Tier in ein großes zylindrisches Bassin mit lauwarmem Wasser zu setzen und es bei dem Versuch zu beobachten, sich an den völlig glatten Seiten in Sicherheit zu kämpfen. Nach etwa zehn Minuten fieberhafter – und letztlich vergeblicher – Aktivität macht die Ratte einfach schlapp und gibt auf. Sie

---

[*] Aber sie kommen erst wieder auf die Beine, wenn die Forscher damit aufhören, sie zu misshandeln.

schafft es dann kaum noch, den Kopf über Wasser zu halten. Wenn das arme Wesen am nächsten Tag wieder in das Bassin gesetzt wird, übersteht es mit Glück ganze zwei Minuten im Wasser, bevor es in einen depressiven Erstarrungszustand (Stupor) verfällt.

Wissenschaftler haben jedoch einige Techniken entdeckt, mit denen diese Nagetierversion der Depression in Schach gehalten werden kann. Das gelingt zum Beispiel, wenn man den Ratten irrsinnig hohe Dosen* von Medikamenten wie Prozac verabreicht.[1] Das Gleiche gilt für die Rattenversion der Elektrokrampftherapie. Vor Kurzem entdeckte jedoch eine Gruppe von Harvard-Forschern eine freundlichere, sanftere Art, die Ratten vor einer Depression zu bewahren: die Ergänzung ihrer Nahrung mit Omega-3-Fettsäuren.[2]

Fett im Kopf

Fett ist für viele Menschen ein furchterregendes Wort. Seit mehreren Jahrzehnten warnen Ernährungswissenschaftler und Mediziner, Fette seien schlecht für uns: Sie erhöhten den Cholesterinspiegel, verstopften unsere Arterien und machten uns: fett. Dann fanden die Forscher jedoch heraus, dass diese gängige Meinung in vielerlei Hinsicht schlichtweg falsch ist.**

Wir brauchen Fette. Ohne sie wären wir alle tot. Sie sind entscheidend für das Wohlergehen jeder einzelnen Zelle in unserem Körper, und sie sind wichtige Bausteine für die Bildung der Nervenzellen in unserem Gehirn. Wie wir in Kapitel 1 gesehen haben, besteht das menschliche Gehirn vor allem aus Fett.

---

* Manchmal sind – proportional zum Körpergewicht – bis zu hundertmal höhere Dosen nötig als die, die man Menschen verabreicht.

** Inzwischen weiß man zum Beispiel, dass die meisten Fette, die wir essen, keinen Einfluss auf den Cholesterinspiegel haben (einige Fettarten senken ihn möglicherweise sogar). Ebenso legen Forschungsergebnisse nahe, dass Diäten mit reduzierten Fettmengen nicht immer einen Gewichtsverlust fördern.

Doch nicht alle Fette sind gleich. So kann der Körper die meisten lebensnotwendigen Fette selbst herstellen, einige jedoch nur aus der Nahrung beziehen. Es gibt zwei Arten von essenziellen Fettsäuren – Omega-3 und Omega-6*–, und die beiden spielen im Gehirn und dem Rest des Körpers komplementäre Rollen. Wenn alles gut läuft, sorgen die Omega-3- und die Omega-6-Fettsäuren einträchtig dafür, dass wir unsere volle Leistung erbringen. Entsteht jedoch ein Ungleichgewicht, werden wir anfällig für viele Krankheiten. Die Depression ist eine der häufigsten.

Neueren Studien zufolge enthielt die Nahrung unserer Jäger-und-Sammler-Vorfahren Omega-6- und Omega-3-Fettsäuren in dem wunderbar ausgewogenen Verhältnis von 1 : 1.[3] Bei vielen Menschen ist die Fettaufnahme jedoch völlig unausgewogen – mit einem großen Übergewicht an Omega-6-Fettsäuren. Das Verhältnis von Omega-6- zu Omega-3-Fettsäuren auf dem heutigen Speiseplan der Amerikaner liegt bei unglaublichen 16 : 1[4], und bei vielen Europäern ist es ähnlich. Um zu verstehen, wie ein solches Ungleichgewicht entstehen konnte (und um herauszufinden, wie wir dieser Situation abhelfen können), müssen wir uns kurz damit beschäftigen, woher diese Fette kommen.

Blätter versus Samen

Omega-3-Fette werden von Pflanzenblättern, Gräsern** und Algen produziert. Jedes Tier, das eine dieser Omega-3-Pflanzenquellen frisst, nimmt die essenziellen Fette sehr schnell und auf direktem Weg auf. So finden wir zum Beispiel große Mengen an Omega-3 in

---

* Die Namen beziehen sich darauf, wie weit vom Ende (das heißt von Omega) jedes Fettmoleküls man sich entfernen muss, um die erste Kohlenstoff-Doppelbindung zu finden: Bei Omega-3 liegt sie drei, bei Omega-6 sechs Kohlenstoffatome entfernt.
** Gräser sind eigentlich auch Blätter.

Wild, das sich von Gräsern und Pflanzen ernährt, und in den vielen Wildfischarten, die Algen fressen.

Omega-6-Fette sind demgegenüber normalerweise in Pflanzensamen enthalten, aber auch überreichlich in Nüssen und Körnern, die eigentlich auch Samen sind. Nur wenige wilde Tiere ernähren sich von Samen, sodass unsere Jäger-und-Sammler-Vorfahren kaum Omega-6-Fettsäuren aus ihren Fleischvorräten bezogen. (Wer hat schließlich je von Wild gehört, das Körner frisst?) Dennoch erhielten unsere entfernten Vorfahren viel Omega-6 aus Samen und Nüssen. Ebenso hatten sie wenig Probleme, sich ausreichend mit Omega-3 zu versorgen: Wildfische und Wild machten neben einigen pflanzlichen Omega-3-Quellen einen Großteil ihrer Nahrung aus.

Das Verhältnis der Fettsäuren, das einmal bei 1 : 1 lag, änderte sich jedoch ein wenig mit der Erfindung des Ackerbaus vor rund zwölftausend Jahren. Plötzlich wurden Körner zum größten Bestandteil der Nahrung – Weizen, Mais, Reis, Gerste, Sorghumhirse, Hafer, Roggen und so weiter. Die Omega-6-Aufnahme schnellte in die Höhe. Und obwohl den Menschen noch immer ein paar Omega-3-Quellen in Form des mit Gras gefütterten Viehs und einiger Pflanzen zur Verfügung standen, stieg das Verhältnis von Omega-6 zu Omega-3 sprunghaft auf etwa 5 : 1 an.

Erstaunlicherweise begannen die Menschen überall auf der Welt – in Mesopotamien, Ostasien, Nordafrika und Mittelamerika –, sofort unter den negativen Auswirkungen der neuen, auf Körnern basierenden Ernährungsweise zu leiden. Fossilfunde zeigen, dass diese »zivilisierteren« frühen Bauern im Durchschnitt beträchtlich kleiner und stärker von Krankheiten gebeutelt waren als ihre Jäger-und-Sammler-Vorfahren.[5] Ihr Gehirn wurde sogar kleiner.[6] (Wir werden gleich sehen, warum.)

Doch obwohl sie nicht mehr so gesund und so gescheit waren wie ihre Vorfahren aus dem Pleistozän, hielten die meisten Menschen an der beeindruckenden neuen Technologie des Ackerbaus und Viehhütens fest. Die Aussicht einer beständigeren Versorgung mit

Nahrungsmitteln war offensichtlich zu verlocken, um sie sich entgehen zu lassen.

Glücklicherweise gewöhnten sich die Menschen überall auf der Erde im Lauf der Jahrhunderte an diese neue auf dem Ackerbau basierende Ernährung. Und mit der Zeit nahmen Kulturen in verschiedenen Teilen der Welt viele Meeresfrüchte und andere Omega-3-Quellen in ihren traditionellen Speiseplan auf, so als hätten sie intuitiv erkannt, dass etwas Wichtiges fehlte. Einige Agrargesellschaften – wie die traditionellen Kulturen von Kreta (Griechenland) und Japan – kamen sogar dem ausgewogenen Fettsäurenverhältnis ihrer Jäger-und-Sammler-Vorfahren nahe. Als Folge davon waren sie insgesamt gesünder und lebten länger.

Im 20. Jahrhundert änderte sich die Ernährung noch einmal – und zwar so radikal wie nie zuvor in der Menschheitsgeschichte. In fast der gesamten industrialisierten Welt nahm der Konsum von Omega-6-Fetten extrem zu.[7] Nicht dass irgendjemand absichtlich versuchte, mehr von diesen Fetten zu essen. Es ergab sich einfach so, da der traditionelle Ackerbau immer mehr von der effizienteren Praxis der modernen Landwirtschaft verdrängt wurde.

Eine der größten Veränderungen betraf den Austausch von Blättern gegen Samen in der Nahrung des Viehs. Im 19. Jahrhundert lebten die Rinder auf der Weide, wo sie Gräser, Pflanzenblätter und Insekten fraßen. Deswegen waren Rinder eine reiche Quelle für Omega-3-Fette: Hamburger und Steaks waren in der Tat gesunde Nahrungsmittel. Als die Kornpreise im 20. Jahrhundert jedoch stetig fielen,* wurde es zur Norm, Vieh mit Getreide zu füttern: Tiere werden wesentlich größer, wenn sie an Futtertröge getrieben und mit Mais vollgepumpt werden – eine erstklassige Quelle von Omega-6-Fettsäuren. Diese weitverbreitete Praxis, Vieh mit Getreide zu füt-

---

* Der Rückgang der Preise liegt weitgehend an Neuerungen wie der Verwendung von auf Petroleum basierenden Düngemitteln, motorisierten Mähdreschern und Pestiziden sowie der genetischen Selektion von ertragreicherem Maissaatgut.

tern – vor allem Rinder, Hühner, Schweine und Fische –, ist kurz gesagt der Grund dafür, dass uns unsere Nahrung heutzutage mit viel zu viel Omega-6-Fett versorgt.

Im 20. Jahrhundert schoss auch der Konsum von Samenölen (darunter Maiskeimöl, Rapsöl, Sojaöl, Sonnenblumenöl, Erdnussöl, Palmkernöl, Saflor-Distelöl) und Derivaten wie Margarine und gehärtetes Fett in die Höhe. Die Menschen kochen nicht nur zu Hause mit diesen Ölen, sie konsumieren sie auch mit beinahe jeder Fast-Food-Mahlzeit (wie Pommes frites, Mixgetränken, Hähnchen-Nuggets, Frikadellen, Brötchen, Käse) und den meisten in ihrem Supermarkt verkauften industriell verarbeiteten Lebensmitteln.

Wir schwimmen also inzwischen alle in Omega-6-Fetten. Deswegen gestaltet sich das Verhältnis von Omega-6- zu Omega-3-Fettsäuren bei den Menschen im Westen so unausgewogen. Dieser beispiellose Wandel fordert einen extrem hohen Tribut vom menschlichen Gehirn, das nicht wie vorgesehen arbeitet, solange das Verhältnis zwischen den Omega-Fetten nicht einigermaßen ausgewogen ist.

Chemisches Ungleichgewicht

Der außergewöhnliche Anstieg der Depressionsraten während des vergangenen Jahrhunderts hängt eng zusammen mit dem Verschwinden von Omega-3-Fettsäuren aus der westlichen Nahrung. Demgegenüber sind Depressionen in Ländern, in denen das Verhältnis von Omega-6 zu Omega-3 auch heute noch ausgewogener ist, weniger weit verbreitet.[8] In der westlichen Welt haben Menschen, die depressiv werden, einen noch niedrigeren Omega-3-Blutspiegel als diejenigen, die nicht an einer Depression erkranken.[9]

Aber wie führt ein Ungleichgewicht der Fette, die wir essen, zu einer größeren Anfälligkeit für Depressionen? Neurowissenschaftler haben drei unterschiedliche Mechanismen entdeckt, die in diesem Zusammenhang eine Rolle spielen.

Serotonin   In Kapitel 2 haben wir gesehen, dass Serotonin eine Chemikalie ist, die dabei hilft, die Stressantwort des Gehirns abzuschalten. Bei einer stark verminderten Serotoninfunktion kann die Stressantwort verrücktspielen.

Wie alle Neurotransmitter ist Serotonin ein chemischer Botenstoff. Er tut seine Arbeit, indem er von einer Nervenzelle (Neuron) zur nächsten hüpft und seine Botschaft in Form eines eleganten chemischen Codes übermittelt. Wenn die Gehirnzellen jedoch nicht ausreichend mit Omega-3-Fetten versorgt werden, haben sie Schwierigkeiten, die Botschaft des Serotonins zu verstehen, und beginnen, fehlzuzünden.[10] Dies führt zu einer massiven Verminderung der Serotoninfunktion im Gehirn, was die Anfälligkeit des Menschen für die unkontrollierbare Stressantwort erhöht, die wiederum den Ausbruch einer Depression begünstigt.

Dopamin   Ganz ähnlich verhält es sich mit dem Dopamin, einem anderen chemischen Botenstoff im Gehirn. Wenn der Omega-3-Spiegel zu stark sinkt, neigen die Nervenzellen dazu, die Dopaminsignale zu verfälschen – so wie sie es auch mit den Serotoninsignalen tun.[11]

Eine der großen Aufgaben des Dopamins besteht darin, die Stirnrinde zu aktivieren. Bei Menschen mit einer verminderten Dopaminfunktion kann es zu einer besonders niedrigen Aktivität in der linken Hirnrinde kommen – dem Teil des Gehirns, der hilft, uns in eine gute Stimmung zu versetzen, und der uns dazu antreibt, unsere Ziele zu verfolgen. Und wie wir wissen, kann der »Offlinebetrieb« der linken Hirnrinde unmittelbar zu einer depressiven Erkrankung führen.

Entzündungen   Omega-6-Fettsäuren fördern im ganzen Körper Entzündungen – die Reaktion der Blutgefäße als Abwehrmechanismus des Körpers gegen Infektionen. Sie können beobachten, wie die Entzündungsantwort des Körpers so richtig in Gang kommt, wenn Sie sich einen Holzsplitter in den Finger gezogen haben. Der umliegende Bereich wird rot und geschwollen, da schnell mehr Blut –

reich an Immunzellen, die bereit sind, jeden Eindringling anzugreifen – zum Entzündungsherd transportiert wird. Ohne die Fähigkeit des Körpers, auf einen solchen Eindringling energisch zu reagieren, könnte sich jeder Schnitt und jede Schürfwunde in eine tödliche Infektion verwandeln.

Obwohl eine Entzündung als lokale, kurzfristige Antwort auf eine bestimmte Verletzung gesund ist, kann der Prozess auch gefährlich außer Kontrolle geraten. Wenn eine Entzündung chronisch wird – wenn sie nicht nach mehreren Tagen abklingt –, beginnt sie, den gesamten Körper zu beeinträchtigen. Eine derart außer Kontrolle geratene Entzündung führt dazu, dass der Körper sich gegen sich selbst wendet, so als habe er es mit heimtückischen Eindringlingen zu tun, die in jeder einzelnen seiner Zellen angegriffen werden müssten.

Das ist nicht gut. Tatsächlich haben Forscher kürzlich die chronische Entzündung als den gemeinsamen Nenner identifiziert, der in der industrialisierten Welt vielen weitverbreiteten Krankheiten zugrunde liegt: Diabetes, Arterienverkalkung (Arteriosklerose), Alzheimer, Herzkrankheiten, Allergien, Asthma, Schlaganfall, dem metabolischen Syndrom und sogar vielen Krebsarten.

Entzündungen gehören auch zu den großen Übeltätern im Zusammenhang mit der Depressionsepidemie.[12] Im Lauf der Zeit beeinträchtigen sie die Fähigkeit des Gehirns, Serotonin herzustellen und zu nutzen,* und sie können zu einer verringerten Aktivität in der Stirnrinde führen. Sie beeinträchtigen auch die Funktion von Gehirnregionen wie dem Hippocampus – entscheidend für das Gedächtnis –, die am Ausbruch einer Depression beteiligt sind. Schließlich veranlassen chronische Entzündungen das Gehirn in dem Versuch, die Dinge wieder ins Gleichgewicht zu bringen, dazu, seine Stressantwort zu verstärken, da das Stresshormon Cortisol starke

---

* Insbesondere führen Entzündungen zu einer Verringerung des Tryptophan-Blutspiegels. Tryptophan ist der wichtigste Baustein der Serotoninmoleküle. Die Folge: In den neuronalen Schaltkreisen des Gehirns wird weniger Serotonin synthetisiert.

entzündungshemmende Eigenschaften hat. Leider hat Cortisol selbst eine Reihe von depressiven Auswirkungen auf das Gehirn. In der industrialisierten Welt leiden Zigmillionen Menschen an chronischen Entzündungen. Die Hauptursache ist nun klar: ein radikales Ungleichgewicht der Fette in der Ernährung. Die Hormone,[*] die überall im Körper Entzündungen auslösen, werden aus Omega-6-Fettsäuren gebildet. Omega-3-Fettsäuren regen demgegenüber die Produktion der entzündungshemmenden Hormone des Körpers an. Diese beiden essenziellen Fettsäurengruppen arbeiten zusammen, um die Entzündungsantwort im Gleichgewicht zu halten, die zur Verfügung steht, wenn man sie bei einer Verletzung für eine kurzfristige Stärkung des Immunsystems braucht, und gleichzeitig in Schach gehalten wird, damit sie nicht monatelang im ganzen Körper Schaden anrichten kann. Da die in westlichen Ländern übliche Nahrung jedoch im Übermaß Omega-6-Fettsäuren und nur einen sehr geringen Anteil von Omega-3-Fettsäuren enthält, ist das Gleichgewicht verloren gegangen: Entzündungshormone haben die Herrschaft übernommen, und chronische Entzündungen greifen um sich.

Das Gleichgewicht wiederherstellen

In seinem brillanten Buch *Lebensmittel. Eine Verteidigung gegen die industrielle Nahrung und den Diätenwahn* erzählt Michael Pollan die Geschichte von zehn australischen Aborigines mittleren Alters, die ihren traditionellen Lebensstil als Jäger und Sammler zugunsten eines modernen aufgaben. Die Übernahme der westlichen Ernährungsweise forderte wohl kaum überraschend einen hohen Tribut von ihren Körpern in Form von Altersdiabetes und einer Reihe anderer an Entzündungen gekoppelter Erkrankungen wie dem metabolischen Syndrom, einem Komplex an gesundheitlichen Problemen,

---

[*] Diese Hormone sind als Eicosanoide bekannt.

der typischerweise Fettleibigkeit, hohen Blutdruck sowie einen gestörten Kohlenhydrat- und Fettstoffwechsel mit einschließt.

Die unglückliche Wende der Ereignisse veranlasste eine clevere Ernährungsforscherin dazu, die Gruppe provokativ zu Folgendem einzuladen: Lasst uns sehen, was mit eurer Gesundheit geschieht, wenn ihr die Zivilisation verlasst und wieder in den Busch zurückkehrt. Fasziniert stimmten die Aborigines zu, das Experiment sieben Wochen lang auszuprobieren. Sie nahmen ihre ehemalige Lebensweise als Jäger und Sammler wieder auf, zogen an der westaustralischen Küste und an Flüssen im Landesinneren entlang und ernährten sich von Meeresfrüchten und Kängurus, Insektenlarven und Wildpflanzen.

Als die Aborigines nach knapp zwei Monaten wieder in die Zivilisation zurückkehrten, entdeckten die Forscher voller Erstaunen, dass alle zehn bei außerorderlich guter Gesundheit waren und ihre Blutzuckerwerte sich stark verbessert hatten. Ihr Blutbild zeigte, warum: Der Anteil der zirkulierenden Omega-3-Fette hatte sich drastisch erhöht (der Anteil der Omega-6-Fette abgenommen).

Die meisten von uns werden natürlich keinen solchen Marsch in die Wildnis unternehmen, egal wie sich dies auf unsere Gesundheit auswirken würde.[*] Glücklicherweise können wir uns jedoch die vielen Vorteile einer ausgewogenen Fettaufnahme aus unserer gemeinsamen Jäger-und-Sammler-Vergangenheit wieder zu eigen machen, und dies vom heimischen Herd aus.

Um das Gleichgewicht von Omega-6- und Omega-3-Fetten wiederherzustellen, brauchen Sie tatsächlich nur zwei wichtige Möglichkeiten zu erwägen. Sie können entweder:

▶ die Aufnahme von Omega-3 erhöhen oder
▶ die Aufnahme von Omega-6 verringern.

---

[*] Und ich rate Ihnen dringend davon ab, dies zu versuchen. Vergessen Sie nicht, dass die Aborigines bereits viele Jahre als Jäger und Sammler verbracht und gelernt hatten, unter solch rauen, schwierigen Bedingungen zu überleben.

Der größte Teil der veröffentlichten Forschung konzentriert sich auf die erste Option – den vermehrten Konsum von Omega-3-Fettsäuren. In der Tat haben im vergangenen Jahrzehnt viele verschiedene Depressionsforscher aus aller Welt – Großbritannien, Australien, Israel, Japan, Brasilien, Taiwan, Indien und den Vereinigten Staaten – die Wirkungen von Omega-3-Zusätzen untersucht.[13] Mehr als ein Dutzend klinischer Studien hat sogar dem »Goldstandard« einer anspruchsvollen Medikamentenstudie entsprochen – durch das Einbeziehen von Probanden, die nach dem Zufallsprinzip Placebos anstelle der Omega-3-Zusätze erhielten. (Das Placebo wird aus Vergleichsgründen verabreicht, um sicherzustellen, dass festgestellte Verbesserungen nicht auf die positiven Erwartungen zurückzuführen sind, die durch das Therapieprogramm, die Anwesenheit von Ärzten, das Schlucken von Pillen und so weiter geweckt werden.)

Dieses beeindruckende Forschungsmaterial macht eines deutlich: Omega-3-Fettsäuren haben eine starke antidepressive Wirkung.[*]

Von den sechs Hauptelementen des TLC-Behandlungsprogramms sind Omega-3-Zusätze das Element, von dem meine Patienten am meisten schwärmen. Einige haben mir sogar gesagt, sie hätten sich schon wenige Tage nach Beginn der Omega-3-Kur besser gefühlt: eine deutliche Verbesserung ihrer Gemütslage festgestellt, besser geschlafen, sich besser konzentrieren können und mehr Energie, mentale Klarheit und Appetit verspürt. Doch so wie bei den meisten Antidepressiva dauert es auch bei den Omega-3-Zusätzen mindestens ein bis zwei – und manchmal sogar bis zu vier – Wochen, bevor die antidepressive Wirkung einsetzt.

Um sicherzugehen, dass Sie den maximalen Nutzen aus diesen Ernährungszusätzen ziehen, müssen wir uns kurz mit einigen Details der Omega-3-Chemie befassen.

---

[*] Im Gegensatz zu Antidepressiva, die in einem direkten Vergleich mit Placebos oft nicht besser abschneiden (siehe Kapitel 3), haben sich Omega-3-Zusätze in den meisten veröffentlichten Studien aus aller Welt gegenüber den Placebos als überlegen erwiesen.

Das Wichtigste über Omega-3

Es gibt drei Varianten von Omega-3-Molekülen, die sich in der Länge unterscheiden:

▶ Docosahexaensäure (Docosahexaenoic acid, DHA), langkettig
▶ Eicosapentaensäure (Eicosapentaenoic acid, EPA), mittelkettig
▶ Alpha-Linolensäure (Alpha-linolenic acid, ALA), kurzkettig

Diese drei wichtigsten Varianten von Omega-3 spielen unterschiedliche Rollen im Körper und im Gehirn. Das langkettige Molekül, DHA, ist das einzige Omega-3-Molekül, das reichlich im Gehirn vorhanden ist. Und wenn die Gehirnzellen nicht genügend DHA haben, werden ihre Membranen leicht starr und unflexibel. Das erschwert es ihnen, ihre Signale effektiv zu übermitteln. Erwartungsgemäß haben depressive Patienten oft keine ausreichende Menge an DHA in ihrem Gehirn – vor allem nicht in den wichtigen Nervenzellen der Stirnrinde. Hier könnte ein DHA-Zusatz also durchaus hilfreich sein.

EPA, das mittelkettige Omega-3-Molekül, ist ebenfalls wichtig für eine einwandfreie Gehirnfunktion. Im Gehirn selbst gibt es wenig EPA, doch das Molekül ist in der Lage, in Nervenzellen hinein- und wieder aus ihnen hinauszuflitzen, um ihnen dabei zu helfen, Gehirnchemikalien wie Serotonin und Dopamin effektiver zu nutzen. EPA ist auch der wichtigste Baustein für viele entzündungshemmende Hormone, sodass es eine zusätzliche antidepressive Wirkung haben kann, indem es die chronische Entzündungsantwort des Körpers abschaltet.

Die kurzkettige Variante von Omega-3, Alpha-Linolensäure, wirkt nicht direkt auf die Gehirnfunktion ein. Stattdessen beeinflusst sie Zellen in anderen Körperteilen. Einige Studien legen zum Beispiel nahe, dass dieses Molekül dabei helfen könnte, den Herzrhythmus zu stabilisieren.[14] Doch es gibt keine Beweise dafür, dass es bei Depressionen helfen könnte.

Da DHA und EPA die beiden Omega-3-Moleküle sind, die eine wichtige Rolle im Gehirn spielen, haben Depressionsforscher sorgfältig untersucht, welche Wirkung sie als Nahrungsergänzung haben. Den Forschungsergebnissen zufolge scheint EPA bei Weitem das wirkungsvollere der beiden Moleküle zu sein. Kliniker haben auch mit einer großen Bandbreite an EPA-Dosen experimentiert. Dabei hat sich in einer Reihe unterschiedlicher Studien eine Dosis von 1000 bis 2000 Milligramm EPA pro Tag als die beste erwiesen.[15]

Es gibt einige Anhaltspunkte dafür, dass auch DHA-Zusätze nützlich sein können. Über die optimale Dosis herrscht jedoch noch keine Klarheit. Um sie tatsächlich genau bestimmen zu können, sind weitere Studien nötig. In der Zwischenzeit sollten wir uns an die Forschungsergebnisse halten, die uns bereits vorliegen und folgendermaßen aussehen: DHA ist kein sehr effektives Mittel zur Behandlung von Depressionen, wenn es als Alleinmittel eingesetzt wird, es scheint aber die heilsame Wirkung von EPA zu verstärken. So wurde in jeder veröffentlichten Studie, die EPA und DHA in einem Verhältnis von ungefähr 2 : 1 miteinander kombiniert hat, eine beeindruckende antidepressive Wirkung festgestellt. Mit anderen Worten: Es scheint von Vorteil zu sein, EPA- und DHA-Zusätze zu nehmen, solange die EPA-Dosis etwa doppelt so hoch ist. (Interessanterweise findet sich dieses Verhältnis von 2 : 1 von Natur aus in vielen Meeresfrüchten und Fischöl-Zusätzen.)

Die Omega-Empfehlung

Ich empfehle allen meinen Patienten eine anfängliche tägliche Omega-3-Dosis von 1000 Milligramm EPA und 500 Milligramm DHA. Wenn Sie derzeit depressive Symptome haben oder einem künftigen Ausbruch dieser Krankheit vorbeugen wollen, empfehle ich auch Ihnen diese anfängliche Menge. Je nachdem, wie Sie nach wenigen Wochen auf diese Kur ansprechen, müssen Sie an der Dosis vielleicht ein wenig herumfeilen. Wie Sie das tun können, werden wir im nächsten Abschnitt besprechen.

Fischöl

Wie erhält man am besten seine tägliche Dosis an Omega-3-Fettsäuren (EPA und DHA)? Die geeignetste Methode, die in den Forschungsstudien auch mit den besten Ergebnissen angewendet wurde, besteht darin, die Omega-3-Fettsäuren in Form von Fischöl zu sich zu nehmen, der reichsten natürlichen Quelle von EPA und DHA. Dazu sind nur ein paar Kapseln (oder Teelöffel) hochwertiges Fischöl pro Tag nötig. Es ist eine so leichte Lebensstiländerung – die weniger als eine Minute pro Tag erfordert –, dass die meisten Menschen keine Probleme damit haben, sie in ihren Alltag zu integrieren.

Eines muss ich jedoch zugeben: Fischöl ist nicht gerade sehr verlockend. Zum einen riecht es nicht gut. Und es schmeckt auch nicht gut. Als ich zum ersten Mal den Schritt wagte und Fischölkapseln probierte (vor etwa acht Jahren), wurde ich von einer üblichen, unangenehmen Nebenwirkung geplagt: Aufstoßen. Kurz nachdem ich die Kapseln geschluckt hatte, stieß mir unwillkürlich alle paar Minuten der faule Geschmack von ranzigem Fisch auf, und das einige Stunden lang. Nicht gut. Es dauerte Jahre, bevor ich mich traute, es erneut zu versuchen.

Zu diesem Zeitpunkt war mir folgende wichtige Tatsache noch nicht bekannt: Nicht alle Fischölkapseln sind gleich. Manche sind in Ordnung, andere ausgesprochen eklig. Fischöl wird bei Kontakt mit Luft sehr schnell ranzig. Wenn Ihr Fischölzusatz also nicht ordnungsgemäß verarbeitet wurde, stehen Sie mit ranzigem Öl in einer Gelkapsel da. Da die Kapsel luftdicht ist, werden Sie nicht einmal wissen, dass etwas nicht in Ordnung ist, bis Ihre Verdauungssäfte das verdorbene Öl in Ihren Magen entlassen.

Gott sei Dank lässt sich dieses Problem vermeiden. Heutzutage gibt es viele hervorragende Fischölzusätze – die meisten Reformhäuser und viele Drogerien führen mehrere Sorten –, und einige der besten sind außerdem sehr günstig.*

Folgendes sollten Sie auf jeden Fall beachten, wenn Sie Fischölprodukte kaufen: Das Öl sollte molekular destilliert sein, und dies sollte unbedingt auf dem Etikett stehen. Molekular destilliert heißt einfach, dass der Hersteller das Öl durch die Entfernung der Schadstoffe und Unreinheiten bis hinab auf die molekulare Ebene raffiniert hat. Wenn die Firma die Mühe (und die Kosten) nicht gescheut hat, diesen Verfeinerungsprozess durchzuführen, kann man sich sicher sein, dass auch der Fisch ordnungsgemäß verarbeitet wurde. Mit anderen Worten: Sie brauchen sich keine Sorgen zu machen, dass das Öl ranzig ist. Ebenso wichtig ist auch: Einige kommerzielle Fischgründe sind heutzutage gefährlichen Schadstoffen wie Quecksilber, Arsen, Dioxin und polychlorierten Biphenylen ausgesetzt, und der Destillationsprozess sorgt dafür, dass diese Giftstoffe nicht in Ihr Nahrungsergänzungsmittel gelangen.

In vielen Fällen steht auf dem Etikett auch, dass das Produkt von pharmazeutischer Qualität ist, das heißt, dass es Standards der Reinheit und Dosierungsgenauigkeit erfüllt, die denen bei verschreibungspflichtigen Medikamenten ähneln.

Etiketten und dergleichen Der EPA- und DHA-Gehalt jeder Fischölkapsel (oder im Fall einer Flüssigkeit jedes Teelöffels voll) sollte – so wie auf dem Musteretikett in der Tabelle auf Seite 100 – auf der Packung genau angegeben sein.

Beachten Sie, dass die angegebenen Omega-3-Mengen wie in der Tabelle manchmal auf einer Portion von zwei Kapseln basieren. In unserem Beispiel enthält also jede Softgel-Kapsel nur 250 Milli-

---

* So gibt es zum Beispiel Mega EFA™ vom Neutraceutical Sciences Institute, das über das Internet erhältlich ist.

gramm EPA und 125 Milligramm DHA, sodass man für die empfohlene anfängliche Omega-3-Dosis vier von diesen Kapseln bräuchte.

Andere wichtige Faktoren

Um sicherzustellen, dass Sie den größtmöglichen Nutzen aus Ihren Fischölzusätzen ziehen, müssen wir kurz auf einige andere wichtige Punkte eingehen.

Nährwertangaben für Fischölkapseln
Portionsgröße: 2 Softgel-Kapseln

	Menge pro Portion	% Tagesbedarf
Kalorien	20	
Fettkalorien	20	
Fett absolut	2 g	2 %[a]
Gesättigte Fettsäuren	<0,5 g	2 %[a]
Trans-Fettsäuren	0 g	[b]
Mehrfach ungesättigte Fettsäuren	1,0 g	[b]
Vitamin E (als natürliches D-Alpha-Tocopherol mit gemischten Tocopherolen)	20 IE	70 %
Natürliches Fischölkonzentrat	**2000 mg**	[b]
Omega-3-Fettsäuren	**1000 mg**	[b]
Eicosapentaensäure (EPA)	**500 mg**	[b]
Docosahexaensäure (DHA)	**250 mg**	[b]
Andere Omega-3-Fettsäuren	**250 mg**	[b]

[a]   Prozent vom Tagesbedarf, basierend auf einer 2000-Kalorien-Diät
[b]   Tagesbedarf nicht festgestellt.
IE = Internationale Einheiten

Antioxidanzien   Wie bereits erwähnt, mischen sich Fischöl und Sauerstoff nicht: Der Sauerstoff verdirbt das Fischöl. Und wir alle haben schädliche Formen von Sauerstoff im Körper, die von gefährlichen, freie Radikale genannten Molekülen dort im Umlauf gehalten werden. Diese Moleküle können jedes Fischöl, das Sie konsumieren, verderben, sobald es in den Blutkreislauf gelangt, und damit die Nützlichkeit der Omega-3-Fettsäuren für Ihr Gehirn beeinträchtigen. Glücklicherweise können Antioxidanzien – Nährstoffe wie Vitamin C – die Omega-3-Fettsäuren vor solchem Schaden bewahren.

Um sicherzustellen, dass Sie genügend Antioxidanzien im Körper haben, ist es ratsam, zusätzlich zu einem Vitamin-C-Zusatz mit einer täglichen Dosis von 500 Milligramm auch täglich ein Multivitaminpräparat zu nehmen. Wenn Sie bereit sind, pro Tag neun Portionen Obst und Gemüse zu essen – wie Ernährungswissenschaftler empfehlen –, nehmen Sie bereits reichlich natürliche Antioxidanzien mit Ihrer Nahrung auf, mehr als genug, um die Früchte der konsumierten Omega-3-Fettsäuren zu ernten, sogar ohne einen Vitaminzusatz.

Gamma-Linolensäure   Wir essen zwar viel zu viele Omega-6-Fette – die in Entzündungshormone verwandelt werden, die den Körper verwüsten –, doch eine Omega-6-Sorte bildet eine Ausnahme. Sie wird Gamma-Linolensäure (Gamma linolenic acid, GLA) genannt und ist ein Baustein für Fette, die Omega-3-Säuren sehr ähnlich sind. Sie produzieren Hormone mit einer willkommenen entzündungshemmenden Wirkung.

Bei einem guten Fischölzusatz kann die große Menge an EPA, die wir aufnehmen, dazu führen, dass der Körper seine Produktion von GLA verringert.[16] Niedrige GLA-Spiegel können wiederum unerwünschte Entzündungen zur Folge haben. Vorsichtshalber sollten Sie also dafür sorgen, dass Ihre Nahrung ein wenig GLA enthält. Zum Glück brauchen Sie nur eine kleine Menge davon: fünf bis zehn Milligramm pro Woche.

Nicht viele Lebensmittel enthalten GLA, doch Porridge, Haferbrei, hat sich als hervorragende GLA-Quelle erwiesen. Es muss jedoch langsam gekochtes Porridge sein, nicht die Instant-Form. Zwei große Schalen pro Woche versorgen Ihren Körper mit dem nötigen GLA. Eine andere Möglichkeit besteht darin, Nachtkerzenöl, das in den meisten Drogerien oder Reformhäusern erhältlich ist, als Nahrungsergänzung zu nehmen. Dieses Öl enthält jedoch eine außergewöhnlich hohe Konzentration an GLA, sodass eine Kapsel pro Woche ausreicht. (Einige Ernährungswissenschaftler raten ausdrücklich davon ab, mehr Kapseln pro Woche zu nehmen.)

Der Gefrierfachtrick   Manche Leute plagen sich, selbst wenn sie einen hochwertigen Fischölzusatz nehmen, immer noch ein wenig mit dem Problem des Aufstoßens herum. Es kann normalerweise jedoch dadurch behoben werden, dass man den Zusatz im Gefrierfach aufbewahrt und eine Stunde vor dem Zubettgehen nimmt. Die gefrorene Kapsel gelangt durch den Magen und weiter in den Dünndarm, bevor sie sich vollständig auflöst, womit man den unangenehmen Nachwirkungen effektiv den Garaus gemacht hat. (Die Kapsel nach dem Essen, also mit vollem Magen zu nehmen ist ein weiterer Trick, der bei einigen unserer TLC-Patienten funktioniert hat.)

An der Dosis feilen

Obwohl unsere Nahrung sammelnden Vorfahren Omega-6- und Omega-3-Fettsäuren in einem wunderbar ausgewogenen Verhältnis von 1 : 1 zu sich nahmen, lässt die Art unseres »Designs« als Spezies – Gott sei Dank – auch einen gewissen Fehlerspielraum zu. Die meisten von uns kommen mit einem Omega-6 zu Omega-3-Verhältnis von 3 : 1 zurecht.

Wenn Sie einen hochwertigen Omega-3-Zusatz in der von mir empfohlenen Anfangsdosis nehmen – 1000 Milligramm EPA und 500 Milligramm DHA pro Tag –, haben Sie gute Chancen, dieses Verhältnis auf weniger als 3 : 1 und damit in den gesunden Bereich zu drücken. Doch das funktioniert nicht immer. Wenn Sie große

Mengen an Omega-6-Fetten verzehren – frittiertes Essen, Rind- und Schweinefleisch (sowie Huhn und Fisch) von mit Getreide gefütterten Tieren, Pflanzenöl, Junkfood und so weiter –, brauchen Sie womöglich eine höhere Dosis an Omega-3-Fettsäuren, um ein Gleichgewicht herzustellen. Auch zu wenig Antioxidanzien im Körper können, wie wir gesehen haben, dazu führen, dass es schwierig wird, ausreichend Omega-3-Fettsäuren verfügbar zu halten, die für dieses Gleichgewicht sorgen.

Wie können Sie wissen, ob in Ihrem Körper ein gesundes Verhältnis von Omega-6 zu Omega-3 existiert? Zum einen können Sie einfach, basierend auf dem Wissen, wie Ihr Körper funktioniert, eine wohlbegründete Vermutung anstellen. Wenn das Verhältnis von Omega-6 zu Omega-3 unausgewogen ist, weil es noch immer viel zu viele Omega-6-Moleküle gibt, leiden Sie wahrscheinlich unter einigen der folgenden Symptome:

▶ Müdigkeit
▶ Konzentrationsmangel
▶ Trägheit (vor allem unmittelbar nach dem Aufwachen)
▶ Verstopfung der Nasennebenhöhlen
▶ Heißhunger auf Kohlenhydrate
▶ Trockene Haut
▶ Trockene Augen
▶ Harter Stuhl oder Verstopfung
▶ Brüchige Nägel und Haare

Die meisten meiner Patienten haben von einer Verbesserung mehrerer dieser Symptome innerhalb von wenigen Wochen nach Beginn der Einnahme ihrer Omega-3-Zusätze berichtet. Viele haben eine ähnliche Symptomlinderung auch bei anderen chronischen Entzündungserkrankungen festgestellt. Einige haben zum Beispiel gesagt, ihre Knieschmerzen hätten etwa eine Woche nach Beginn der Omega-3-Kur nachgelassen. Und letztes Jahr haben mir sogar zwei Patienten erzählt, die Fischölkapseln hätten geholfen, sie von ihren saisonalen Allergien zu befreien. (Ich muss zugeben, dass mir diese Behauptung zunächst ziemlich weit hergeholt vorkam, doch später fand ich Forschungsergebnisse, die bestätigten, dass Omega-3-Fettsäuren tatsächlich helfen, einige allergische Reaktionen zu unterdrücken.)[17]

Für unsere Zwecke ist der beste Indikator Ihres Omega-6- zu Omega-3-Verhältnisses jedoch Ihre Depression. Wenn Sie keine Verbesserung Ihrer depressiven Symptome innerhalb von vier Wochen nach Beginn der Einnahme von Omega-3-Zusätzen feststellen, brauchen Sie wahrscheinlich eine höhere Dosis. In diesem Fall würde ich Ihnen empfehlen, Ihre Anfangsdosis auf 2000 Milligramm EPA und 1000 Milligramm DHA pro Tag zu verdoppeln. Sollte dies nicht innerhalb von weiteren vier Wochen zu eindeutigen Ergebnissen führen, schlage ich vor, dass Sie beim Hausarzt Ihren Fettsäurestatus messen lassen.

Mit einem einfachen Bluttest lässt sich das genaue Verhältnis von Omega-6 zu Omega-3 feststellen. Der Test misst sowohl EPA als auch ein wichtiges Omega-6-Fett – genannt Arachidonsäure – und liefert das genaue Verhältnis von Arachidonsäure zu EPA (Omega-6/ Omega-3).

Als idealer Wert bei diesem Bluttest gilt 2,0 (nicht 1,0, wie Sie vielleicht angenommen haben, da der Wert im Blut etwas höher ist als im Gehirn).[18] Wenn Ihr Wert jedoch nahe bei 2,0 liegt (bzw. irgendwo zwischen 1,0 und 3,0), sind Sie wahrscheinlich im gesunden Bereich. Und Sie sollten nie so viel Omega-3 zu sich nehmen, dass der Wert unter 0,7 fällt, weil sich dann das Risiko von Infektionen erhöht. Sinkt er unter 0,5, kann es sogar zu einigen Arten von Schlaganfällen kommen.

Häufig gestellte Fragen

Nachdem wir die Grundlagen der Nahrungsergänzung mit Omega-3-Fettsäuren besprochen haben, wollen wir unsere Aufmerksamkeit einigen Fragen widmen, die von Zeit zu Zeit in diesem Zusammenhang gestellt werden.

1. *Ich bin Vegetarier. Ist es möglich, genügend EPA und DHA aus pflanzlichen Quellen zu beziehen?*
Jedes Mal, wenn ich einen Vortrag über Fettsäuren und Depressionen halte, stellt jemand die Frage nach vegetarischen Omega-3-Quellen – Leinöl, Rapsöl, Walnüssen und so weiter. Es stimmt, dass sie alle viel Alpha-Linolensäure (das kurzkettige Omega-3-Molekül) enthalten, aber Sie werden sich erinnern, dass genau diese Omega-3-Variante bei einer Depression nicht hilft. Und leider kann unser Körper nur einen kleinen Prozentsatz der Alpha-Linolensäure, die wir mit unserer Nahrung aufnehmen, in die langkettigeren Omega-3-Moleküle (EPA und DHA) verwandeln, die wir brauchen. Im Rahmen einer neueren Studie mit Probanden, die mit dem Verzehr hoher Dosen von Alpha-Linolensäurereichem Leinöl begannen, veränderte sich das Verhältnis von Omega-6 zu Omega-3 kaum.[*19]
Ich kenne nur eine gute vegetarische Quelle für antidepressive Omega-3-Fette: Algen. Doch die meisten auf Algen basierenden Zusätze enthalten sehr wenig EPA (trotz hoher DHA-Spiegel). Glücklicherweise werden inzwischen auch Algenzusätze mit mehr EPA hergestellt. Die Produkte enthalten noch immer viel mehr DHA als EPA (mit einem Verhältnis von 4 : 1), aber zumindest ist es nun möglich, aus dieser vegetarischen Quelle genügend EPA zu beziehen. Ich muss Sie jedoch warnen: Solche Produkte sind sehr teuer.

---

[*] Von etwa 8000 Milligramm ALA in einem Esslöffel Leinöl wandeln die meisten Menschen weniger als 400 Milligramm in EPA um.

(Wenn Sie diesen Weg wählen, sollten Sie bei der Kalkulation Ihrer täglichen Dosis Folgendes beachten: Ihr Körper kann auch etwa zehn Prozent des aus Algen bezogenen DHAs in EPA umwandeln. Das bedeutet, dass Sie Ihre Zielmenge von 1000 Milligramm EPA mit nur etwa 700 Milligramm EPA erreichen könnten, die direkt aus dem Nahrungsergänzungsmittel stammen: Mit 700 Milligramm EPA aus dieser Algenquelle würden Sie auch jedes Mal die riesige Menge von 2800 Milligramm DHA aufnehmen – von denen zusätzliche 280 Milligramm in EPA umgewandelt würden.)

2. *Ich weiß nicht, ob ich jeden Tag Fischölkapseln nehmen möchte. Ist es möglich, genügend Omega-3-Fettsäuren auf natürliche Weise zu erhalten, indem ich die richtigen Fleischsorten und andere Lebensmittel in meinen täglichen Speiseplan aufnehme?*

Ja, das ist möglich, aber ziemlich schwierig. Fetthaltiger Fisch – vor allem Lachs, Thunfisch, Makrelen, Sardellen, Hering, Weißfisch und Maifisch (Alse) – ist bei Weitem die reichste natürliche EPA- und DHA-Quelle. Die beste Strategie ist also die, täglich große Mengen von diesen Fischsorten zu essen. Aber man braucht viel Fisch, um eine antidepressive Dosis an Omega-3-Fettsäuren zu erhalten. Im Durchschnitt sind dazu täglich zwei bis drei Portionen erforderlich.

Die Japaner gehören zu den wenigen großen Völkern der Welt, die so viel Fisch essen. Bei ihnen liegt das Verhältnis von Omega-6 zu Omega-3 bei knapp unter 2 : 1 – ein beeindruckendes Verhältnis –, und ihre Depressionsraten sind extrem niedrig.[20] Außerdem sind sie insgesamt gesünder als wir und haben eine höhere Lebenserwartung.

Wie bereits erwähnt, enthält Fisch jedoch manchmal Giftstoffe wie Quecksilber und Pestizide, sodass Sie einige Vorsichtsmaßnahmen ergreifen sollten, wenn Sie Meeresfrüchte zu einem täglichen Bestandteil Ihrer Ernährung machen wollen.

Im Allgemeinen sind Fische aus dem Meer unbedenklicher als Zuchtfische, von denen viele aus Ländern importiert werden, die nicht immer sicherstellen, dass der Fisch keine Schadstoffe enthält. Zudem enthalten große Fische an der Spitze der Nahrungskette wie zum Beispiel Thunfisch und Schwertfisch normalerweise mehr Giftstoffe als kleine Fische wie Sardinen und Sardellen. Sicherlich ist es möglich, auch ohne Zusätze ausreichende Mengen an EPA und DHA zu erhalten – wenn Sie hoch motiviert und bereit sind, Ihre Ernährungsweise völlig auf den Kopf zu stellen. Doch eine solche Vorgehensweise ist viel schwieriger, als einfach täglich ein paar Fischölkapseln zu nehmen. Die meisten von uns halten sich nicht an ihre Vorsätze, wenn deren Umsetzung zu viel Zeit, Energie und Mühe kostet – und das ist erst recht der Fall bei jedem, der gegen eine Depression ankämpft, die uns unseres Antriebs beraubt. Deswegen empfehle ich ein hochwertiges Fischölpräparat als die beste Omega-3-Quelle bei der Behandlung einer Depression. Das ist der einfachste Weg.

3. *Welcher Unterschied besteht zwischen Fischölkapseln und flüssigen Nahrungsergänzungsmitteln? Ist eines besser als das andere?*

Es handelt sich hier nur um zwei unterschiedliche Wege, das gleiche Öl zu sich zu nehmen. Niemand mag den Geschmack von Fischöl (auch nicht den des hochwertigen), sodass die meisten Menschen die Kapseln bevorzugen, die es uns ersparen, das Öl selbst schmecken zu müssen.

Einige schlucken jedoch so wie ich nicht gern große Pillen. Deswegen gehöre ich zu den Unerschrockenen, die das Fischöl direkt aus der Flasche nehmen. Zum Glück enthalten die meisten flüssigen Produkte inzwischen ein Zitronenaroma, das den Fischgeschmack zu überdecken hilft, und ich habe herausgefunden, dass der Nachgeschmack wunderbar gemildert wird, wenn man dem Öl einen Schuss Grapefruitsaft hinterherjagt. Dennoch ist es ratsam, für alle Fälle eine Zahnbürste zur Hand zu haben.

4. *Ist es möglich, ein ausgewogenes Verhältnis von Omega-6 zu Omega-3 zu erhalten, indem ich einfach die Omega-6-Fette aus meiner Ernährung verbanne, statt Omega-3-Zusätze zu nehmen?*

Das ist sehr vernünftig. Wir nehmen viel zu viele Omega-6-Fette mit unserer Nahrung auf, warum also nicht den größten Teil von unserem Speiseplan streichen? Das können und sollten wir. Omega-6 bleibt jedoch sehr lange im Körper, sodass es Monate dauern würde, um eine entscheidende Veränderung des Verhältnisses von Omega-6 zu Omega-3 zu erzielen, selbst wenn es Ihnen gelänge, keine Omega-6-haltigen Lebensmittel mehr zu essen. Wenn jemand depressiv ist, kann er nicht monatelang warten: Er will so schnell wie möglich eine Linderung der Symptome erreichen. Und dafür sorgen Omega-3-Zusätze, weil sie innerhalb weniger Tage das Verhältnis von Omega-6 zu Omega-3 verbessern.

Als langfristige Strategie, einer künftigen Depression vorzubeugen, ist es jedoch eine großartige Idee, Omega-6-Fettsäuren von Ihrem Speiseplan zu streichen. Hier einige einfache Tipps, um damit anzufangen:

▶ Wechseln Sie zu Fleisch von frei weidenden Rindern über. oder essen Sie einfach kein Rindfleisch mehr.

▶ Essen Sie vor allem mageres Fleisch wie Hähnchenbrust und Fisch.

▶ Lassen Sie die Finger von frittierten Lebensmitteln (und im Allgemeinen auch von Fast Food).

▶ Kochen Sie mit Olivenöl oder Kokosöl (Öl auf Früchtebasis), und meiden Sie Samenöle wie Sojaöl, Maiskeimöl, Rapsöl und Sonnenblumenöl. Halten Sie sich auch bei Salatsoßen an dieses Prinzip.

▶ Verwenden Sie Butter statt Margarine.

▶ Meiden Sie Chips und Backwaren.

▶ Fangen Sie an, die Produktetiketten zu lesen, und halten Sie sich fern von Lebensmitteln, die viele Samenöle enthalten (wovon es Tausende gibt).

5. *Ich weiß nicht, ob ich mir molekular destillierte Fischölzusätze leisten kann. Kann ich nicht einfach die billigere Sorte nehmen, die in der Drogerie verkauft wird?*

Ob Sie es glauben oder nicht: Einige hochwertige Fischöle (molekular destilliert) sind online etwa zum selben Preis erhältlich, den Sie in Ihrer Drogerie vor Ort für ein minderwertiges Nahrungsergänzungsmittel bezahlen würden. Manchmal sind die guten Öle sogar billiger.

Sollten Sie jedoch zufällig ein sehr günstiges Angebot für ein Nahrungsergänzungsmittel von geringerer Qualität entdecken – also für eines, das nicht molekular destilliert ist –, kann ich Sie beruhigen. Eine neuere Studie von ConsumerLab.com hat 44 Fischölsorten untersucht (die meisten von geringerer Qualität) und festgestellt, dass keine dieser Sorten gefährlich große Mengen an Quecksilber oder polychlorierten Biphenylen enthielt. Sie haben die Präparate aber nicht auf alle möglichen Giftstoffe untersucht, sodass ich dennoch zur Sicherheit empfehle, sich an einen Zusatz von pharmazeutischer Qualität zu halten.

6. *Ich weiß, wie wichtig der Fischölzusatz sein kann, aber ich vergesse einfach immer, ihn zu nehmen. Was kann ich da tun?*

Dies ist ein häufiges Problem, das sich normalerweise jedoch leicht beheben lässt. Hierzu ist nur eine Erinnerungshilfe nötig. Im Lauf der Jahre haben mir meine Patienten von mehreren cleveren Methoden berichtet, die sie für sich entdeckt haben:

▶ Bewahren Sie die Packung direkt neben Ihrer Zahnbürste oder etwas anderem auf, das Sie täglich benutzen. (Wenn Sie Ihre Kapseln ins Gefrierfach legen müssen, um das Aufstoßen zu vermeiden, können Sie sie in einen anderen Behälter stecken und die leere Packung als Erinnerungshilfe neben Ihrer Zahnbürste stehen lassen.)

▶ Legen Sie die Packung auf Ihr Kopfkissen oder auf den Nachttisch.

▶ Stellen Sie Ihr Handy oder Ihren Wecker so ein, dass Sie jeden Tag zu einer bestimmten Uhrzeit durch ein Signal daran erinnert werden, dass es Zeit ist, das Fischöl zu nehmen.

▶ Suchen Sie sich eine Person aus Ihrem Freundeskreis oder Ihrer Familie, die bereit ist, Sie jeden Tag sanft und freundlich daran zu erinnern.

▶ Kaufen Sie eine Pillendose – wie Sie sie für wenig Geld in jeder Drogerie bekommen –, und bewahren Sie die Kapseln darin auf.

Omega-3-Fettsäuren: ein abschließender Gedanke

Veränderungen sind schwierig. Doch einige neue Gewohnheiten kann man sich viel leichter zulegen als andere. Zum Glück gehört die einfachste Änderung im gesamten TLC-Programm – Ihre Nahrung durch einen täglichen Fischölzusatz zu ergänzen – auch zu den wirksamsten beim Kampf gegen eine Depression und bei dem Bemühen, einem Rückfall vorzubeugen. Es ist eine Veränderung, die nur eine Minute Ihres Tages in Anspruch nimmt, Ihr Leben aber auf bedeutsame Weise zum Besseren hin verändern kann.

((@ 5 @))

Nicht denken, handeln

Brenda hatte vor einigen Jahren an meinem Seminar über klinische Psychologie teilgenommen, in der Zwischenzeit ihren Hochschulabschluss gemacht und eine Arbeit hier in der Gegend aufgenommen. Schon bald danach hatte sie jedoch mit mehreren Symptomen einer Depression zu kämpfen und kam zu mir in die Praxis, um meinen Rat einzuholen.

Sie erzählte mir, dass sie, sobald die Symptome aufgetreten seien, ihre alten Seminarnotizen hervorgekramt und sich die Dinge angesehen habe, die ich in meiner Veranstaltung über die antidepressiven Wirkungen von körperlicher Bewegung, Fischöl, Sonnenlicht und so weiter gesagt hatte. Dann hatte Brenda damit begonnen, das TLC-Programm völlig auf eigene Faust in die Praxis umzusetzen.

»Aber ich muss irgendetwas falsch machen«, sagte sie, »denn es geht mir überhaupt nicht besser. Also, es ist nicht so schlimm wie damals im College, als sie mir ein Antidepressivum verschrieben haben, aber ich will gar nicht erst wieder an diesen Punkt gelangen.« Sie seufzte. »Ich hatte wirklich gehofft, das TLC-Programm würde mir helfen.«

»Ich denke, wir sollten uns mal ansehen, was Sie getan haben«, bot ich ihr an. »Vielleicht gibt uns das Aufschluss darüber, warum es nicht geholfen hat.«

Sie zählte sofort eine beeindruckende Liste von Lebensstiländerungen auf, die sie in den letzten Wochen in Angriff genommen hatte: täglich etwa eine Dreiviertelstunde walken, ausreichend Sonnenexposition, die Einnahme eines hochwertigen Fischölzusatzes in der empfohlenen Omega-3-Dosis, im Durchschnitt mindestens acht Stunden Schlaf pro Nacht (obwohl sie gelegentlich noch Probleme mit dem Einschlafen hatte) und die vermehrte Pflege sozialer Kontakte, indem sie nicht nur täglich ihren Freund sah, sondern sich auch regelmäßig mit ein paar alten Freunden traf. Sie unternahm sogar Schritte, um eine engere Beziehung zu ihren neuen Kollegen aufzubauen.

Es war rätselhaft, dass nichts von all dem zu einer nennenswerten Besserung geführt hatte. Vielleicht, dachte ich, ist sie die Ausnahme, die die Regel bestätigt. Ich hatte es noch nie erlebt, dass jemand das gesamte TLC-Programm umgesetzt hatte und dennoch depressiv blieb. Allerdings konnte ich diese Möglichkeit nicht ausschließen. Andererseits hatte ich eines noch nicht berücksichtigt. Ich hatte Brenda noch nicht nach dem Grübeln gefragt.

»Erinnern Sie sich«, fragte ich, »was wir in meinem Seminar über das Grübeln gesagt haben?«

Sie zuckte die Schultern. »Ist das nicht dasselbe wie über Dinge nachzudenken?«

»Ja, immer und immer wieder über sie nachzudenken. Wenn wir deprimiert sind, neigen wir dazu, uns ständig mit bestimmten Dingen zu befassen – vor allem negativen Dingen – und sie uns immer wieder vor Augen zu führen. Und manche depressive Patienten beschäftigen sich stundenlang mit diesen negativen Gedanken.«

»Ja«, meinte sie, »keine Frage, das tue ich manchmal. Eigentlich sogar oft. Zum Beispiel beim Sport oder wenn ich den Abwasch mache oder so was, dann gehen mir all diese Gedanken durch den Kopf. ›Was, wenn die Sache mit meinem Freund nicht funktioniert?‹ oder ›Warum gelingt es mir nicht, einen engeren Kontakt zu den Leuten bei der Arbeit herzustellen?‹ oder ›Ich kann nicht glauben, dass mein Dad vergessen hat, mich an meinem Geburtstag anzurufen‹ oder ›Wie kommt es, dass ich schon wieder depressiv werde?‹ Und dann sitze ich einfach da und denke über diese Dinge nach.«

»Und fühlen Sie sich irgendwie anders, wenn Sie über diese Dinge nachgegrübelt haben?«

»Hm.« Sie schaute auf den Boden, während sie einen Moment lang über diese Frage nachdachte. »Ich fühle mich dann schlechter. Eindeutig.«

»Na ja, wenn Sie viel Zeit damit verbringen, bei diesen negativen Gedanken zu verweilen, könnte das eine Erklärung dafür sein, warum Ihre depressiven Symptome noch nicht verschwunden sind.«

Brenda rutschte unruhig auf ihrem Stuhl hin und her. »Aber ich weiß einfach nicht, wie ich mit dem Grübeln aufhören soll. Ich meine, man kann ja nicht wirklich kontrollieren, worüber man nachdenkt.«

»Das stimmt – wir können nicht immer kontrollieren, wo unsere Gedanken hinführen. Aber sobald uns ein Gedanke in den Kopf kommt, können wir entscheiden, ob wir uns weiterhin mit ihm beschäftigen wollen oder nicht. Wir können unseren Fokus stattdessen auf eine andere Aktivität richten.«

Sie sah skeptisch drein. »Es ist ja nicht so, dass ich nicht versucht hätte, nicht mehr an diese Sachen zu denken.«

Ich nickte. »Ich weiß. Das Grübeln ist Ihnen zur Gewohnheit geworden, wie den meisten Menschen, die unter einer Depression leiden. Und es ist schwer, mit Gewohnheiten zu brechen. Aber ich habe mit Hunderten von Patienten gearbeitet, die gelernt haben, wie sie mit dem Grübeln aufhören können, und viele von ihnen hatten eine schwerere Depression, als Sie sie im Moment haben. Es erfordert vor allem die Bereitschaft dazu – und einige Übung.«

»Also«, sagte Brenda leise, »ich will aufhören, die ganze Zeit über diese Dinge nachzudenken ...« Ihre Stimme verlor sich. »Ich bin auf jeden Fall bereit, es zu versuchen.« Sie lächelte etwas gezwungen. »Auch wenn nichts von Ihrem anderen TLC-Zeug geholfen hat.«

Brenda arbeitete in den nächsten Monaten hart daran, mit ihrer Grübelgewohnheit zu brechen, und zwar mithilfe all der wichtigen Strategien, die auf den kommenden Seiten beschrieben werden. Vielleicht weil sie bereits so viele andere Elemente des TLC-Programms in die Praxis umgesetzt hatte, verschwanden ihre depressiven Symptome schon wenige Wochen, nachdem sie ihre Grübelei unter Kontrolle gebracht hatte.

Meine Eltern verbrachten ihre Kindheit und Jugend im ländlichen Maine, doch ich selbst wuchs am Stadtrand auf. Ich war in der Tat schon ein Teenager, als ich das erste Mal irgendwelche Farmtiere aus der Nähe sah: beim Besuch der Rinderfarm eines Verwandten im Norden von Georgia. Und mit das Erste, was mir auffiel, war – abgesehen von dem penetranten Geruch – das begrenzte Verhaltensrepertoire der Kühe: Sie standen viel herum und kauten viel. Ich vermute, sie grasten auch ein bisschen, doch schon nach kurzer Zeit hörten sie auf zu fressen, um das ganze Gras (und einige unglückselige Insekten) wiedergekäut hochzuwürgen – einen Brei aus halbverdauter Nahrung. Und dann standen sie einfach stundenlang mampfend da und zerkleinerten das wiedergekäute Futter, bis es so zermahlen war, dass sie es ganz verdauen konnten.

Der Verdauungsprozess von Kühen wird Rumination*, Wiederkäuen, genannt – eine wunderbare Metapher für das, was wir nicht mit unserem Essen, sondern mit unseren innersten Gedanken tun. Es scheint, dass auch wir manchmal Dinge wiederkäuen müssen, bevor wir sie dann verdauen können.

---

* Abgeleitet von dem lateinischen Wort *rumen* (Pansen) – der Teil des Rindermagens, in dem das Futter gärt und das Hochwürgen zum Wiederkäuen eingeleitet wird. Im Englischen bedeutet das Wort *rumination* auch grübeln.

Das Grübeln

Grübeln ist wohl eine instinktive Reaktion des Menschen, wenn etwas schiefläuft. Wir scheinen so veranlagt zu sein, dass wir unsere jüngsten Irrungen und Wirrungen immer wieder vor unserem geistigen Auge ablaufen lassen – eine Weile über Dinge nachdenken, bevor wir bereit sind, weiterzumachen. Und dies in angemessenem Rahmen zu tun, kann hilfreich sein, weil es oft zu wertvollen Einsichten führt und uns größere Klarheit darüber verschafft, was schiefgegangen ist, was wir tun können, um die Dinge wieder in Ordnung zu bringen, und was uns helfen könnte, dafür zu sorgen, dass es in Zukunft nicht wieder zu ähnlichen negativen Ergebnissen kommt.

Doch nach einer kurzen Zeit intensiven Nachdenkens haben wir normalerweise alles geklärt, was sich in diesem Zusammenhang für uns klären lässt. Wir erreichen bald den Punkt, an dem das Nachdenken zu keinen weiteren Ergebnissen mehr führt, an dem jede weitere Grübelei Zeitverschwendung ist. Manche Leute machen aber noch lange, nachdem dieser Punkt erreicht ist, damit weiter. Und leider kann ausdauerndes Grübeln einige schädliche Wirkungen haben.

Zum einen verstärkt es leicht negative Gefühle.[1] Wenn Sie zum Beispiel einige Zeit damit verbringen, über sehr traurige Ereignisse nachzugrübeln, werden Sie schon bald schwermütig werden (sicherlich schwermütiger, als Sie es vorher waren). Und wenn Sie sich gedanklich auf eine potenzielle Gefahr fixieren, wird dieser Prozess unausweichlich Ihre Angstgefühle verstärken.

Grübeln führt auch zu einer Abnahme der Aktivität. Es ist ein nach innen gerichteter Prozess, der uns mehr oder weniger in unseren Köpfen gefangen hält. Wenn wir grübeln, neigen wir besonders stark dazu, Aktivitäten aus dem Weg zu gehen, da diese uns dazu zwingen würden, unsere Aufmerksamkeit von unseren inneren Kämpfen abzuziehen und sie stattdessen auf die uns umgebende Welt zu richten.

Kurz gesagt: Wenn wir grübeln, ziehen wir uns zurück.[2] Das trifft vor allem auf den sozialen Bereich zu. Wenn jemand während einer sozialen Begegnung ins Grübeln verfällt, ist er einfach geistig abwesend. Spricht man mit ihm, nickt er vielleicht höflich und murmelt »Ja, ja«, bekommt aber nichts von dem mit, was gesagt wird. Mit anderen Worten: Er tut nach außen hin so, als sei er geistig anwesend, während seine Gedanken immer wieder um bestimmte Dinge kreisen. Wenn dieses Verhalten zur Gewohnheit wird, beeinträchtigt es in hohem Maß seine Fähigkeit, Beziehungen mit anderen aufrechtzuerhalten.

Schließlich kann das Grübeln unsere Gefühle derart verstärken, dass die Stressantwort-Schaltkreise des Gehirns in einen Strudel anhaltender Aktivität versetzt werden. Das wiederum kann eine voll ausgeprägte depressive Episode auslösen.

Somit besteht zwischen einer Depression und dem Grübeln eine besonders enge Beziehung.[3] Aufgrund seines starken Einflusses auf Gefühle, Verhalten, soziale Beziehungen und Gehirnfunktion macht das Grübeln uns viel anfälliger für eine Depression. Es spielt auch eine entscheidende Rolle bei der Aufrechterhaltung einer Depression. Deswegen gilt, wie wir im Fall von Brenda zu Beginn dieses Kapitels gesehen haben: Wenn jemand regelmäßig grübelt, wird es ihm extrem schwerfallen, seine Depression zu überwinden, was auch immer er in dem Versuch, eine Besserung herbeizuführen, ansonsten unternimmt.

Falls das Grübeln Sie eisern im Griff hat, kann ich Ihnen zur Beruhigung jedoch Folgendes sagen: Mit dieser Gewohnheit zu brechen, mag schwierig klingen, doch die Sache ist überraschend einfach. Sie beinhaltet nur zwei wichtige Schritte: Sie müssen lernen wahrzunehmen, wann es passiert (das Bewusstsein schärfen) und wie man den Fokus auf eine andere Aktivität lenkt.

Mit der Gewohnheit brechen: Bewusstsein

Woran liegt es, dass die Depression uns dazu bringt, lange bei negativen Gedanken zu verweilen? Die Antwort hat viel mit dem menschlichen Gedächtnis zu tun.

Es ist zwar erstaunlich, dass das Gehirn – ein fast 1,5 Kilogramm schwerer Klumpen Nervengewebe – überhaupt irgendwelche Erinnerungen speichern kann, doch das menschliche Gedächtnis hat noch weitere überraschende Eigenarten.[4] Vor allem: Wir vergessen Dinge. Die vergessenen Informationen sind zwar noch irgendwo in unserem Gehirn vorhanden, für das Organ ist es nur schwierig, eine bestimmte Erinnerung sozusagen in die Finger zu bekommen, wenn sie gebraucht wird. Es gibt dort so viele konkurrierende Erinnerungen.

Um dieses Problem zu lösen und unserem Gedächtnis auf die Sprünge zu helfen, muss das Gehirn sich oft auf Hinweisreize verlassen, Informationen, die mit der Sache zusammenhängen, an die wir uns zu erinnern versuchen. Fast alles kann als solch ein Hinweisreiz dienen, solange es irgendwie mit der Information verbunden ist, nach der wir suchen. So haben Forscher nachgewiesen, dass Menschen, die in einem bestimmten Raum eine Liste von Wörtern lernen, sich am nächsten Tag besser an diese erinnern, wenn sie in denselben Raum zurückgebracht werden (im Unterschied dazu, wenn sie in den Raum nebenan kommen, zum Beispiel). Der Raum wird zu einem Hinweisreiz, der hilft, sich die Wörter ins Gedächtnis zu rufen. Ebenso werden Studenten, die beim Lernen für eine Prüfung Kaffee trinken, eine bessere Leistung bringen, wenn sie am Tag der Prüfung eine ähnliche Menge an Kaffee konsumieren.

Wie sich gezeigt hat, nutzt das Gehirn unseren Gemütszustand als den wichtigsten Hinweisreiz.[5] Es ist schon erstaunlich: Das Gehirn kennzeichnet jede unserer Erinnerungen entsprechend dem Gemütszustand, in dem wir uns bei dem jeweiligen Ereignis befinden. Und wann immer wir uns zu einem späteren Zeitpunkt in diesem Gemütszustand wiederfinden, dient dieser als wirkungsvoller Hinweisreiz.

Wenn Sie zum Beispiel traurig sind, ruft diese niedergedrückte Stimmung alle Arten von Erinnerungen an Situationen wach, in denen Sie ähnlich niedergeschlagen waren: Erfahrungen des Versagens und der Einsamkeit, der Zurückweisung und dergleichen. Wenn die Menschen traurig sind, finden sie es im Allgemeinen jedoch schwierig, sich an bestimmte Zeiten in der Vergangenheit zu erinnern, in denen alles gut lief.

Ein Paradebeispiel hierfür lieferte mir vor einigen Monaten meine elfjährige Tochter Abby – ein quirliges, fröhliches Mädchen –, als sie sich über eine Freundin ärgerte, die ihre Gefühle verletzt hatte. Bei meinem Versuch, Abby zu trösten, versicherte sie mir – unter vielen heftigen Schluchzern: »Nie läuft irgendwas gut. Immer ist alles Mist. Immer.« Nachdem meine Tochter am nächsten Tag ihr emotionales Gleichgewicht wiedergefunden hatte, fragte ich sie nach ihrer äußerst negativen Einschätzung des Lebens am Tag zuvor. Sie zuckte nur die Schultern, lächelte unbekümmert und sagte: »Ich weiß nicht. Es kam mir gestern wirklich so vor.« Genau – weil die Erinnerung ein Sklave unserer Gemütslage ist.

Wenn Menschen depressiv sind, sorgt ihre tiefe Traurigkeit also dafür, dass traurige Erinnerungen – ungebeten – an die Oberfläche ihres Bewusstseins dringen. Diese unangenehmen Erinnerungen veranlassen die Betroffenen wiederum, sich ein negatives Urteil zu bilden, also den Schluss zu ziehen, dass negative Ergebnisse mehr oder weniger die Norm sind.

Und all diese freigesetzten unangenehmen Erinnerungen und negativen Urteile verstärken ihrerseits wieder schnell die niedergedrückte Stimmung, die wiederum weitere negative Gedanken freisetzt, wodurch die Stimmung noch niedergedrückter wird und so weiter. Es ist ein Teufelskreis des Grübelns, in dem man mehr oder weniger stecken bleibt – bis etwas geschieht, das ihn unterbricht.

Wann immer ich in einer unserer TLC-Gruppen das Thema Grübeln anspreche, geben die meisten Patienten bereitwillig zu, dass sie dazu neigen. Aber jetzt kommt das Merkwürdige an der Sache: Sie sagen oft, dass ihnen das erst klar geworden sei, nachdem ich ihre Aufmerksamkeit auf dieses Thema gelenkt habe.

Während einer depressiven Episode ist das Verweilen bei negativen Gedanken etwas so Müheloses und Automatisches, dass man lange Zeit damit verbringen kann, ohne sich dessen bewusst zu sein.

Denken Sie nur an folgende Situation: Sie fahren eine sehr vertraute Strecke nach Hause. Wenn es Ihnen so wie den meisten Menschen ergeht, sind Sie sicher schon einmal in Ihre Auffahrt gebogen und haben plötzlich gedacht: »Ich habe keine Ahnung, wie ich hierhergekommen bin.« Sie wissen, dass Sie es irgendwie geschafft haben, an mehreren Stellen richtig abzubiegen und erfolgreich an anderen Wagen vorbeizusteuern, und das, obwohl Sie Ihre Aufmerksamkeit ganz anderen Dingen gewidmet hatten. Das konnte nur klappen, weil Sie dieselbe Strecke schon x-mal zurückgelegt haben.

Ebenso kennen Menschen, die mit einer Depression kämpfen, den ausgetretenen Pfad des Grübelns in- und auswendig, sie können ihn mit Autopilot gehen. Lange Zeit kann vergehen, manchmal Stunden, ohne dass es ihnen überhaupt auffällt: »Hey, ich sitze schon wieder da und grübele, und das schon eine ganze Weile.«

Deswegen besteht der erste Schritt, mit dem Grübeln zu brechen, darin, das Bewusstsein zu schärfen, wahrzunehmen, wenn es passiert. Sobald Sie lernen, in jedem einzelnen Moment darauf zu achten, wann Sie grübeln und wann nicht, sind Sie auf dem besten Weg, sich davon zu befreien. Bis dahin bleiben Sie jedoch einem Gedankenprozess ausgeliefert, der Sie mehr oder weniger lange fest in seinem lähmenden Griff hat, mit oder ohne Ihre aktive Zustimmung.

Machen Sie eine mentale Bestandsaufnahme

Wie packen Sie es am besten an, Ihr Bewusstsein hinsichtlich des Grübelns zu schärfen? Eine hilfreiche Strategie ist, etwa einmal pro Stunde ganz bewusst Ihren Gedankenprozess zu kontrollieren, um zu sehen, worauf sich Ihre Aufmerksamkeit gerichtet hat, und sich jede Grübelei, die sich seit der letzten Kontrolle eingeschlichen hat, zu notieren. An die regelmäßige Überwachung Ihrer Gedanken zu denken, kann jedoch eine Herausforderung darstellen, vor allem am Anfang. Wenn Ihnen diese Aufgabe schwerfällt, sollten Sie versuchen, sie mit einer bestimmten Aufforderung zu verknüpfen. Viele Handys können zum Beispiel so eingestellt werden, dass sie jede Stunde einen Ton von sich geben. Und wenn Sie zufällig eine Uhr haben, die jede Stunde schlägt, könnte diese Ihre Erinnerungshilfe sein, eine mentale Bestandsaufnahme vorzunehmen. Haben Sie solche Geräte nicht, kann auch eine regelmäßig wiederkehrende Aktivität wie die, sich etwas zu trinken zu holen oder auf die Toilette zu gehen, als Erinnerungshilfe dienen.

Die beste Methode, um Ihr Grübeln zu kontrollieren, ist jedoch die, darüber Buch zu führen. Die Tabelle auf Seite 121 bietet ein Beispiel dafür, wie ein solches Protokoll aussehen könnte.

Wie Sie sehen, geht es einfach nur darum, aufzuschreiben, was Sie jede Stunde getan haben, wie viel Zeit Sie mit Grübeln verbracht haben und wie intensiv Ihre negative Stimmung zu diesem Zeitpunkt war. Dies mag nach viel Arbeit klingen, erfordert aber nicht mehr als etwa fünf Minuten pro Tag. Die Sache wird Ihnen sicher leichter fallen, wenn Sie das Tagebuch immer mit sich führen und es etwa jede Stunde kurz herausnehmen, um die letzten Aktivitäten einzutragen. Dies stellt nicht nur eine nützliche Erinnerungshilfe an die regelmäßige Kontrolle Ihres Gedankenprozesses dar, sondern dient auch als hervorragende Informationsquelle dafür, bei welchen Aktivitäten Sie sich am besten (und am schlechtesten) fühlen und welche das Grübeln am effektivsten oder ineffektivsten verhindern.

Muster-Grübelprotokoll

Zeit	Aktivität	Grübeln (Minuten)	Negative Stimmung (0–10)
6 Uhr	Geschlafen, dann wach im Bett gelegen	25	7
7 Uhr	Gefrühstückt, geduscht usw.	20	6
8 Uhr	Kinder abgesetzt, zur Arbeit gefahren	15	6
9 Uhr	Arbeit	2	4
10 Uhr	Arbeit – langweilige Personalversammlung	30	6
11 Uhr	Arbeit	5	5
12 Uhr	Mit Kollegen zu Mittag gegessen	2	3
13 Uhr	Arbeit	0	4
14 Uhr	Arbeit	0	3
15 Uhr	Arbeit – knappe Deadline bekommen	30	7
16 Uhr	Arbeit	10	5
17 Uhr	Nach Hause gefahren, Kinder abgeholt	15	6
18 Uhr	Das Abendessen zubereitet, mit der Familie gegessen	0	5
19 Uhr	Bei der Hausarbeit geholfen	0	4
20 Uhr	Ferngesehen	30	7
21 Uhr	Kinder bettfertig gemacht, ferngesehen	15	7
22 Uhr	Ferngesehen	40	8
23 Uhr	Zum Schlafen fertig gemacht, geschlafen	10	7
24 Uhr	Geschlafen		
1 Uhr	Geschlafen		
2 Uhr	Geschlafen		
3 Uhr	Aufgewacht, 45 Minuten wach gelegen	40	8
4 Uhr	Geschlafen		
5 Uhr	Geschlafen		

Wenn Sie ein oder zwei Wochen lang Ihr Grübeln regelmäßig kontrolliert haben, werden Sie nach und nach immer geübter darin, sich dabei zu erwischen. Und je mehr Sie sich in dieser Sache üben, desto mehr wird dieser Selbstüberwachungsprozess zur Gewohnheit – zu etwas, das mehr oder weniger automatisch passiert. Mit anderen Worten: Wenn Sie sich genügend darin geübt haben, werden Sie schließlich Ihr eigenes spontanes mentales Warnsystem entwickeln, das Sie jedes Mal alarmiert, wenn Sie ins Grübeln verfallen. Wie einer meiner Patienten kürzlich sagte:»Bevor ich in Behandlung war, habe ich ständig gegrübelt, es aber kaum je bemerkt. Jetzt erwische ich mich dauernd dabei. Sobald es losgeht, ist da diese kleine Stimme in meinem Kopf, die sagt:›Jetzt geht's schon wieder los. Du tust es, und es ist Zeit, damit aufzuhören!‹«

Hüten Sie sich vor risikoreichen Situationen

Während Sie sich zunehmend auf Ihr mentales Leben einstellen, werden Sie entdecken, dass einige Situationen für Ihr emotionales Wohlbefinden besonders gefährlich sind. In diesem Punkt sind die Forschungsergebnisse eindeutig: Die Menschen grübeln normalerweise (und fühlen sich am schlechtesten), wenn es nichts anderes gibt, das ihre Aufmerksamkeit fesselt.

Und da der depressive Geist sich unaufhaltsam nach innen auf sich selbst zurückzieht, ist der größte Risikofaktor für das Grübeln der, Zeit allein zu verbringen. Das ist besonders misslich, denn wie wir gesehen haben, ist eine Depression mit der starken Neigung verbunden, sich von anderen zurückzuziehen. Anders gesagt: Depressive Menschen verbringen gern Zeit allein, was zum Grübeln führt, was wiederum zu einem noch stärkeren Rückzug führt, und so weiter – ein Teufelskreis.

Zeit mit anderen zu verbringen, hilft in der Regel, dem Grübeln entgegenzusteuern, es sei denn, die Person, mit der man zusammen ist, leidet ebenfalls unter einer Depression. In einer neueren Studie zu Depressionen bei Teenagern stellte man zum Beispiel fest, dass heranwachsende Mädchen in ihren Unterhaltungen oft gemeinsam grübeln – ein Prozess, der bei allen Beteiligten zu einer Verschlechterung der Gemütslage führt.[6] Wenn Sie also Zeit mit jemandem verbringen, der ebenfalls anfällig dafür ist, bei negativen Gedanken zu verweilen, ist es sicherlich hilfreich, mit dieser Person im Voraus über die Gefahren des gemeinsamen Grübelns zu sprechen und sich zu einigen, das Äußern grüblerischer Gedanken zu vermeiden.

Eine weitere Situation mit hohem Risiko ist das Fernsehen. Das mag Ihnen unlogisch erscheinen, da Menschen das Fernsehen oft als Ausweg betrachten – etwas, was sie ablenkt. Doch hier liegt das Problem: Die meisten Programme sind einfach nicht interessant oder unterhaltsam genug, um den Geist voll und ganz zu beschäftigen, sodass unsere Gedanken nur allzu leicht abwandern, wenn wir vor der Flimmerkiste sitzen. Hinzu kommt die Tatsache, dass eine Depression die Konzentrationsfähigkeit beeinträchtigt – einschließlich der Fähigkeit, auf ein Fernsehprogramm fokussiert zu bleiben. Deswegen überrascht es nicht, dass mit dem Fernsehen oft eine Katastrophe vorprogrammiert ist. Es ist einer der effektivsten Wege, einen ausgedehnten Grübelanfall herbeizuführen.

Dasselbe Grundprinzip gilt für jede Situation, die nicht voll und ganz Ihre Aufmerksamkeit fesselt. Im Lauf der Jahre haben mir meine Patienten zahlreiche potenziell hochgefährliche Szenarien genannt, unter anderem: in einem Verkehrsstau stecken, traurige Musik hören, Auto fahren, stumpfsinnige Arbeiten erledigen, tagträumen und zu Hause herumhängen. (Später in diesem Kapitel werden wir uns damit beschäftigen, was Sie tun können, um das Risiko zu minimieren, wenn sich derlei Situationen nicht vermeiden lassen.)

Mit der Gewohnheit brechen – die Aufmerksamkeit umlenken

Sobald Sie gelernt haben, sich beim Grübeln zu ertappen, gilt es, folgende Herausforderung zu meistern: mit dem Grübeln aufzuhören. Hierzu müssen Sie lernen, Ihre Aufmerksamkeit umzulenken, sie von der inneren Welt der Gedanken und Erinnerungen auf die äußere Welt anderer Menschen und Aktivitäten zu richten. Kurz gesagt: Es bedeutet mehr Tun und weniger Denken.

In Kapitel 2 haben wir gesehen, wie eine Depression Menschen in die Inaktivität drängt, indem sie Gehirnschaltkreise in der linken Hirnrinde außer Kraft setzt, die es uns ermöglichen, unsere Gedanken in Handeln umzusetzen. Und wenn dieser wichtige Teil des Gehirns inaktiv wird, fällt es uns äußerst schwer, Initiative zu entwickeln.

Wie geht es dann weiter? Mit der Zeit tun wir immer weniger. Und je weniger wir tun, desto mehr sitzen wir einfach nur herum und grübeln. Das macht die Depression nur noch schlimmer, was wiederum zur Folge hat, dass die linke Stirnrinde noch inaktiver wird, was es noch schwerer macht, etwas zu tun, und so weiter.

Doch der Teufelskreis kann auch in umgekehrter Richtung funktionieren. Wir können uns einen Schubs geben, etwas zu tun – oder auch nur auf das freundliche Drängen von jemand anderem zu reagieren –, obwohl wir am liebsten einfach nur dasitzen würden. Diese zeitweilige vermehrte Aktivität hilft, die linke Hirnrinde zu stimulieren, wodurch sich unsere Stimmung aufhellt und die depressiven Symptome ein wenig verringert werden, was es dann ein bisschen einfacher macht, aktiver zu sein, und so weiter. Mit anderen Worten: Indem wir einfach einer Aktivität nachgehen – irgendeiner Aktivität –, können wir das Gehirn auf eine Weise verändern, die uns aus der Depression heraushilft.

Suchen Sie nach etwas, das Sie zum Loslassen motiviert

Bevor wir den Umlenkungsprozess in allen Einzelheiten untersuchen, sollten wir zunächst eine Sache ansprechen, die uns daran hindern kann, mit der Grübelgewohnheit zu brechen: ein Mangel an Motivation. Ich habe im Lauf der Jahre gelernt, dass Menschen diese Gewohnheit manchmal nicht aufgeben möchten. Obwohl sie wissen, wie schädlich sie sein kann, möchten sie weiterhin an ihr festhalten.

Eine meiner Patientinnen erklärte mir vor einigen Jahren einen wichtigen Grund hierfür: Grübeln kann verlockend sein. Es verspricht, dass man einen Weg finden wird, was aber, wenn überhaupt, nur selten gelingt. Sie formulierte dies folgendermaßen: »Du weißt, dass du damit aufhören musst, aber dann denkst du: ›Wenn ich nur ein bisschen mehr Zeit damit verbringe, hierüber nachzudenken, dann werde ich die Probleme lösen, und dann werde ich mich viel besser fühlen.‹ Tief in deinem Inneren weißt du, dass dies nicht wirklich stimmt, aber es fühlt sich wahr an, während du grübelst. Deswegen ist es leicht, nachzugeben und weiterzumachen. Und dann ist im Nu eine Stunde vergangen, und du trittst noch immer auf der Stelle – und nichts hat sich geändert.«

Um meinen Patienten dabei zu helfen, gegen die Verführung des Grübelns anzukämpfen – die verlockende Idee, dass es zu einer Reihe lebensverändernder Einsichten führen würde –, bitte ich sie normalerweise, über folgende Frage nachzudenken: Wenn Sie grübeln, wie lange dauert es dann, den Punkt zu erreichen, an dem das Auftauchen neuer Einsichten sehr unwahrscheinlich wird? Die übereinstimmende Antwort: fünf bis zehn Minuten.

Also treffe ich mit ihnen ein Abkommen: Wenn Sie sich beim Grübeln erwischen, dann erteilen Sie sich die Erlaubnis, noch maximal zehn Minuten weiter über diese Dinge nachzudenken. Stellen Sie einen Wecker auf Alarm, und beschließen Sie dann, die Sache zu beenden, sobald die Uhr klingelt (wenn nicht schon vorher). Dies hat sich als erstaunlich hilfreiche Strategie erwiesen – mit deren Hilfe sie viel leichter ihre schädlichen Gedanken loslassen können, an denen sie ansonsten auf unbestimmte Zeit festhalten würden.

Viele Patienten haben sogar beschlossen, noch einen Schritt weiter zu gehen. Sie haben damit begonnen, ihre grüblerischen Gedanken aufzuschreiben – als ersten Schritt, um sich von ihnen zu lösen. Unsere Gedanken auf Papier zu bringen, macht es leichter, mit dem Nachdenken darüber aufzuhören. Wie dieses Prinzip funktioniert, zeigen zum Beispiel Einkaufs- oder Aufgabenlisten: Sobald Sie die Informationen auf ein Blatt Papier übertragen haben, verspüren Sie normalerweise keine Notwendigkeit mehr, sie in Gedanken wiederzukäuen. Sie haben sie aufgeschrieben und können dann Ihre Gedanken sofort auf etwas anderes richten.

Suchen Sie nach Aktivitäten

Wann immer Sie sich beim Grübeln ertappen, sollten Sie unbedingt auf eine Liste mit Aktivitäten zurückgreifen können, die interessant genug sind, um Ihre Aufmerksamkeit zu fesseln. In der Regel können wir nur mit dem Grübeln aufhören, wenn wir von etwas anderem gefangen sind. Wenn wir uns in eine gute alternative Aktivität vertiefen, ist der Bann in den meisten Fällen schon nach wenigen Minuten gebrochen.

Die für Sie richtigen Aktivitäten zu finden – diejenigen, die sich gut eignen, Ihre Aufmerksamkeit gefangen zu nehmen –, beinhaltet jedoch einiges Ausprobieren. Die Resultate können bei jedem Einzelnen anders ausfallen. Einige der Dinge, die ich fesselnd finde – zum Beispiel akademische Zeitschriften zu lesen und College-Basketball anzuschauen –, mögen Ihnen entsetzlich langweilig vorkommen.

Doch auch wenn es keine allgemein gültige Formel gibt, die für jeden Menschen richtigen Aktivitäten zu finden, haben einige zum Glück einen Anti-Grübel-Effekt, der bei fast jedem wirkt:

Unterhalten Sie sich. Eine wechselseitige Unterhaltung zu führen, erfordert ein überraschendes Maß an mentalem Fokus – ja, ein so hohes Maß, dass es praktisch unmöglich ist, zu grübeln und gleichzeitig einen vernünftigen Dialog aufrechtzuerhalten. (Natürlich muss der verbale Austausch wechselseitig sein. Wenn Sie das Pech haben, mit jemandem zu sprechen, der gern die Unterhaltung dominiert, können Sie leicht ins Grübeln verfallen, während Ihr Gesprächspartner seinen Monolog hält.)

Im Rahmen unseres TLC-Programms bitten wir unsere Patienten, eine Liste all ihrer potenziellen Gesprächspartner zu erstellen: der Menschen, mit denen sie sich während eines Grübelanfalls eine Unterhaltung vorstellen können, entweder am Telefon oder von Angesicht zu Angesicht. Dazu gehören nicht nur Familienmitglieder und Verwandte, sondern auch Freunde, Kollegen, Nachbarn und jeder, der ihnen einfällt – selbst alte Bekannte, die weit weggezogen sind.

Ich möchte Sie dazu einladen, sich einen Moment Zeit zu nehmen und eine solche Liste zu erstellen. (Ein Muster finden Sie auf Seite 128.) Dabei ist es vielleicht hilfreich, bei jeder Person einzuschätzen, wie wohl Sie sich dabei fühlen würden, mit ihr Kontakt aufzunehmen (dies tun Sie mit einer 10-Punkte-Skala), und wie es um ihre Ansprechbarkeit im Bedarfsfall steht.

Gesprächspartner

Kontakt	Wie angenehm? (1–10)	Wie gut erreichbar? (1–10)
Mutter	8	10
Vater	4	9
Beatrice (beste Freundin)	9	5
Judith (Schwester)	5	3
Thomas (Bruder)	7	5
Robert & Angela (Nachbarn)	4	2
Ann (Chefin)	3	5
Helen (Freundin aus der Highschool)	8	?

Sobald Sie das nächste Mal einen Gesprächspartner brauchen, nehmen Sie am besten zuerst Kontakt mit den Menschen auf, die Ihnen
am angenehmsten und aller Wahrscheinlichkeit nach auch am ehesten erreichbar sind, wenn Sie sie am meisten brauchen. Es geht einfach darum, in dem Moment, in dem Sie merken, dass Sie bei negativen Gedanken verweilen, eine Unterhaltung oder irgendeine
andere Ihre Aufmerksamkeit fesselnde Aktivität in Gang zu setzen.
Möglicherweise werden Sie sich mit manchen Menschen auf
Ihrer Liste wohler fühlen – und erreichen, dass sie Ihnen öfter zur
Verfügung stehen –, wenn Sie ihnen einfach von Ihrem Plan erzählen, die Unterhaltung als Strategie zur Unterbrechung des schädlichen Grübelprozesses zu nutzen. Es gibt natürlich keine Garan-
tien, aber ich habe beobachtet, dass Freunde und Angehörige oft erstaunlich wohlwollend und mitfühlend reagieren, wenn sie in diese
Sache eingeweiht werden. Die wohl häufigste Antwort, die meine
Patienten erhalten, lautet: »Danke, dass du mir genug vertraust, um
mir davon zu erzählen. Ruf mich ruhig jederzeit an, wenn du mich
brauchst.«

Gemeinsame Aktivitäten Zu den besten Aktivitäten zur Vermeidung des Grübelns gehören oft die, die wir gemeinsam mit anderen durchführen. Schon allein die Gegenwart eines anderen Menschen hilft, unsere Gedanken vor dem Abschweifen nach innen zu bewahren.

Vor einigen Jahren behandelte ich eine einsame, depressive Hausfrau, die begann, ehrenamtlich für die Hilfsorganisation »Habitat for Humanity« zu arbeiten, nachdem ihr jüngstes Kind aufs College gegangen war. Als sie mir das erste Mal erzählte, dass sie sich viel besser fühle, seit sie dort arbeite, nahm ich an, das läge daran, dass sie in dieser Organisation neue Freundschaften geschlossen habe. Doch ich hatte unrecht. Sie lebte noch immer sehr zurückgezogen, und sie hatte sich dort niemandem angeschlossen. Geholfen hatte ihr vielmehr, dass sie bestimmte Aufgaben erledigen musste – Nägel einschlagen, Bretter transportieren, Rigipsplatten schmirgeln –, Dinge, auf die sie sich gemeinsam mit anderen fokussieren konnte. »Wenn ich irgendetwas davon allein zu Hause getan hätte«, sagte sie, »hätte es mir keinen Spaß gemacht, und ich hätte wahrscheinlich die ganze Zeit gegrübelt. Aber dass einfach noch jemand da war, machte den entscheidenden Unterschied. Ich weiß nicht genau, wie, aber es hat mich davon abgehalten, mich in meinen eigenen Gedanken zu verlieren – obwohl wir bei der Arbeit eigentlich nie viel geredet haben.«

Dieses Prinzip kann ich aus eigener Erfahrung nur bestätigen. (Und man hat festgestellt, dass Männer sich oft wohler dabei fühlen, anlässlich gemeinsamer Aktivitäten Kontakte zu knüpfen als im Rahmen von vertraulichen Gesprächen.) Als ich auf der Hochschule war, hatte ich hin und wieder selbst mit quälenden Grübeleien wegen meiner noch nicht fertiggestellten Dissertation zu kämpfen (bei der ich auf einige unerwartete Schwierigkeiten stieß). Die bei Weitem beste Medizin war dann die, meinen Schreibtisch zu verlassen und mich auf dem örtlichen Sportplatz in eine Runde Basketball zu stürzen. Ich brauchte nur wenige Minuten auf dem Platz hin und her zu laufen (oft mit einer Gruppe völlig Fremder), und schon nahm mich das Spiel völlig gefangen, und mein Geist wurde zu einer sorgenfreien Zone.

Spiel   Interaktive Spiele sind eine besonders effektive Methode, um das Grübeln zu beenden. Dies trifft vor allem auf Spiele zu, die eine körperliche Aktivität beinhalten –Tennis, Squash, Golf, Volleyball, Basketball, Bowling und so weiter –, weil es schon allein viel Konzentration erfordert, die Bewegung des Körpers zu koordinieren. (Aktive Spiele wie diese bieten zugleich auch die antidepressiven Vorteile körperlicher Bewegung und – oft – verbesserter sozialer Beziehungen.)

Eine interessante neue Möglichkeit in diesem Bereich ist die unglaublich beliebte elektronische Nintendo-Wii-Konsole mit einem ferngesteuerten Controller, um Sportarten und Spiele zu simulieren. Überraschenderweise ist Wii auch bei Leuten, die normalerweise anstrengende Aktivitäten meiden – Bewohner von Altersheimen zum Beispiel –, der große Hit, weil es ihnen die Möglichkeit bietet, ansonsten unzugängliche Erfahrungen zu genießen (wie Tennis oder Golf), und zwar mithilfe einer Fernbedienung, mit der die Spielbewegungen gesteuert werden.

Doch selbst Karten- und Brettspiele können einen ähnlichen Anti-Grübel-Effekt haben, vor allem wenn sie uns in Kontakt mit anderen Menschen bringen. Und auch in diesem Fall hat die Technologie dafür gesorgt, dass wir diese Spielerfahrungen auf eine Weise machen können, die man sich vor einigen Jahrzehnten noch gar nicht hätte vorstellen können. So gibt es Websites, die Sie im Handumdrehen mit Tausenden von potenziellen Online-Spielpartnern überall auf der Welt verbinden. In buchstäblich weniger als einer Minute sind Sie mit anderen online in eine Partie Scrabble, Monopoly, Bridge, Schach, Backgammon oder jede andere Aktivität verwickelt, die Sie von Ihrem Grübeln ablenkt.

Musik   Obwohl traurige Musik als Auslöser für das Grübeln dienen kann – wie auch Musik, die wir lediglich mit unangenehmen Ereignissen assoziieren –, finden die meisten Menschen zumindest einige Arten von Musik so fesselnd, dass sie mit ihrer Hilfe einen Grübelanfall unterbrechen können. Sollte dies auch auf Sie zutreffen, eröffnet Musik Ihnen eine Vielfalt an Möglichkeiten. Und was am allerwichtigsten ist: Sie können Musik hören, um dem Nachhängen negativer Gedanken in potenziell gefährlichen Situationen vorzubeugen: beim Autofahren, Ausruhen, bei alltäglichen Hausarbeiten, Gartenarbeiten und so weiter. (Wie wir in Kapitel 6 sehen werden, kann man auch bei vielen Sportarten leicht ins Grübeln geraten, vor allem, wenn man allein trainiert, wobei interessante Musik jedoch als wunderbares Gegenmittel dienen kann.)

Hörbücher Eine Depression kann uns zeitweise unserer Konzentrationsfähigkeit berauben, sodass uns das Lesen sehr schwerfällt. Viele Patienten haben mir jedoch gesagt, dass ein Hörbuch, ob auf Kassette oder CD, eine weitaus realistischere Wahl darstellt. Hörbücher können einem ähnlichen Zweck dienen wie Musik – vor allem in Zeiten, in denen Sie allein sind und einer stumpfsinnigen Aktivität nachgehen, bei der Sie normalerweise leicht ins Grübeln geraten.

Videos Zeit passiv vor einem Bildschirm zu verbringen – fernzusehen oder Filme anzuschauen –, sollten depressive Patienten normalerweise vermeiden, da dies leicht zum Grübeln verleiten kann. (Es kann auch die Aktivität in der linken Stirnrinde verringern und damit die depressiven Symptome verschlimmern.) Doch in Situationen, in denen keine wirklichen Alternativen zur Verfügung stehen, werden Sie wahrscheinlich feststellen, dass einige Filme und Fernsehprogramme spannend genug sind, um einen Grübelanfall zu unterbrechen. Deswegen ist es sicherlich keine schlechte Idee, ein paar interessante DVDs oder Videokassetten zu haben, die Sie einwerfen können, wenn Sie allein sind und dringend Ablenkung brauchen.

Brainstorming Wir haben bislang nur einige der Aktivitäten angesprochen, die Ihnen helfen könnten, einen Grübelanfall zu beenden. Im Lauf der Jahre haben meine Patienten Dutzende anderer

Möglichkeiten erwähnt, einschließlich Gartenarbeit, ein Instrument spielen, Kochen, Einkaufen, Radiosendungen mit einem hohen Wortanteil hören, mit einem Hund oder einer Katze spielen, ein Tierheim besuchen, Kindern beim Spielen im Park zusehen, einen Brief schreiben, sticken und wandern.

Mit ein wenig Brainstorming werden Ihnen sicher weitere Aktivitäten einfallen, die Sie Ihrer Liste hinzufügen können. Ich möchte Sie dazu ermuntern, sich jetzt einen Moment Zeit zu nehmen, um eine Liste von mindestens zehn Dingen zusammenzustellen, mit denen Sie sich beschäftigen können, wenn Sie sich das nächste Mal beim Grübeln ertappen. Diese Liste kann Möglichkeiten mit einschließen, die wir bereits angesprochen haben, wie auch einige andere, die Ihnen selbst in den Sinn kommen. Bitte beachten Sie: Wenn Sie schon eine ganze Weile depressiv sind, könnte es hilfreich sein, an Dinge zurückzudenken, die Sie vor Ausbruch der Krankheit genossen haben. Sie können sich viele von ihnen hier und jetzt wieder als Anti-Grübel-Aktivität zurückerobern.

Nehmen Sie das Heft in die Hand. An früherer Stelle haben wir darüber gesprochen, wie wichtig es ist, risikoreiche Situationen in Ihrem Leben zu erkennen – Zeiten, in denen es sehr wahrscheinlich ist, dass Sie in einem ausgedehnten Grübelanfall stecken bleiben. Die effektivste Art, mit solchen Situationen fertig zu werden, ist, sie von vornherein zu vermeiden: Entwerfen Sie immer im Voraus Ihren Tagesplan, und füllen Sie Zeiten potenzieller Inaktivität und sozialer Isolation mit interessanten Aktivitäten.

Wenn Sie das Muster-Grübelprotokoll meiner Patientin betrachten (siehe Seite 121), werden Sie sehen, dass sie häufig während risikoreicher Aktivitäten grübelte: auf dem Weg zur Arbeit oder nach Hause und beim Fernsehen. Was könnte sie besser machen? Als Erstes könnte sie den großen Zeitblock, der dem Fernsehen nach der Arbeit gewidmet ist, in Angriff nehmen – auf ihrem Kalender als gefährliche Zeit eines jeden Tages einkreisen und dann durch andere Aktivitäten ersetzen (irgendwelche von den vielen in diesem Kapitel erwähnten). Ebenso könnte sie das Risiko des Grübelns während der Zeit des Pendelns – das sich wahrscheinlich nicht vermeiden lässt – mithilfe einfacher Strategien wie interessanter Musik oder einem interessanten Hörbuch verringern (möglicherweise auch indem sie jemanden findet, mit dem sie eine Fahrgemeinschaft bildet, womit sie einen Gesprächspartner hätte).

Falls Sie es noch nicht getan haben, möchte ich Sie noch einmal dazu ermutigen, stündlich Buch über Ihre Grübeleien zu führen (und die Aktivitäten aufzuführen, die diese fördern beziehungsweise verhindern). Diese Übung wird Ihnen nicht nur helfen, die Situationen zu erkennen, in denen Sie am ehesten grübeln, sondern Ihnen auch als Katalysator dienen, um insgesamt aktiver zu werden.

Stellen Sie ein Gefühl des Gleichgewichts her

Einige der effektiven Anti-Grübel-Strategien, die wir betrachtet haben – zum Beispiel unter Leute gehen und Sport treiben –, sind per se antidepressiv, und die meisten Menschen würden davon profitieren, ihnen mehr Zeit zu widmen. Andere Aktivitäten, über die wir gesprochen haben – wie Spiele spielen und Videos anschauen –, sind hingegen vor allem deswegen wertvoll, weil sie für eine momentane Ablenkung von negativen Gedanken sorgen.

Wie wir gesehen haben, kann ein bisschen Ablenkung äußerst hilfreich sein. Wird diese Strategie jedoch zu oft angewendet, kann sie zu einer Vermeidungsstrategie ausarten – das heißt als Flucht nicht nur vor negativen Gedanken, sondern auch vor dem Rest des Lebens dienen.

Das war bei Julie der Fall, einer Patientin, die im vergangenen Jahr an einer unserer TLC-Gruppen teilnahm. Julie fand heraus, dass sie sich sehr gut vom Grübeln ablenken konnte, wenn sie Zeit am Computer mit Videospielen, dem Surfen im Netz und Ähnlichem verbrachte – allerdings dauerte es nicht lange, bis sie den größten Teil des Tages vor dem Bildschirm klebte. Das führte dazu, dass sie vielen anderen wichtigen – aber nicht so vergnüglichen – Aktivitäten aus dem Weg ging: Rechnungen bezahlen, Wäsche machen, Lebensmittel einkaufen, die Kontoauszüge kontrollieren und die Wohnung putzen. Das nagende Schuldgefühl, all diese Dinge zu vernachlässigen, ergriff dann jedes Mal von ihr Besitz, wenn sie eine Computerpause einlegte. Paradoxerweise führte ihre chronische Vermeidungshaltung zu einem Mehr an grüblerischen Gedanken in jedem ungeschützten Augenblick dieser Pausen (zum Beispiel: »Ich muss diese Rechnung wirklich bezahlen, bevor sie überfällig ist«), was wiederum zur Folge hatte, dass sie sich noch öfter und länger an den Computer flüchtete.

Als sie ihr Dilemma in unserer Gruppe zur Sprache brachte, war überall am Tisch wissendes, mitfühlendes Nicken zu sehen. Eine Depression kann einen Menschen so vollständig seiner Energie berauben, dass er selbst einfache Aufgaben als erdrückend empfindet. Umso verlockender wird es, ihnen aus dem Weg zu gehen. Und dieses Aus-dem-Weg-Gehen wird schließlich zur Gewohnheit, eine, die noch lange, nachdem die depressiven Symptome zu schwinden beginnen, fortbestehen kann. Glücklicherweise stießen Julies Mitpatienten sie jedoch sanft mit der Nase auf das Problem und halfen ihr, die gefährliche Falle zu erkennen, in die sie getappt war, sowie die Notwendigkeit, das Vermeidungsmuster zu durchbrechen.

Wenn Ablenkungsstrategien dazu führen, dass wir gewohnheitsmäßig Dingen aus dem Weg gehen, die unsere Aufmerksamkeit erfordern, können wir diesen Prozess jedoch relativ schnell wieder umkehren. Hierzu müssen wir allerdings einige wichtige Prinzipien berücksichtigen.

Erstens kann eine Aufgabe, vor der man sich drückt, weil sie einen zu überfordern scheint, normalerweise in kleinere, weniger entmutigende Schritte zerteilt werden. Wenn Sie zum Beispiel das Gefühl haben, dass das Putzen der gesamten Küche im Moment einfach zu viel für Sie wäre, können Sie das Projekt in einfachere Aufgaben untergliedern: die Spülmaschine ausräumen, sie wieder füllen, die Arbeitsflächen abwischen, Töpfe und Pfannen spülen, den Boden putzen und so weiter. Diese kleineren Aufgaben können dann eine nach der anderen erledigt werden, solange Ihre Energie anhält.

Hilfreich ist es auch, eine Liste all der Aufgaben zu erstellen, denen Sie aus dem Weg gegangen sind, und mit den leichtesten zu beginnen. Einfach irgendeine Aufgabe zu erledigen – selbst eine einfache, wie das Bezahlen einer Rechnung, die nur kurze Zeit in Anspruch nimmt – sorgt oft für das befriedigende Gefühl, eine Leistung vollbracht zu haben. Und für die meisten von uns ist es eine lohnende Erfahrung, etwas von unserer Aufgabenliste streichen zu können. Es verleiht uns Schwungkraft, die wir dann nutzen können.

Wenn Sie lange vernachlässigte Aufgaben in Angriff nehmen, ist es jedoch wichtig, dass Sie sich realistische Ziele setzen, wie viel Sie jeweils schaffen können. Im Allgemeinen ist es gut, mit bescheidenen Zielen anzufangen, vor allem wenn Sie oft zu der Vermeidungstaktik gegriffen haben oder noch immer unter schweren depressiven Symptomen leiden. Für viele meiner Patienten war es ein realistisches Ausgangsziel, nur zehn Minuten pro Tag mit zuvor vermiedenen Aufgaben wie dem Bezahlen einer Rechnung oder der Hausarbeit zu verbringen. Normalerweise waren sie aber in der Lage, diese Zeit Tag für Tag um ein paar Minuten zu verlängern, als ihr Durchhaltevermögen wuchs.

Vergessen Sie schließlich nicht das zeitlose Prinzip: alles in Maßen. Will man das Grübeln und die Depression selbst überwinden, ist es wichtig, sich ein Gefühl des Gleichgewichts zu bewahren. Einige Zeit mit lange vernachlässigten Aufgaben zu verbringen ist heilsam (und kann dem Grübeln entgegenwirken), ihnen zu viel Zeit zu widmen, kann jedoch eine Überforderung darstellen und letztlich die Dinge verschlimmern. Ebenso ist ein bescheidenes Maß an Ablenkung – Videospiele spielen, Filme anschauen und im Internet surfen – in Ordnung, vor allem wenn es dazu dient, einen Grübelanfall zu beenden, doch exzessive Ablenkung kann sich leicht zu einem gefährlichen Vermeiden von Verantwortung auswachsen.

Ebenso kann, wie wir gesehen haben, ein bescheidenes Maß an Grübelei konstruktiv sein, wenn es zu wichtigen Einsichten in unsere Situation führt. Ein wenig Nachdenken über unsere Probleme kann sehr viel bewirken. Bei den meisten unter einer Depression leidenden Menschen geht das Gleichgewicht zwischen Denken und Tun jedoch leicht verloren, und das Grübeln wird zu einer dauerhaften Gewohnheit, die an eine Sucht grenzt – und dabei die depressiven Symptome verstärkt und sich als schwieriges Hindernis auf dem Weg zur Genesung erweist.

Wenn Sie die Prinzipien und Strategien, die wir in diesem Kapitel besprochen haben, in die Praxis umsetzen, werden Sie feststellen, dass das Grübeln eine Gewohnheit ist, mit der man tatsächlich brechen kann. Indem Sie dies tun, werden Sie die wichtige Reise unternehmen vom inneren Gefängnis Ihrer eigenen Gedanken zu der weitaus lohnenderen Welt, für die Sie geschaffen wurden – die Welt mit anderen Menschen und Aktivitäten.

6

Mit körperlicher Bewegung gegen Depressionen

Wie die meisten der Patienten aus unserem Behandlungsprogramm war Alice seit langer Zeit klinisch depressiv, seit fast zwölf Jahren. Und nichts hatte ihr je geholfen. Keine Medikamente. Keine Therapie. Nicht einmal, dass die Zeit verrann. Mit 61 hatte sie die Hoffnung so gut wie aufgegeben, jemals wieder ganz gesund zu werden. Doch dann las sie einen Bericht über unsere TLC-Methode in der Lokalzeitung und fand, dass es einen Versuch wert sei, sie auszuprobieren.

Schon bevor sie mit uns Kontakt aufgenommen hatte, war Alice aufgefallen, dass sie sich nach einem Spaziergang oft besser fühlte. Deswegen stießen wir auf offene Ohren, als wir ihr vom antidepressiven Nutzen regelmäßiger körperlicher Bewegung erzählten. Allerdings fragte sie sich, ob ein Spaziergang als Aktivität intensiv genug sei, um die genannte Wirkung zu erzielen. Wir versicherten ihr, dass dies möglich sei, wenn sie bereit wäre, regelmäßig flottere und längere Spaziergänge zu unternehmen. Um ihr hierbei zu helfen, baten wir einen unserer Personal Trainer, sich zu Beginn jede Woche mit Alice zu gemeinsamen kleinen Wanderungen zu treffen. Alice genoss diese Ausflüge nicht nur, sie wusste es auch zu schätzen, dass die Zeit in Gesellschaft des Personal Trainers viel schneller verging. Außerdem plante sie ihre Ausflüge so, dass sie von der stimmungsaufhellenden Wirkung der Sonnenexposition profitierte. Schon bald unternahm sie mehrmals pro Woche stramme Spaziergänge, oft in Gesellschaft ihres Ehemanns oder einer Freundin. Zu ihrer Überraschung stellte sie fest, dass sie allmählich besser schlief, dass sie mehr Energie hatte und sich ihre Gemütslage sowie die Fähigkeit, klar zu denken, verbesserten.

Innerhalb von drei Monaten war Alice, wie sie es formulierte, »zu 99 Prozent depressionsfrei«. Seit Jahren hatte sie sich nicht so gut gefühlt. Und obwohl ihrer Meinung nach jede Komponente unseres Behandlungsprogramms geholfen hatte, sie von der Depression zu heilen, war sie davon überzeugt, dass die körperliche Bewegung bei Weitem den größten Anteil daran gehabt hatte.

Das Bewegungsdilemma

Die Mehrzahl der Menschen treibt heute nicht regelmäßig Sport.[1] Dieses Ergebnis überrascht nicht, wirft aber eine interessante Frage auf: Wenn eigentlich jeder gut in Form sein möchte und eigentlich Sport treiben will, und zwar regelmäßig, warum tun es dann nur so wenige? Nun, zum einen haben wir alle eine Litanei an Ausreden. Wir sind zu beschäftigt, zu müde, zu überarbeitet, zu unmotiviert, zu knapp bei Kasse, haben zu viele Verpflichtungen, genieren uns oder empfinden es sogar als zu peinlich, in der Öffentlichkeit beim Sporttreiben gesehen zu werden. Doch solche Entschuldigungen überdecken oft nur eine tiefere Wahrheit: Sport zu treiben ist einfach anstrengend.

Vielleicht haben Sie sich wie die meisten Menschen irgendwann einmal geschworen, ein ehrgeiziges neues Trainingsprogramm in Angriff zu nehmen, nur um festzustellen, dass sich Ihr Vorsatz innerhalb weniger Tage in nichts auflöste. Wenn Sie nicht zu den Glücklichen gehören – denen, die es wirklich genießen, Sport um des Sports willen zu treiben –, gehen Sie das Thema Sport vielleicht sogar mit einem vagen Gefühl der Furcht an.

Das kann ich gut nachvollziehen. Tatsächlich glaube ich, dass der Versuch, Sport zu treiben, etwas ausgesprochen Unnatürliches hat. Um zu verstehen, warum, müssen wir zu der Tatsache zurückkehren, dass unser Körper und unser Gehirn noch weitgehend für ein Leben in der Steinzeit geschaffen sind, für die Bedingungen der Jäger und Sammler, die die längste Zeit der Menschheitsgeschichte prägten. Und jetzt kommt's: Jäger und Sammler treiben nie Sport. Das brauchen sie nicht. Ihr normaler Tagesablauf beinhaltet so viel körperliche Bewegung – mehrere Stunden täglich –, dass sie, wann immer möglich, jede darüber hinausgehende Anstrengung vermeiden.[2]

Warum? Stellen Sie sich vor, einer unserer Jäger-und-Sammler-Vorfahren hätte beschlossen, Sport zu treiben. Neben den 16 Kilometern, die er bereits täglich bei der Jagd, dem Wasserschleppen und der Suche nach einem Lagerplatz zurücklegen musste, hätte er sich zum Beispiel darangemacht, nur aus Spaß noch ein paar Extra-Kilometer pro Tag zu joggen. Keine sehr kluge Entscheidung, befürchte ich, denn bei all dieser zusätzlichen Lauferei wären Tausende von kostbaren Kalorien verbrannt worden – Kalorien, die unser Vorfahre als Körperfett hätte speichern können, als Reservekraftstoff für den nächsten unausweichlichen Ernährungsengpass. Offen gesagt kann man angesichts der Tatsache, dass unsere Jäger-und-Sammler-Vorfahren dem allgegenwärtigen Risiko ausgesetzt waren, an Hunger zu sterben, darauf wetten, dass nur wenige Steinzeitjogger je lange genug überlebten, um ihre »Sportgene« an künftige Generationen weiterzugeben.

Unsere klügsten Vorfahren waren demnach die, die eine einfache Regel befolgten: Investiere deine Energie nur in Aktivitäten, die einem klaren Zweck dienen. Diese Regel war für das Überleben der Menschen so wichtig, dass sie letztlich Teil unseres genetischen Erbes wurde, Teil der Programmierung unseres Gehirns. Es ist eine Regel, die wir noch immer verinnerlicht haben. Viele Menschen erfahren dies auf die harte Tour, wenn sie versuchen, Willenskraft zum

Sporttreiben aufzubringen. Wenn sie sich dem gefürchteten Laufband oder dem Ergometer nähern, ist es so, als würde ein Teil ihres Gehirns aufschreien:»Lass das! Du kommst doch nirgendwohin mit diesem Ding. Du musst Kalorien sparen!«

Wir können eben dieses Prinzip – die Programmierung, nutzlose Aktivitäten zu meiden – bei Laborratten beobachten. Bewegungsforscher haben es schwer, die kleinen Kerle dazu zu bringen, auf einem Laufband zu laufen. Die Ratten tun alles Erdenkliche, um nicht laufen zu müssen, ja, sie hocken sogar einfach so lange da, bis die Maschine anfängt, das Fell und die Haut an ihrem Rücken abzuschürfen. Wenn Sie zum Sporttreiben gezwungen werden, fühlen sie den gleichen Schmerz wie wir. Doch im Gegensatz zu den Ratten haben wir das nagende Gefühl, dass wir mehr Sport treiben sollten.

Warum Sporttreiben nützlich ist

Die Ärzteschaft erzählt uns seit Jahren, dass wir uns mehr bewegen sollten. Die meisten von uns können sogar eine lange Liste von gesundheitlichen Vorteilen aufzählen, die mit körperlichen Aktivitäten einhergehen: niedrigerer Blutdruck, Stärkung des Immunsystems, größere Knochendichte und ein vermindertes Diabetes-, Fettleibigkeits- und Herzerkrankungsrisiko.[3] Regelmäßiger Sport hilft unserem Körper sogar, jung zu bleiben.

Doch obwohl jeder weiß, dass Bewegung einer der Schlüssel für körperliche Gesundheit ist, erkennen nur wenige, dass sie gleichermaßen wichtig für den Erhalt der geistigen Gesundheit ist. Die jüngste Forschung zeigt, dass Bewegung sogar eine Depression heilen kann.

Als ich Anfang der 1990er-Jahre an der Duke University studierte, begann einer meiner Professoren, Dr. Jim Blumenthal, Sport als Behandlungsmethode bei Depressionen zu untersuchen. Es ist mir richtig peinlich, dies zuzugeben, doch als ich das erste Mal von Blumenthals Forschung hörte, hielt ich die Idee für ziemlich hirnrissig. Ich kann mich noch daran erinnern, mit einem meiner Studienkollegen darüber gesprochen zu haben. »Vielleicht fühlt man sich ja ein paar Minuten lang besser, wenn man Sport getrieben hat, aber wie in aller Welt soll das helfen, wenn man schwer depressiv ist? Das kann ich mir einfach nicht vorstellen.«

Doch Blumenthal kannte die starke antidepressive Wirkung körperlicher Bewegung aus seiner klinischen Praxis. Damals führte er die ehrgeizigste Studie aller Zeiten zum Thema Sport und Depression durch.[4] An dieser Studie nahmen 156 depressive Patienten teil – die meisten von ihnen in mittlerem Alter und bedauernswert unfit –, die nach dem Zufallsprinzip entweder mit dem häufig verschriebenen Antidepressivum Zoloft behandelt wurden oder ein Trainingsprogramm absolvieren mussten.

Möglicherweise denken Sie, dass ein Trainingsprogramm, mit dem sich eine Depression wirksam bekämpfen lässt, ziemlich mörderisch sein muss. Vielleicht stundenlanges tägliches Laufen? Oder anstrengendes Gewichtheben, bis die Nackenvenen hervortreten? Unglaublicherweise ließ Blumenthal seine Probanden jedoch einfach nur dreimal am Tag einen flotten halbstündigen Spaziergang unternehmen. Das war alles. Und diese erstaunlich niedrige »Dosis« an körperlicher Bewegung war effektiver als das Antidepressivum. Die beiden Behandlungsmethoden erwiesen sich in den ersten Monaten als gleichermaßen gut, doch nach zehn Monaten war die Wahrscheinlichkeit, depressionsfrei zu bleiben, bei den sporttreibenden Probanden viel höher als bei den mit dem Medikament behandelten.

Dieses Ergebnis war kein Zufallstreffer: Inzwischen zeigen über ein Dutzend klinische Versuche, dass Sport eine effektive Methode zur Behandlung von Depressionen ist. Wie funktioniert das? Wie wir in Kapitel 1 gesehen haben, verändert sportliche Betätigung das Gehirn. So wie ein Antidepressivum erhöht sie die Aktivität wichtiger Gehirnchemikalien wie Serotonin und Dopamin. Sie stimuliert im

Gehirn auch die Freisetzung eines wichtigen Wachstumshormons (Brain-derived neurotrophic factor, BDNF), das wiederum die gehirnschädigenden Wirkungen der Depression umkehren kann.[5] Es verbessert sogar die Gedächtnisleistung und die Konzentrationsfähigkeit und hilft uns, klarer zu denken. Einfach gesagt: Sport ist Medizin – eine, die stärker auf das Gehirn einwirkt als jedes Medikament.

Es muss einen besseren Weg geben

An diesem Punkt ist es jedoch fair zu fragen: Was nützt es, all die Vorteile körperlicher Bewegung zu kennen, wenn wir uns doch nicht dazu aufraffen können? Schließlich haben wir gesehen, dass wir dazu geschaffen wurden, zusätzliche körperliche Aktivitäten zu meiden. Wie also können wir einen Weg finden, uns tatsächlich regelmäßig sportlich zu betätigen?

Zum Glück gibt es einen Ausweg aus diesem Dilemma. Ja, wir sind darauf programmiert, zusätzliche körperliche Aktivitäten zu meiden – aber was ist mit notwendigen Aktivitäten? Ist Ihnen je aufgefallen, wie viel leichter es ist, körperlich aktiv zu sein, wenn Sie dabei ein klares Ziel vor Augen haben?

Dieser Punkt wurde mir noch einmal ganz deutlich, als mir kürzlich meine Frau Maria von ihrer Großmutter Peterson erzählte. Die Frau ist weit über achtzig und wird von arthritischen Knien geplagt. Sie hatte es sich zur Gewohnheit gemacht, den größten Teil des Tages mit ihrem Chihuahua auf einem Ruhesessel im Wohnzimmer zu sitzen. Sie bewegte sich kaum noch. Natürlich redeten ihre Ärzte ihr immer wieder ins Gewissen und sagten ihr, dass sich ihre Arthritis vermutlich bessern würde, wenn sie nur ein bisschen Bewegung hätte. Aber das nützte nichts, sie konnte sich einfach nicht dazu aufraffen. Familienangehörige flehten die Großmutter immer wieder an, mit ihnen einen Spaziergang um den Block zu unternehmen, doch sie wollte nichts davon wissen. »Das ist zu anstrengend für mich«, sagte sie. »Geht ihr nur. Ich sehe mir inzwischen die Show zu Ende an.«

Eines Tages griff ihre Familie zu einer anderen Taktik. Sie lud die Großmutter zu einem gemeinsamen Besuch des örtlichen Einkaufszentrums ein. Schließlich war sie immer gern shoppen gegangen, seit Jahren aber nicht mehr an diesem Ort gewesen. Glücklicherweise fand sie dieses Angebot zu verlockend, um es abzulehnen, also zogen sie los. Maria schätzte – großzügig –, dass ihre Großmutter nach etwa zehn Minuten erschöpft aufgeben würde. Doch zur Überraschung aller hielt die Großmutter auch nach drei Stunden noch immer wunderbar durch. Sie genoss den Ausflug mit den Mädchen in vollen Zügen und vergaß einfach ihre arthritischen Knie. Irgendwie war sie in der Lage, so wie alle anderen weiter »zu jagen und zu sammeln«.

Die Sache ist offensichtlich die: Wann immer wir von einer vergnüglichen, sinnvollen Aktivität gefangen sind, nimmt unsere Toleranz für körperliche Bewegung drastisch zu. Tim McCord ist jemand, der dieses Prinzip besser nutzt als jeder andere, den ich kenne. Tim, ein bescheidener Mittelschullehrer aus Titusville, Pennsylvania, hat die Aufmerksamkeit der Nation auf sich gezogen, weil er ein ungeheuerliches Ziel verfolgt: jeden Schüler in seinem Schulbezirk dazu zu bringen, ein intensives tägliches Trainingsprogramm durchzuführen. Aufgrund jahrelanger heldenhafter Anstrengungen hat er es geschafft, dass die Schüler von Titusville täglich mehr als vierzig Minuten lang intensiv trainieren. Viele Kinder kommen hierzu sogar während der Sommerferien freiwillig in die Schule.

Dank eines der wunderbaren Zufälle des Lebens saß ich vor einigen Jahren bei einem Überlandflug neben Tim. Je mehr wir ins Gespräch kamen, desto beeindruckter war ich von dem, was er mit seinen Schülern erreicht hat. Ich weiß nicht, wie es Ihnen ergangen ist, doch mir hat es immer vor dem Turnunterricht gegraust, und ich erinnere mich an niemanden, der dort gut in Form gekommen ist

(Seilabschürfungen: ja, eine gute Kondition: eher nicht). Wie in aller Welt hat Tim dann mit seinem Fitnessprogramm so viele Kinder ins Boot geholt?

»Das Wichtigste ist«, sagte er, »die Workouts so interessant wie möglich zu gestalten. Wenn die Kids voll dabei sind, merken sie nicht, wie hart sie arbeiten. Denken Sie zum Beispiel an das Ergometer. Es ist ein langweiliges Gerät, stimmt's? Setzt man die Kinder auf das Rad, unternehmen die meisten einen kleinen halbherzigen Versuch und hüpfen dann nach wenigen Minuten wieder herunter. Doch vor einigen Jahren haben wir einige unserer Räder mit einem Videospiel verbunden – es heißt *Game Riders* –, und die Kinder müssen treten, um zu spielen. Jetzt sind sie so fasziniert davon, dass sie dasitzen und wie verrückt in die Pedale treten. Man kriegt sie nicht mehr runter von den verflixten Dingern!« Er lachte und erzählte mir ein Beispiel nach dem anderen von Schülern, die ganz in ihrem Training aufgehen: Die Kinder werden von Aktivitäten gefesselt, die von Tanzwettbewerben über virtuelle Reality Games und Mannschaftssportarten bis hin zu alten Schulhofspielen wie Fangen und Schweinchen in der Mitte reichen.

Das macht absolut Sinn, oder? Die Zeit fliegt wirklich dahin, wenn wir von etwas Unterhaltsamem gefangen sind, selbst wenn dabei körperliche Bewegung eine Rolle spielt. Es ist ein Prinzip, das für Tim McCords Schüler wunderbar funktioniert – und für Marias Großmutter funktionierte. Eben dieses Prinzip werden wir genau im Auge behalten, wenn es darum geht, ein antidepressiv wirkendes Trainingsprogramm zu entwerfen, das auch Sie bei der Stange hält.

Erstens: Das Training muss aerob sein

Wie hart muss man trainieren, um eine antidepressive Wirkung zu erzielen? Forscher haben sich ausgiebig mit dieser Frage beschäftigt und durchgängig einen großen therapeutischen Nutzen bei aerobem

Training festgestellt – die Art von Training, die dafür sorgt, dass Ihre Herzfrequenz mehrere Minuten hintereinander erhöht bleibt.[6] Gängige aerobe Aktivitäten sind Joggen, schnelles Gehen, Schwimmen, Radfahren, Mannschaftssport, Wandern, Tanzen und Treppensteigen.

Genau genommen ist ein Training aerob, wann immer es Ihren Puls in einen Bereich von 60 bis 90 Prozent Ihrer maximalen Herzfrequenz bringt. Sie können dieses Maximum – die Anzahl der maximalen Herzschläge pro Minute – mit einer einfachen Formel berechnen: 220 minus Ihr Alter. Aber Sie brauchen erst gar nicht zu rechnen. Die Tabelle auf S. 146 zeigt Ihre geschätzte maximale Herzfrequenz sowie die aeroben Werte im Bereich zwischen 60 und 90 Prozent dieses Maximums. (Die Werte sind für jede Erwachsenen-Altersgruppe angegeben.) Wir werden in Kürze auf diese Zahlen zurückkommen.

Bevor Sie mit einem aeroben Training beginnen können, müssen Sie auch wissen, wie Sie Ihre Herzfrequenz oder Ihren Puls messen. Wahrscheinlich hat man Ihnen beim Arzt schon oft den Puls gemessen, sodass Sie sich an das Wesentliche erinnern: Man umfasst Ihr Handgelenk, schaut auf die Uhr, rechnet ein wenig, und das war es auch schon. Keine große Sache, oder? Aber es ist ein bisschen schwieriger, als es aussieht (vor allem während des Trainings).

Um das Pulsmessen richtig hinzubekommen, brauchen die meisten Menschen eine Einweisung und ein bisschen Übung. Wenn Sie sich für diese Variante entscheiden, sollten Sie beim nächsten Besuch Ihres Arztes ihn oder seine Mitarbeiterinnen bitten, Ihnen die grundlegenden Schritte zu erklären.

Letztlich ist es jedoch wahrscheinlich bequemer, einen Pulsmesser (auch Pulsuhr genannt) zu kaufen. Dieses kleine Gerät verwendet man zusammen mit einem Brustgurt. Es zeigt Ihren Puls fortlaufend und genau an. Pulsuhren von hoher Qualität sind in Sportgeschäften und Elektronikläden (oder online) schon ab etwa 25 Euro erhältlich. Das ist eine Investition, die sich lohnt, weil sie Ihnen hilft, bei Ihrem Workout im aeroben Bereich zu bleiben.

Maximale Herzfrequenz in Abhängigkeit vom Alter

Alter	Aerober Bereich			
	60 % der maximalen Herzfrequenz	75 % der maximalen Herzfrequenz	90 % der maximalen Herzfrequenz	100 % der maximalen Herzfrequenz
20–24	120	150	180	200
25–29	117	147	176	195
30–34	114	143	171	190
35–39	111	139	166	185
40–44	108	135	162	180
45–49	104	131	156	174
50–54	102	127	153	170
55–59	99	123	149	165
60–64	96	120	144	160
65–69	93	116	140	155
70+	90	113	135	150

Doch selbst wenn Sie keinen Pulsmesser kaufen und auch nicht lernen, wie man den Puls misst, können Sie mit ein paar einfachen Faustregeln eine grobe Vorstellung davon erlangen, ob Ihre Herzfrequenz im optimalen Bereich ist oder nicht. Wenn Sie zum Beispiel während des Trainings mühelos eine Unterhaltung führen können, befinden Sie sich wahrscheinlich nicht im aeroben Bereich. Denn in diesem ist es immer ein bisschen schwieriger, sich zu unterhalten. Die Sätze werden abgehackter, weil Sie schwer atmen. Ebenso wird Ihr Training definitiv nicht aerob sein, wenn Sie dabei noch singen können! Wenn Sie jedoch irgendwann nach Luft schnappen, haben Sie den aeroben Bereich sicherlich verlassen und müssen das Tempo ein bisschen drosseln.

Nachdem wir diese wichtigen Grundlagen geklärt haben, können wir uns der Auswahl aerober Aktivitäten zuwenden.

Zweitens: Suchen Sie sich eine Aktivität aus

Ingenieure, die den menschlichen Körper studieren – seine Struktur, Gelenke, Muskulatur und so weiter –, staunen darüber, wie gut er sich für das Gehen eignet. Es ist eine Aktivität, die für den Menschen so natürlich, so mühelos ist, dass selbst Babys, die ja nicht dazu gedrängt werden, schließlich ganz von allein damit anfangen, so als würden sie durch einen Instinkt dazu getrieben. Für das Gehen sind wir wirklich geboren.

Während des größten Teils der Menschheitsgeschichte – bis zur Erfindung des Automobils vor wenigen Generationen – gingen die Menschen sehr viel zu Fuß. Unsere entfernten Vorfahren legten täglich rund 16 Kilometer gehend zurück. Für sie war »ein Tag im Büro« oft einer, den sie mit der Suche nach einem Abendessen verbrachten. Selbst bis ins 19. Jahrhundert hinein, in dem die meisten Amerikaner ihren Lebensunterhalt noch mit der Landwirtschaft verdienten, verrichteten die Menschen den größten Teil des Tages körperliche Arbeit und legten weite Strecken zu Fuß zurück. Und bevor es in den 1940er-Jahren zur Norm wurde, ein Auto zu besitzen, gingen viele Menschen auch weiterhin Tag für Tag mehrere Kilometer zu Fuß. Heute sieht die Situation jedoch anders aus. Der westliche Durchschnittsmensch fährt nun täglich viele Kilometer mit dem Auto oder öffentlichen Verkehrsmitteln und geht relativ wenig zu Fuß.

Da unsere Körper dafür geschaffen sind – und weil es so gut wie jeder tun kann –, ist Gehen eine ideale antidepressive Bewegungsart. Wenn ich dies meinen Patienten sage, fragen sie jedoch manchmal: »Ist Gehen wirklich intensiv genug, um etwas verändern zu können?« Es ist schwer, sich das vorzustellen, nicht wahr? Dennoch hatte Gehen eine überraschend starke Wirkung in Jim Blumenthals berühmter Sportstudie (die, in der mit Sport bessere Ergebnisse erzielt wurden als mit einem Antidepressivum). Das Entscheidende war: Blumenthals Patienten gingen flott genug, um ihre Herzfrequenz in den aeroben Bereich zu bringen, und lange genug, um mithilfe dieser aeroben Aktivität eine heilende Wirkung auf das Gehirn zu erzielen.

Angesichts seiner vielen Vorteile schlage ich Ihnen vor, das Gehen als Ausgangspunkt Ihres Trainingsprogramms zu wählen. Dies ist jedoch keine allgemeingültige Empfehlung. Einige Menschen können zum Beispiel aufgrund einer Verletzung oder Krankheit nicht gehen. Trifft das auf Sie zu, sollten Sie Ihren Arzt nach einer für Sie geeigneten Alternative fragen. (Ich habe einen querschnittsgelähmten Freund, zu dessen Workouts Kajakfahren und Rollstuhlrennen gehören.) Manche Menschen haben bereits eine andere Lieblingssportart, etwas, das sie regelmäßig tun möchten. Ist dies bei Ihnen der Fall, dann lassen Sie sich durch nichts davon abhalten.

Das Wichtigste ist, eine Aktivität zu finden, bei der Sie bleiben. Meine klinische Erfahrung legt zwar nahe, dass strammes Gehen normalerweise eine geeignete Trainingsform ist, doch die Resultate mögen bei Einzelnen unterschiedlich sein. Da es manchmal ein bisschen Ausprobieren erfordert, das richtige Trainingsprogramm zu finden, wird es nützlich sein, wenn Sie nach drei aeroben Aktivitäten suchen, die Ihnen Spaß machen könnten. Auf diese Weise haben Sie dann eine größere Auswahl an Möglichkeiten, wenn wir im restlichen Kapitel ein Übungsprogramm erläutern. In der Tabelle auf Seite 149 habe ich mehrere aerobe Aktivitäten aufgelistet.

Drittens: Legen Sie fest, wie viel, wie lange und wie oft

Wie viel Zeit werden Sie investieren müssen? Forschungsergebnisse deuten darauf hin, dass nur anderthalb Stunden aerobe Aktivität pro Woche ausreichen, um eine antidepressive Wirkung zu erzielen. Dies ist das wöchentliche Ziel, das anzupeilen ich Sie auffordern möchte. (Das ist viel weniger Zeit, als die meisten Menschen an einem einzigen Tag vor dem Fernseher verbringen.)

Aerobe Aktivitäten

Aktivitäten im Freien	Wettkampfsport	Aktivitäten im Fitnessstudio
Flottes Gehen	Fußball	Laufband (joggen/walken)
Jogging	Basketball	Aerobic-Kurs
Schwimmen	Schwimmen	Gewichtheben (Zirkeltraining)
Radfahren	Tennis	Tanzen
Skilanglauf	Tischtennis	Seilspringen
Inlineskaten/ Schlittschuhlaufen	Handball	Rudergerät
Wandern	Volleyball	Wassergymnastik
Klettern	Squash	Crosstrainer
Schwere Gartenarbeit	Badminton	Spinning-Kurs

Hier noch einige Punkte, die Sie dabei berücksichtigen sollten:

▶ Man braucht etwa fünf Minuten Training, bevor der Puls in den aeroben Bereich gelangt. Deswegen sollten Sie die ersten fünf Minuten eines jeden Workouts als Aufwärmphase betrachten. Diese kurze Aufwärmphase darf nicht auf das wöchentliche Anderthalb-Stunden-Ziel angerechnet werden.

▶ Teilen Sie Ihre anderthalb Stunden Training pro Woche in mindestens drei kürzere Workouts ein. Wenn Sie körperlich einigermaßen gesund sind, ist es ideal, drei Workouts von je dreißig Minuten zu planen. (Wenn Sie die fünfminütige Aufwärmphase hinzurechnen, dauert jedes Workout 35 Minuten.) Warum diese Aufgliederung? Weil Ihr Körper, wenn Sie nicht bereits hervorragend in Form sind, einfach nicht die Ausdauer haben wird, länger als dreißig Minuten im aeroben Bereich zu bleiben. Sie sollten die Sache wirklich nicht übertreiben.

▶ Wenn Sie in den letzten Monaten keinerlei Bewegung hatten, empfehle ich Ihnen sogar, mit noch kleineren Trainingseinheiten zu beginnen und sie langsam auszubauen, bis Sie dieses Ziel von

35 Minuten erreicht haben. Sie könnten zum Beispiel damit beginnen, in der ersten Woche nur fünf oder zehn Minuten pro Tag flott zu gehen, und Ihre tägliche Gehzeit dann alle paar Tage um fünf Minuten verlängern, bis Sie genug Ausdauer haben, um 35 Minuten durchhalten zu können, ohne körperlich erschöpft zu sein.

Zwar befinden Sie sich streng genommen schon im aeroben Bereich, wenn Sie bei 60 Prozent Ihrer maximalen Herzfrequenz angelangt sind, doch die besten Ergebnisse wurden in denjenigen Forschungsstudien erzielt, in denen die Probanden aufgefordert wurden, etwas härter zu trainieren – normalerweise im mittleren bis oberen aeroben Bereich. Deswegen schlage ich vor, dass Sie Ihren Zielpuls bei 75 Prozent Ihres Maximums wählen. (Sie können sich hierbei nach der entsprechenden Herzfrequenz für Ihre Altersgruppe richten, siehe Seite 146.) Versuchen Sie während jedes Trainings, diese 75 Prozent so gut wie möglich beizubehalten.

Viertens: Sorgen Sie dafür, dass es Ihnen Spaß macht

Wir haben bereits darüber gesprochen, wie wichtig es ist, jedes Training so angenehm wie möglich zu gestalten. Aber wie können Sie dieses Ideal verwirklichen? Im Folgenden werden Sie von einigen Entdeckungen lesen, die wir im Lauf der Zeit im Rahmen unseres TLC-Programms gemacht haben.

Sorgen Sie für ein geselliges Training.   Wann immer möglich, ist es am besten, mit einem Partner zu trainieren – vor allem einem, dessen Gesellschaft Sie genießen. Da gemeinsame Aktivitäten im Allgemeinen unsere Aufmerksamkeit stark fesseln, vergeht das Training viel schneller. Zudem wirkt sich soziale Unterstützung, wie wir gesehen haben, positiv auf die Gemütslage aus. Neueste Forschungsergebnisse legen nahe, dass es beim Kampf gegen eine Depression sogar effektiver ist, gemeinsam mit anderen statt allein zu trainieren.[7]

Wenn Sie also das nächste Mal einen strammen Spaziergang planen, wäre es eine gute Idee, einen Freund oder Angehörigen zum Mitmachen einzuladen. Falls Sie einen Hund haben, könnten Sie auch ihn zu Ihrem Trainingspartner machen. (Hunde brauchen wie wir viel mehr körperliche Bewegung, als sie normalerweise bekommen.)

Eine andere Möglichkeit – eine, die viele meiner Patienten aufs Höchste empfehlen – ist die, sich regelmäßig mit einem Personal Trainer zu treffen. Dieser leistet Ihnen nicht nur wertvolle Gesellschaft während des Workouts, sondern kann Ihnen dabei auch hervorragende Ratschläge zur rechten Zeit geben. Jedes Fitnessstudio sollte eine Liste der Personal Trainer in Ihrer Gegend haben, Sie finden sie aber zum Beispiel auch über die Internetseite von Verbänden der Personal Trainer.

Natürlich haben einige aerobe Aktivitäten schon an sich eine soziale Komponente. Sportarten wie Basketball und Tennis sind in dieser Hinsicht ausgezeichnet (die Tabelle auf Seite 149 führt noch weitere auf), und viele Gemeinden bieten nun ganzjährig Freizeit-Sportligen für Männer und Frauen aller Alters- und Leistungsgruppen.

Sorgen Sie für ein interessantes Training.   Manchmal ist es einfach nicht möglich, gemeinsam mit jemandem zu trainieren. Aber es gibt andere Wege, Ihr Workout interessant zu gestalten.

Den meisten von uns fällt es zum Beispiel leicht, sich von ihrer Lieblingsmusik fesseln zu lassen. Das gilt für viele der Patienten, mit denen ich gearbeitet habe oder noch arbeite. Mitgerissen vom Rhythmus eines tollen Songs, legen sie eine Ausdauer und Kraft an den Tag, die sie nie erreichen würden, wenn sie still vor sich hin trainieren würden. Wenn Sie also das nächste Mal allein trainieren, könnten Sie einen MP3-Player mitnehmen, auf den Sie flotte Songs aufgespielt haben.

Eine andere großartige Möglichkeit sind Hörbücher. Melanie, eine Freundin von mir, die ihre Depression mithilfe des TLC-Programms überwand, kämpfte monatelang darum, die Willenskraft aufzubringen, ihr Laufband zu benutzen. Es stand meistens nur im Keller herum und verstaubte. Und egal, wie sehr sie es auch versuchte, sie hielt es auf diesem Ding nicht länger als ein paar Minuten aus, bevor die Plackerei sie völlig erschöpfte. Doch dann unternahm sie eine lange Autofahrt und nahm ein paar Hörbücher mit. Erstaunlicherweise flogen die Stunden auf der Straße nur so dahin. Und da hatte sie eine Idee – vielleicht würden die Hörbücher ihr auch auf dem Laufband helfen. Melanie ging zur örtlichen Bücherei, testete ein paar Hörbücher und traf ein Abkommen mit sich selbst: Sie durfte die Bänder nur anhören, während sie sich auf dem Laufband befand. Es funktionierte hervorragend. Melanie verbrachte bald mehr Zeit mit dem Training, als sie sich je hätte vorstellen können (mehr als zwei Stunden pro Woche). Erstaunlicherweise freute sie sich irgendwann sogar auf die Zeit auf dem Laufband als eines der Highlights des Tages.

Auch Spiele eignen sich gut, um unsere Aufmerksamkeit zu fesseln, sodass jedes Training, das eine spielartige Qualität hat, besonders spannend sein wird. Stan, der vor Kurzem an einer unserer TLC-Gruppen teilnahm, erzählte uns, dass eine Stunde wie im Flug vergehe, wenn er sich auf dem Racquetball-Feld befinde. Dasselbe habe ich von anderen über so unterschiedliche Sportarten wie Basketball, Squash, Tennis, Fußball, Ultimate Frisbee und Volleyball gehört. Zu einem überraschend guten aeroben Workout verhelfen auch Bewegungsvideospiele, von denen inzwischen einige auf dem Markt sind. Diese sind natürlich vor allem bei Kindern und Teenies beliebt, doch auch vielen Erwachsenen machen sie großen Spaß. Im vergangenen Jahr hatten wir zum Beispiel eine Patientin, die sich liebend gern mit ihrer halbwüchsigen Tochter bei dem Spiel *Dance Dance Revolution* (ein schneller Tanzwettbewerb auf einer speziellen Matte) austobte.

Ein letztes Wort zu fesselnden Aktivitäten: Die Natur selbst hat die verblüffende Fähigkeit, unsere Aufmerksamkeit gefangen zu nehmen. Wir Menschen sind so gestrickt, dass wir die Schönheit der Natur genießen, und es hat fast etwas Übersinnliches, in den Anblick, die Geräusche und die Düfte der freien Natur versunken zu sein. Für die meisten von uns zählt wohl das Wandern in der Natur zu den fesselnderen (und beschaulicheren) Trainingsaktivitäten in unserem Repertoire.

Sorgen Sie für ein zielgerichtetes Training. Wie wir an früherer Stelle gesehen haben, ist es leichter und vergnüglicher, ein Training zu absolvieren, wenn mit diesem ein Ziel oder Zweck verbunden ist. So legt zum Beispiel der durchschnittliche Besucher der »Walt Disney World«-Themenparks rund elf Kilometer zu Fuß zurück – fast genauso viele wie Jäger und Sammler täglich. Doch wie viele von diesen Besuchern werden nach Verlassen des Parks je wieder eine so weite Strecke gehen? Fehlt ihnen hierzu der Anreiz – das nächste coole Fahrgeschäft ausprobieren oder Ausstellungsstück ansehen –, werden sie einfach nicht dazu motiviert sein.

In der Regel sind die Menschen viel eher bereit, weitere Strecken zu gehen, wenn sie dies aus einem bestimmten Grund tun, wobei es sich auch um einen indirekten Grund handeln kann: die Schönheit der Natur oder die Gesellschaft eines Freundes zu genießen oder auch die Befriedigung, dem Hund zu dringend benötigter körperlicher Bewegung zu verhelfen. Doch der offensichtlichste Grund für das Gehen ist einfach der, irgendwohin zu gelangen.

Für Ihren nächsten flotten Spaziergang könnten Sie also ein Ziel wählen, das Ihnen wichtig ist: das Haus eines Freundes, eine Eisdiele, einen CD-Laden, einen malerischen Wasserfall, ein Restaurant – irgendeinen Ort, solange es einer ist, an dem Sie sein möchten und den Sie sicher und bequem erreichen können.

Sie können das Prinzip der zielgerichteten Aktivität auch direkt in Ihrem eigenen Garten umsetzen: Rasen mähen, harken, schaufeln, mulchen, etwas an seinen gewünschten Platz tragen oder gärtnern.

Da Gartenarbeit so zielgerichtet ist, empfinden viele Menschen sie als enorm anregend und können deshalb Stunden damit verbringen. Und ob Sie es glauben oder nicht, diese Art von Aktivität ist normalerweise aerob. (Sie können dies testen, indem Sie beim nächsten Mal Ihren Puls messen, wenn Sie im Garten arbeiten.)

Noch ein Gedanke zum Thema Zweck, bevor wir zum nächsten Punkt übergehen: Im Lauf der Jahre haben viele meiner Patienten mich daran erinnert, dass Sport an sich schon eine bestimmte Bedeutung für sie hat – das Ziel, ihre Depression zu bekämpfen. Mit anderen Worten: Das Streben danach, die Depression zu überwinden, kann für sich selbst ein ausreichender Grund sein, die Motivation und die Energie für ein Training aufzubringen. In diesem Licht betrachtet, kann Sie jeder Schritt, den Sie unternehmen, auf Ihrem Weg zur Gesundung voranbringen.

Fünftens: Erstellen Sie einen Plan

Zu den wichtigsten Dingen, die ich über antidepressiv wirkendes Training gelernt habe, gehört Folgendes: Es ist äußerst hilfreich, sich einen Trainingsplan zu erstellen. Wenn wir in unserem Kalender für die bevorstehende Woche Zeit für das Training reservieren, werden wir unsere Trainingsziele viel eher erreichen. Im Folgenden werden einige Grundprinzipien aufgeführt, die Sie beachten sollten.

Planen Sie eine Stunde ein.   Auch wenn Sie für ein antidepressiv wirkendes Training nicht mehr als 35 Minuten benötigen, sollten Sie mindestens eine ganze Stunde veranschlagen, damit genügend Zeit bleibt, um bequeme Kleidung und Schuhe anzuziehen und sich anschließend wieder zurechtzumachen. Müssen Sie zu Ihrem Training irgendwohin fahren, sollten Sie auch dafür ausreichend Zeit einplanen.

Planen Sie feste Zeiten ein.   Reservieren Sie für das Training, wann immer möglich, jede Woche dieselben Zeitblöcke. Mit Gewohnheiten lässt sich nur schwer brechen – selbst mit einer scheinbar willkürlichen Gewohnheit wie jeden Dienstag zur selben Zeit zu trainieren. Suchen Sie nach mindestens drei Lücken in Ihrem Terminplan, die Sie Woche für Woche für Ihr Training nutzen können. **Verteilen Sie das Training.** Das Beste ist, das Training gleichmäßig über die Woche zu verteilen (statt drei Tage hintereinander zu trainieren und dann vier Tage freizunehmen). Das heißt normalerweise, dass Sie zwischen den einzelnen Workouts immer einen Tag frei haben, was den zusätzlichen Vorteil mit sich bringt, Ihrem Körper jedes Mal reichlich Zeit zu geben, sich wieder zu erholen. **Trainieren Sie nicht zu spät am Tag.** Jedes aerobe Training bewirkt einen heftigen Adrenalinausstoß im Körper. Dieser kann zwar belebend sein, aber auch zu Schlaflosigkeit führen, wenn wir dem Körper vor dem Schlafengehen nicht genügend Zeit lassen, wieder zur Ruhe zu kommen. Als Faustregel sollten Sie Ihr Training mindestens zwei Stunden vor dem Schlafengehen beendet haben.

Nehmen Sie sich nun bitte, unter Berücksichtigung all dieser Dinge, einen Moment Zeit, um für das Training in der kommenden Woche drei Zeitblöcke einzuplanen – von denen jeder mindestens eine Stunde umfassen sollte.

Sechstens: Planen Sie die Gestaltung Ihres Trainings, aber seien Sie flexibel

Nach den ersten drei Workouts sollten Sie sich ein paar Minuten Zeit nehmen, um darüber nachzudenken, wie die Sache gelaufen ist. Denken Sie daran, dass jede Trainingseinheit Ihnen zumindest ein bisschen Vergnügen bereiten sollte. Auch wenn die meisten Menschen erst im Lauf der Zeit (vor allem während der ersten Wochen) zunehmend Spaß am Training bekommen, sollten Sie Ihre Workouts von Anfang an zumindest ein wenig genießen. Tun Sie das nicht, ist es wichtig, eine (oder mehrere) Strategien zu wählen, die wir an früherer Stelle besprochen haben, zum Beispiel Musik oder ein Hörbuch oder das Training mit einem Partner. Sie können auch zu einer anderen Aktivität auf Ihrer Liste überwechseln.

Siebtens: Bleiben Sie bei der Stange

Das größte Hindernis, um Sport zu treiben – vor allem für Menschen, die unter einer Depression leiden –, besteht darin, das tiefe Gefühl der Trägheit zu überwinden, das sich einstellt, wenn wir inaktiv sind. Praktisch all meine Patienten haben mir gesagt, dass sie es genießen, Sport zu treiben, wenn sie erst einmal dabei sind, dass ihnen jedoch oft die Motivation und die Energie fehlen, um den Einstieg zu schaffen.

Verminderte Initiative ist ein Kennzeichen der Depression. Da das depressive Gehirn in seiner Fähigkeit, Aktivitäten zu initiieren, beeinträchtigt ist, haben Menschen, die an einer Depression erkrankt sind, normalerweise große Schwierigkeiten, etwas Neues in Angriff zu nehmen. Hilft ihnen aber jemand, in die Gänge zu kommen, fühlen sie sich in der Regel wohl mit einer neuen Unternehmung.

Deswegen ist es so wichtig, einen Menschen zu haben, der Ihnen den nötigen Stups geben kann, die Couch zu verlassen und mit Ihrem Training zu beginnen. Eine Möglichkeit, die sich hier anbietet, ist natürlich ein Trainingspartner – jemand, der sich dazu verpflichtet, sich Ihnen zu einer bestimmten Zeit und an einem bestimmten Ort zwecks gemeinsamen Trainings anzuschließen. Das Gefühl der Verantwortlichkeit, das mit einer solchen Vereinbarung einhergeht – die Tatsache, dass Sie Ihren Trainingspartner nicht enttäuschen wollen –, reicht normalerweise aus, um den Einstieg zu schaffen, und die Gegenwart und Ermutigung Ihres Partners kann Ihnen helfen, bei der Stange zu bleiben. Außerdem wird es Ihnen ein gutes

Gefühl vermitteln, Ihrem Partner denselben Anreiz und dieselbe Ermutigung zu bieten.

Sollten Sie im Moment jedoch niemanden haben, mit dem Sie gemeinsam trainieren können, kann ein Personal Trainer diese Rolle übernehmen. Wenn nötig, könnten Sie auch jemanden, der nicht mit Ihnen trainiert, bitten, Sie beim Einhalten des Trainingsplans zu unterstützen. Es muss nur jemand sein, der dazu bereit ist, sich bei Ihnen (wenn auch nur per Telefon) vor jedem geplanten Workout zu melden, um Sie an Ihr Vorhaben zu erinnern und Sie freundlich dazu zu ermuntern, dieses auch zu verwirklichen.

Diese Rolle kann ein guter Freund oder ein zuverlässiges Familienmitglied übernehmen, ebenso ein Therapeut, eine Krankenschwester oder ein Kollege. Mag der Gedanke, um Hilfe zu bitten, Sie auch ein wenig beängstigen, es ist einen Versuch wert. Tatsächlich sind unsere TLC-Patienten durchweg angenehm überrascht, wie bereitwillig andere Menschen normalerweise ihre Unterstützung anbieten. In den meisten Fällen sind diese nämlich zutiefst beeindruckt, wie sehr Sie sich für Ihren Genesungsprozess einsetzen, und fühlen sich geehrt, Sie in Ihrem Vorhaben bestärken zu dürfen. Vielleicht werden sie sogar dazu inspiriert, ebenfalls Sport zu treiben.

Wie wir gesehen haben, ist unser Körper für ein hohes Maß an körperlicher Bewegung geschaffen. Und Sport ist ungewöhnlich wichtig für die Erhaltung der physischen und psychischen Gesundheit. Aerobes Training ist die effektivste antidepressive Aktivität, die je entdeckt wurde, da sie die schädlichen Wirkungen der Depression auf das Gehirn rückgängig machen kann. Körperliche Aktivitäten heben auch die Stimmung, etwas, was normalerweise schon nach wenigen Minuten spürbar ist. Wie ein Personal Trainer mir kürzlich sagte: »Ich glaube, ich habe noch nie jemanden gesehen, der beim Verlassen des Fitnessstudios schlechtere Laune hatte als bei der Ankunft.«

Trotz der Tatsache, dass es im 21. Jahrhundert kaum noch körperlich fordernde Aktivitäten gibt, ist es möglich, sich die Vorteile eines regelmäßigen Trainings zurückzuerobern. Die wichtigen Schritte, die in diesem Kapitel vorgestellt wurden, vermitteln eine klare Vorstellung davon, wie dies aussehen kann, und ich habe beobachtet, wie ein Patient nach dem anderen diesen Prozess in Gang gesetzt hat – und zwar Schritt für Schritt. Ein Zuviel kann erdrückend sein, ein Zuwenig zu Trägheit führen.

Ich lade Sie dazu ein, den ersten Schritt zu tun. Denken Sie daran: Sie sind dazu geschaffen, körperlich aktiv, frei von Depressionen und von Menschen umgeben zu sein, die Sie auf Ihrem Weg unterstützen und ermutigen.

7

Es werde Licht

Das hatte ich nicht erwartet. Callie war fast einen Monat lang symptomfrei gewesen, und doch saß sie jetzt wieder hier in meiner Praxis, als völliges Wrack. Als sie zur Tür hereinkam, war mir sofort klar, dass die Depression wieder Besitz von ihr ergriffen hatte. Es war, als sei das Licht in ihren Augen erloschen.

Callie, eine groß gewachsene, athletische Vorschullehrerin Mitte zwanzig, ließ sich auf den Stuhl neben meinem Schreibtisch plumpsen und starrte abwesend aus dem Fenster, so als versuche sie, ihre Gedanken zu sammeln. »Ich weiß nicht, was schiefgelaufen ist«, sagte sie leise. »Ich habe gedacht, es ginge mir besser, aber das stimmt wohl nicht. Die Depression ist wieder da.« Verzweifelt hob sie die Stimme. »Es ist, als sei ich wieder ganz am Anfang.«

Ich versuchte ihr zu versichern, dass wir herausfinden würden, was den Rückschlag verursacht hatte, um die Sache wieder in Ordnung zu bringen. Doch ich muss zugeben: Ich war ein bisschen verunsichert.

Callie war drei Monate zuvor das erste Mal wegen ihrer Depression zu mir gekommen. Sie hatte in der Lokalzeitung einen Bericht über meine Forschung gelesen und, wie sie sagte, wieder etwas Hoffnung geschöpft. Und sie war während der Behandlung außergewöhnlich motiviert. Woche für Woche trieb sie sich dazu an, die einzelnen Elemente des TLC-Programms – Sport, Fischöl, fesselnde

Aktivitäten und soziale Interaktion – in ihren Tagesablauf zu integrieren. Nach acht Wochen fühlte sie sich ihrer eigenen Aussage zufolge »fast wieder normal«.

Doch das war vor dem Rückschlag.

»Ist irgendetwas passiert?«, fragte ich. »Etwas Ungewöhnliches oder Verstörendes?«

»Nein. Es ist nichts passiert. Ich hab mich einfach nur die ganze Zeit schlapp gefühlt. Und ich brauche ewig, um einzuschlafen. Wenn ich es dann endlich geschafft habe, werde ich nicht mehr wach. Ich könnte bis mittags schlafen, aber selbst das reicht nicht. Und es beeinträchtigt alles, wissen Sie. Ich fühle mich beschissen, schleppe mich den ganzen Tag herum. Ich esse die ganze Zeit, habe fürchterliche Laune, kann mich nicht auf die Arbeit konzentrieren ... es ist genauso wie vorher.«

Das war mir ein Rätsel. Wir mussten vielleicht Dutzende von Möglichkeiten erforschen, um die Sache zu klären. Doch ich hatte eine Vermutung, wo wir anfangen könnten. »Es ist doch richtig, dass Sie das erste Mal im Dezember depressiv wurden, oder?«

»Ja, es fing letztes Jahr direkt nach Thanksgiving an. Ich glaube, es war Anfang Dezember.«

»Und Sie haben mir erzählt, Sie seien davor schon dreimal depressiv gewesen – einmal während der Highschool und zweimal während der Zeit am College?« Sie nickte. »Können Sie sich an den Beginn dieser Episoden erinnern? An den Monat?«

Sie schaute zur Decke hoch. »Also, in der Highschool war ich zwei Jahre lang depressiv. Es fing in der zehnten Klasse an. Ich glaube, es wurde nach den Weihnachtsferien schlimm, vielleicht im Januar. Und dann im College ... es war in meinem ersten Studienjahr, Ende des Herbstsemesters, wahrscheinlich also im Dezember. Und dann im dritten Jahr – ich glaube, so ziemlich um dieselbe Zeit.«

Bingo. Vier depressive Episoden, und jede hatte im Dezember oder Januar begonnen. Es war das klassische Muster für den Ausbruch einer saisonal-affektiven Störung: ausgelöst durch den Mangel an Sonnenlicht während der kurzen, kalten, tristen Wintertage. Ich stellte die Idee in den Raum.

»Aber es ist erst Oktober«, sagte Callie. »Ist das nicht zu früh?«

»Vielleicht. Aber überlegen Sie mal, wie das Wetter in letzter Zeit war.« Es hatte mehrere Tage hintereinander geregnet und war außerdem ungewöhnlich kalt und bewölkt. »Sie verbringen bei Ihrem Job gewöhnlich viel Zeit im Freien, stimmt's? Und wie war das diese Woche?«

Sie schüttelte den Kopf. »Ich gehe normalerweise jeden Tag ein paar Stunden mit den Kindern nach draußen, deswegen ist Sonnenlicht für mich eigentlich nie ein Thema. Aber in letzter Zeit war das Wetter so ekelhaft. Da haben wir den ganzen Tag drinnen gespielt. Ich war seit einer Woche nicht mehr draußen.« Sie beugte sich vor. In ihren Augen war ein bisschen mehr Leben. »Glauben Sie wirklich, das ist das Problem?«

»Ich weiß es nicht. Es wäre möglich, aber es gibt nur einen Weg, es herauszufinden.« Ich bat Callie, einen Moment zu warten, während ich den Gang hinab zu meinem Labor lief und mir eine Lichttherapielampe schnappte. Wir stellten sie direkt neben Callie auf, und die junge Frau badete die letzten dreißig Minuten unserer Sitzung in Licht, das so hell war wie die Morgensonne. Dies hatte keine unmittelbare Wirkung, auch wenn sie am Ende der Sitzung sagte, ihre Stimmung sei vielleicht ein bisschen besser.

Da es Freitagnachmittag war, gab ich ihr die Lampe übers Wochenende mit nach Hause, damit sie sie jeden Tag eine halbe Stunde nach dem Aufstehen ausprobieren konnte. Am Montagmorgen rief sie mich dann in der Praxis an. »Dr. Ilardi? Hier ist Callie. Sie werden es nicht glauben, aber ich schlafe besser und habe das Gefühl, dass ich irgendwie wieder ich selbst bin. Vielen, vielen Dank für die Lichttherapielampe. Oh, und ich habe mir gerade selbst eine online bestellt. Mit dem Kurierdienst sollte sie morgen hier sein.«

Zu meinem neunten Geburtstag schenkten meine Eltern mir eine Polaroid-Kamera. Sie gehört zu meinen Lieblingsgeschenken überhaupt. Ich kann mich noch an die Aufregung erinnern, auf den Auslöser zu drücken und zu beobachten, wie sie eine dieser einfachen kleinen schwarzen Abzüge ausspuckte, die sich innerhalb weniger Minuten auf magische Weise in lebensechte Bilder verwandelten. Es war wie eine sofortige Belohnung in Zeitlupe.

Es blieb mir jedoch ein Rätsel, warum ich drinnen immer mit Blitzlicht fotografieren musste, draußen aber nie, nicht einmal an völlig düsteren, wolkenverhangenen Tagen. Na ja, draußen war es vielleicht ein bisschen heller, aber so groß schien mir der Unterschied nicht zu sein. Schließlich konnte ich drinnen prima sehen, wieso also die Kamera nicht? Ich versuchte sogar, drinnen ohne Blitzlicht Fotos zu machen, aber sie waren ausnahmslos dunkel und verwackelt.

Damals war mir nicht klar, wie viel heller es am helllichten Tag ist. Wie in der Grafik unten zu sehen, ist das natürliche Licht eines sonnigen Tages mehr als hundertmal heller als die typische Innenbeleuchtung.[1] Das ist ein gewaltiger Unterschied. Wir bemerken ihn nur nicht, weil unsere Augen und unser Gehirn so clever konstruiert sind – sie passen sich mühelos und ohne mit der Wimper zu zucken an fast jede Veränderung der Lichtverhältnisse an.

Helligkeit in Lux

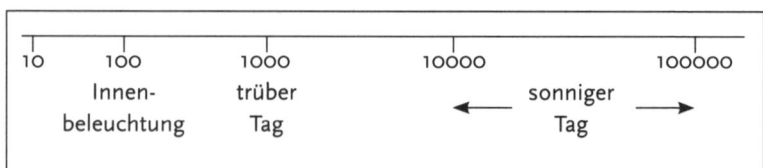

Allerdings: Ihre Augen können zwar drinnen einigermaßen gut funktionieren, sind aber für die freie Natur geschaffen. Unsere Jäger- und-Sammler-Vorfahren waren immer den ganzen Tag draußen. Selbst noch vor einem Jahrhundert verbrachten die meisten Menschen den größten Teil ihrer Wachzeit in natürlichem Tageslicht. Es macht also Sinn, dass unsere Augen für die Lichtverhältnisse im Freien geschaffen sind. Sie haben sogar spezielle Lichtrezeptoren, die mit dem Zentrum des Gehirns verbunden sind und nur auf die Helligkeit des Tageslichts reagieren. Warum arbeiten sie drinnen nicht? Weil sie nach Licht suchen, das mindestens so hell ist wie ein grauer, trüber Tag draußen – was mehr als dreimal heller ist als Ihr Wohnzimmer bei voller Beleuchtung.

Wenn Sie die meiste Zeit drinnen verbringen – was die Menschen heutzutage im Allgemeinen tun –, erhalten die Lichtrezeptoren Ihrer Augen einfach nicht die nötige Stimulation. Und das kann sich wiederum stark auf Ihre Gehirnchemie und Ihre innere Uhr auswirken.

Die Serotonin-Connection

Helles Licht regt das Gehirn zur Produktion von Serotonin an, diesem wichtigen chemischen Botenstoff.[2] Und sicherzustellen, dass genug davon produziert wird, ist von entscheidender Bedeutung: Serotonin ist ein Neurotransmitter mit vielfältigen Auswirkungen auf die Gemütslage und das Verhalten.

Stress und Depression Wie wir in Kapitel 2 gesehen haben, hilft der Serotoninschaltkreis, die depressive Stressantwort des Gehirns zu dämpfen. Somit hat helles Licht dadurch, dass es die Serotoninaktivität des Gehirns steigert, eine antidepressive Wirkung. Und im Unterschied zur traditionellen medikamentösen Behandlung kann sich die therapeutische Wirkung von hellem Licht schnell einstellen, oft in weniger als einer Woche. (Im Gegensatz dazu beträgt die typische Vorlaufzeit bei zahlreichen Antidepressiva zwei bis vier Wochen.)

Wohlbefinden   Helles Licht unterdrückt nicht nur stressbedingte Gefühle, es fördert auch Gefühle des Wohlbefindens. Das ist ein weiterer angenehmer Vorteil einer erhöhten Serotoninaktivität. Neuesten Forschungsergebnissen zufolge hellt sich die Stimmung des Menschen normalerweise ein wenig auf, wenn er ein bis zwei Stunden hellem Licht ausgesetzt war.[3] Einige Patienten haben mir sogar gesagt, sie hätten beim Sonnen innerhalb von Minuten gespürt, wie sich ihre Laune verbesserte.

Soziale Aktivitäten   Wenn Sie gute Laune haben, gehen Sie eher unter Leute. Neuere Forschungen ergaben, dass helles Licht uns dazu antreibt, mehr und mit größerer Freude soziale Kontakte zu knüpfen.[4] Bei einer neueren Studie zeigte sich auch, dass die Wahrscheinlichkeit, sich mit anderen zu streiten, unter dem Einfluss von hellerem Licht geringer ist. Auch diese Wirkung ist teilweise auf einen lichtbedingten Serotoninanstieg zurückzuführen, der sogar positive soziale Interaktionen bei Nagetieren und Affen stimulieren kann.

Wie ein Uhrwerk

Das Gehirn leistet Schwerarbeit, um dafür zu sorgen, dass der Körper wie am Schnürchen läuft. Und tief im Schädel vergraben ist ein raffiniertes kleines Chronometer – die sogenannte Körperuhr* –, das erstaunlich akkurat bleibt, solange wir täglich genug Licht bekommen.

Ist das nicht der Fall, wird unsere Körperuhr ungenau, unsere hundert Billionen Zellen kommen schnell aus dem Gleichtakt, und die Hölle bricht los: Der Hormonspiegel gerät aus dem Gleichgewicht, der Schlafrhythmus ist gestört, und der Energiepegel steigt

---

* Die Körperuhr ist ein Cluster von Nervenzellen in einem Bereich des Gehirns, der suprachiasmatischer Nucleus genannt wird.

und fällt immer zur falschen Zeit. Bei einigen Menschen kann dies eine voll ausgeprägte depressive Episode auslösen.[*]

Die Sache ist die: Die innere Körperuhr geht ziemlich genau, aber sie ist keine Rolex. (Sie ist eher wie eine Uhr zum Aufziehen, die man bei einem Straßenverkäufer im Trenchcoat erstanden hat.) Wenn sie nicht regelmäßig aufgezogen wird, fängt sie an, ungenau zu gehen – eine Stunde vor oder nach pro Tag. Und ein, zwei Wochen davon reichen, um den Körper völlig ins Schleudern zu bringen.

Es ist also äußerst wichtig, die Uhr jeden Tag aufs Neue zu stellen, und dies hängt ganz von jenen spezialisierten Lichtsensoren hinten in den Augen ab, die unglaublich leicht auf jede kleinste Veränderung der Helligkeit reagieren. Sie senden ständig Input zurück an das Gehirn, das die Lichtinformationen nutzt, um sich Tag für Tag auf die Zeit des Sonnenauf- und -untergangs einzustellen. (Da diese Ereignisse jeden Tag zur selben Zeit stattfinden, können sie als Signale genutzt werden, damit unsere Körperuhr immer richtig eingestellt bleibt.)[**]

Wie viel Lichtexposition ist nötig? Glücklicherweise nicht so viel. Bei den meisten Menschen reichen fünfzehn bis dreißig Minuten jeden Morgen,[***] um die Körperuhr einigermaßen auf Kurs zu halten.

---

[*] Bei Menschen, die genetisch weniger anfällig für eine Depression sind, hat ein länger andauernder Lichtmangel normalerweise keine so katastrophalen Folgen: Er kann bei ihnen von reiner Trägheit bis zu einem Gefühl der Lustlosigkeit führen (gelegentlich auch der Unruhe).

[**] Zwar variieren sowohl der Sonnenauf- als auch der Sonnenuntergang täglich um ein oder zwei Minuten, doch solch kleinen, allmählichen Veränderungen kann die Körperuhr leicht Rechnung tragen.

[***] Die Körperuhr ist vornehmlich auf die Zeit des Sonnenaufgangs eingestellt. Um herauszufinden, wann dieser stattgefunden hat, sucht sie nach einem verräterischen Lichtmuster, das von sehr dunkel (Nacht) über halb hell (bei Sonnenaufgang) bis zu sehr hell (etwa eine halbe Stunde nach Sonnenaufgang) reicht. Selbst innerhalb unserer modernen Häuser sind die ersten beiden Stufen dieses Musters erkennbar: Es reicht von dunkel bei Nacht bis zu halb hell, wenn wir nach dem Aufwachen das Licht anschalten. Doch das Gehirn muss auch die dritte Stufe des Musters sehen – die viel größere

Trotz unserer Neigung, im Haus zu bleiben, bekommen die meisten Nordamerikaner und Europäer im Sommer, wenn die Tage sonnig und warm sind und es draußen von frühmorgens bis spätabends hell ist, immer noch ausreichend Licht.

Im Winter, wenn die Tage dunkel, trübe, kalt und kurz sind, sieht die Sache jedoch anders aus. In weiten Teilen der industrialisierten Welt bleiben die Menschen in dieser Zeit praktisch den ganzen Tag im Haus. Da ist es kein Wunder, dass zahlreiche von ihnen von November bis Ende März unter einem gefährlichen Lichtmangel leiden. (In den Regionen des hohen Nordens kann dieser Lichtmangel von Oktober bis Ende April andauern.)

Die saisonal-affektive Störung

Forschungen zufolge sind viele Menschen im Winter weniger glücklich (und gleichzeitig träger).[5] Auch die Rate klinischer Depressionen steigt – und je nördlicher man geht, desto mehr ist dies der Fall. Schätzungsweise 20 Prozent der Bevölkerung kämpfen zwischen November und März mit dem »Winterblues«, das heißt mit mindestens einigen klinisch signifikanten depressiven Symptomen.

Wie wir gesehen haben, lässt sich dieses Muster durch einen Mangel an Lichtexposition erklären, der die innere Uhr durcheinanderbringt und eine geringere Serotoninproduktion im Gehirn zur Folge hat – was zu sozialem Rückzug, depressiver Stimmung und einer verstärkten Stressantwort führt.

Kliniker bezeichnen die Winterdepression als saisonal-affektive Störung* (Seasonal affective disorder, SAD). Vom diagnostischen

---

Helligkeit, die dem Sonnenaufgang schnell folgt. Wenn uns dieser Teil fehlt, stellt sich die Körperuhr nicht exakt ein.

* Das *Diagnostic and Statistic Manual of Mental Disorder* verwendet diesen Begriff nicht. Stattdessen heißt es dort, dass der Beginn einiger schwerer depressiver Episoden einem »jahreszeitlichen Muster« folgt.

Standpunkt aus betrachtet, handelt es sich einfach um eine Unterart der Depression. Doch SAD hat einige unverwechselbare klinische Merkmale.

Während zum Beispiel die meisten an einer Depression Erkrankten mit Schlaflosigkeit kämpfen, neigen die von SAD Betroffenen dazu, zu viel zu schlafen, oft bis zu zwölf Stunden und mehr pro Tag. Und wenn sie endlich aufgewacht sind, fühlen sie sich normalerweise extrem erschöpft und träge.

Menschen, die an SAD leiden, nehmen auch häufig zu, und zwar aufgrund eines Heißhungers auf Süßigkeiten und andere einfache Kohlenhydrate,* die der Körper sofort in Zucker umwandeln kann. Viele Forscher glauben nun, dass diese Zuckersucht den Versuch der »Selbstmedikation« darstellt, da ein steigender Blutzucker zu einer vermehrten Serotoninaktivität im Gehirn führen kann, die vorübergehend die Stimmung aufhellt. Doch die Sache hat einen großen Nachteil: Der Verzehr von Zucker (und anderen einfachen Kohlenhydraten) fördert Entzündungen – und eine chronische Entzündung ist, wie wir in Kapitel 2 erfahren haben, einer der Hauptübeltäter, die eine Depression fördern. Deswegen schlägt die auf Zucker basierende Selbstmedikation letztlich völlig fehl.

An SAD Erkrankte reagieren normalerweise auch das ganze Jahr über extrem empfindlich auf Lichtmangel. Das heißt, dass sie zu jeder Jahreszeit depressive Symptome entwickeln können, wann immer für längere Zeit trübes Wetter herrscht, das sie davon abhält, ausreichend helles Licht zu bekommen.

---

* Einfache Kohlenhydrate sind stärkehaltige Lebensmittel wie Chips, Weißbrot, Nudeln, Pasta und Pommes frites.

Lichttherapie

Die eindeutig beste Behandlungsmethode bei SAD ist eine Lichttherapie. Sie wurde inzwischen in über 70 Forschungsstudien getestet,[6] und sie führt bei SAD-Patienten sogar oft zu besseren Ergebnissen als eine medikamentöse Behandlung (mit weitaus weniger Nebenwirkungen).[7]

Die Lichttherapie eignet sich sogar zur Behandlung aller Formen von Depression. Sie wirkt also nicht nur bei denjenigen, die unter den charakteristischen Symptomen leiden, die wir bei einer saisonalaffektiven Störung finden (wie zu viel schlafen, Gewichtszunahme und Zuckersucht.) Denken Sie daran, dass wir alle dazu geschaffen sind, regelmäßig hellem Licht ausgesetzt zu sein. Deswegen hat die Lichttherapie so viele Vorteile: Sie wirkt stimmungsaufhellend, dämpft die Stressantwort des Gehirns, sorgt dafür, dass die Körperuhr richtig funktioniert, und erhöht die Wahrscheinlichkeit, dass wir unter Leute gehen.

Natur versus Lichttherapielampe

Bei den meisten an einer Depression Leidenden reichen dreißig Minuten Lichtexposition pro Tag, um eine antidepressive Wirkung zu erzielen. Die Helligkeit des Lichts muss jedoch, wie wir gesehen haben, der Helligkeit eines sonnigen Tages entsprechen – eine Intensität von mindestens 10.000 Lux –, damit der gewünschte Zweck erfüllt wird. (An einem trüben Tag ist es draußen längst nicht so hell – oft nur rund 1000 Lux –, sodass Sie mindestens ein paar Stunden solch mattem Licht ausgesetzt sein müssten, um denselben klinischen Effekt zu erzielen.)

Die natürliche Art der Lichtexposition, bei der man einfach Zeit im Freien verbringt, hat einige deutliche Vorteile. Da unser Körper und unser Gehirn noch immer an die Steinzeit angepasst sind – eine

Zeit, in der die Menschen sieben Tage die Woche in der Natur verbrachten –, sind wir alle darauf gepolt, natürliche Landschaften an-
ziehend zu finden. Forscher haben herausgefunden, dass die Menschen überall auf der Welt im Allgemeinen die Schönheit der Natur
den von Menschenhand geschaffenen Dingen vorziehen. Und der
Aufenthalt in der freien Natur mit ihrem Panorama und ihren ursprünglichen Geräuschen kann den Stresshormonspiegel senken
und Angstgefühle verringern. Das trifft sogar zu, wenn wir es genießen, in einem öffentlichen Park oder einem Vorstadtgarten zu sein.

Ein zusätzlicher Vorteil der Lichtexposition im Freien: Wir können
sie leicht mit anderen antidepressiven Lebensstilelementen wie Sport
und sozialer Interaktion kombinieren. Einige meiner Patienten treffen sich zum Beispiel regelmäßig jede Woche mit ihren Freunden in
Restaurants mit Sitzgelegenheiten im Freien. Andere verbinden nun
Lichtexposition und aerobes Training, indem sie jeden Morgen einen
halbstündigen strammen Spaziergang unternehmen.

Andererseits hat auch die Lichttherapielampe zwei deutliche Vorteile: Sie ist verlässlich, und sie ist bequem. Solange Sie Zugang zu
einem Stromnetz haben, versorgt sie Sie, sobald Sie den Schalter betätigen, mit all dem hellen Licht, das Sie brauchen.

Haben Sie das Glück, in einer Region zu leben, in der Sie ganzjährig die Sonne genießen können, werden Sie sicherlich ohne eine
Lichttherapielampe auskommen. In diesem Fall ist der beste Weg,
genügend Licht zu bekommen, einfach der, täglich nach draußen zu
gehen.

Vielen von uns ist dieser Luxus jedoch nicht vergönnt: Wir wohnen an Orten, an denen sonnige Tage zuweilen dünn gesät sind. Ich
lebe mit meiner Frau und meiner Tochter in der Nähe von Kansas
City, und hier zum Beispiel ist es im Winter oft tagelang wolkenver-
hangen. Manchmal gibt es Wochen, in denen sich die Sonne überhaupt nicht blicken lässt.

Wenn Sie in einem so ungastlichen Klima leben, haben Sie drei
Möglichkeiten, sicherzustellen, dass Sie immer eine antidepressive

Dosis Licht bekommen, vor allem während der rauesten Monate des Jahres. Sie können an einen sonnigeren Ort ziehen, Sie können an jedem trüben, wolkenverhangenen Tag mindestens zwei Stunden im Freien verbringen (egal wie kalt oder regnerisch es sein mag); oder Sie können eine Lichttherapielampe kaufen. Da die meisten Menschen die ersten beiden Möglichkeiten weder als wünschenswert noch als umsetzbar erachten (oder beides), kann es unerlässlich sein, für Tage, an denen uns der Zugang zu natürlichem Sonnenlicht verwehrt ist, eine Lichttherapielampe zur Verfügung zu haben.

Natürliches Kunstlicht

Heutzutage sind einige unterschiedliche Ausführungen von Lichttherapiegeräten erhältlich. In diesem Abschnitt werden wir uns die beiden ansehen, deren Einsatz den meisten Erfolg verspricht.

10.000-Lux-Lampe   Der am eingehendsten erforschte Typ von Lichttherapielampe zur Behandlung einer Depression – und derjenige, den ich für meine Studien verwendet habe –, enthält Leuchtstoffröhren mit einer Stärke von 10.000 Lux Weißlicht.* Im Wesentlichen simuliert eine solche Lampe die Helligkeit eines sonnigen Morgens. Da wir wissen, dass diese Technologie funktioniert – zahlreiche Studien bestätigen dies –, empfehle ich sie.

Selbst wenn Sie diesen Weg wählen, müssen Sie noch eine wichtige Entscheidung treffen, weil es Dutzende unterschiedlicher Lichttherapielampen mit Leuchtstoffröhren auf dem Markt gibt. Sie unterscheiden sich nicht unbeträchtlich in Größe, Gewicht, Qualität des Designs und Preis.

Wie Sie vielleicht schon richtig vermutet haben, sind einige dieser Lampen ziemlich teuer, sodass der Kostenfaktor eine wichtige Rolle

---

*   Es ist auch bekannt als Breitband- oder Breitspektrumlicht, da weißes Licht alle Farben des sichtbaren Lichtspektrums mit einschließt.

spielen kann. Wie wir jedoch im Fall der Fischölzusätze gesehen haben, gehören einige der günstigsten Produkte auch zu den besten.

Sie sollten beim Kauf einer Lichttherapielampe insbesondere auf das Vorhandensein eines verstellbaren Ständers achten, damit Sie sie so positionieren können, dass das Licht von oben auf die Augen scheint – so wie die Sonne, wenn wir im Freien sind. Diese Position ist der bestmögliche Winkel, um die spezialisierten Lichtsensoren der Augen zu stimulieren.

Sie sollten auch beachten, dass manche Leuchtstofflampen flimmern, was Augen- und Kopfschmerzen verursachen kann. Ich empfehle, nach einem Gerät mit flimmerfreien Lampen Ausschau zu halten.

Blauspektrumlampe Eine Neuheit in der Lichttherapieszene ist die Blauspektrumlampe. Da die Lichtsensoren der Augen am besten auf blaues Licht am Ende des Spektrums reagieren, ist nicht viel von diesem erforderlich, um die Körperuhr neu einzustellen: Etwa 400 Lux scheinen hier auszureichen. Das ist 25-mal weniger Licht, als man mit einer Leuchtstofflampe (Weißlicht) benötigt, was es den Herstellern ermöglicht, viel kleinere, leichtere Geräte auf den Markt zu bringen.

Forscher haben jedoch erst vor Kurzem damit begonnen, die Wirksamkeit von Blaulichtlampen bei der Behandlung einer Depression zu testen. Die bisherigen Ergebnisse sind zwar vielversprechend, doch das letzte Wort in dieser Sache ist noch nicht gesprochen. Zudem dürfen wir folgendes potenzielles Gesundheitsproblem nicht außer Acht lassen: Es gibt Hinweise darauf, dass Blaulicht schädlich für die Netzhaut* ist.[8] (Da reines Blaulicht in der Natur nicht vorkommt, ist der Gedanke, dass die Augen damit Probleme haben könnten, nicht weit hergeholt.) Solange diese Frage nicht eindeutig geklärt ist – und solange es keine stichhaltigeren Beweise dafür gibt, dass die Blaulichtlampe bei der Behandlung einer Depression tat-

---

* Die Netzhaut enthält die lichtempfindlichen Zellen, die eine Schicht an der hinteren Innenseite des Auges bilden.

sächlich hilft –, schlage ich vor, einstweilen bei der altbewährten Leuchtstofflampen-Lichttherapie-Technologie mit Leuchtstoffröhren zu bleiben.

Tipps für Lichttherapiegeräte   Hier noch einige zusätzliche Tipps, um das Optimum aus Ihrer Lichttherapielampe herauszuholen:

▶ Am besten platzieren Sie die Lampe etwa 15 Zentimeter über Augenhöhe.

▶ Stellen Sie sie so, dass sie genau mittig vor Ihnen steht.

▶ Lichttherapielampen entfalten die beste Wirkung, wenn Sie rund 45 bis 60 Zentimeter von den Augen entfernt stehen. Eines muss man dabei jedoch bedenken: Je weiter entfernt die Lampe ist, desto besser wird sie jeden Teil der Augen erreichen (eine gute Sache), gleichzeitig jedoch weniger Lux liefern (nicht so gut). Die meisten hochwertigen Geräte können aus einer Entfernung von mindestens 45 Zentimetern 10.000 Lux liefern, bei einigen ist ein geringerer Abstand nötig. (Der Produktbeschreibung können Sie entnehmen, wie nahe Sie an die Box herangehen müssen, um 10.000 Lux zu erhalten.) Geht man jedoch näher als 30 Zentimeter an die Box heran, kann dies unangenehme Augenschmerzen verursachen.

▶ Schauen Sie nie direkt in die Lampe. Das Licht ist viel zu hell und unangenehm für die Augen. Heften Sie den Blick stattdessen auf irgendetwas vor Ihnen – einen Computerbildschirm, ein Buch, eine Zeitung, einen Gesprächspartner –, sodass das Licht von oben auf Ihre Augen scheint.

▶ Wenn Sie die Lampe aus irgendeinem Grund nicht so aufstellen können, dass sie sich oberhalb von Ihnen befindet, sollten Sie sie leicht seitlich von sich positionieren. Sie tut dann trotzdem ihre Wirkung. Aber wechseln Sie nach der Hälfte der Zeit die Seiten, um ein Gleichgewicht zu wahren (von links nach rechts oder umgekehrt).

Lichtexposition: Timing

Das Wichtigste, was es bei einer Lichtexposition zu berücksichtigen gilt, ist, dass sie zur richtigen Tageszeit erfolgen muss. Bei den meisten Menschen wird die »richtige Zeit« morgens sein, doch einige werden auch am Nachmittag oder Abend von der Lichtexposition profitieren. Die ideale Zeit zu finden, hängt vor allem von Ihren derzeitigen Schlafgewohnheiten ab. Nehmen Sie sich bitte einen Moment Zeit, um zu sehen, welches der folgenden vier Schlafmuster Ihrem eigenen am nächsten kommt:

▶ *Spätschicht:* Sie fühlen sich morgens träge und haben Probleme, rechtzeitig aufzuwachen. Normalerweise fällt es Ihnen auch schwer, nachts einzuschlafen. Menschen mit diesem Muster gehen häufig immer später ins Bett, da sie bis zur Erschöpfung aufbleiben, um dann einschlafen zu können. Sie schlafen manchmal zehn oder mehr Stunden und sind dann immer noch müde.

▶ *Frühschicht:* Sie haben kaum Probleme, einzuschlafen, neigen aber dazu, morgens zu früh aufzuwachen. Menschen mit diesem Muster sind oft mindestens zwei Stunden vor der gewünschten Weckzeit wach, können aber nicht wieder einschlafen.

▶ *Fragmentierter Schlaf:* Sie wachen nachts häufig auf, wobei kein klares Zeitmuster für das Erwachen erkennbar ist.

▶ *Gesunder Schlaf:* Sie haben wenig Probleme, einzuschlafen, durchzuschlafen oder morgens aufzustehen.

Im folgenden Abschnitt werden Lichtexpositions-Leitlinien für jedes dieser grundlegenden Schlafmuster beschrieben.

Spätschicht

Für rund 80 Prozent der Menschen, die unter einem Winterblues leiden, ist das Spätschicht-Schlafmuster typisch: Ihre Körperuhr geht langsamer und muss auf eine frühere Zeit neu eingestellt werden. Dazu sind normalerweise jeden Morgen nach dem Aufwachen nur dreißig Minuten Lichtexposition nötig – idealerweise innerhalb der ersten Stunde nach dem Aufwachen. Wichtig ist jedoch, dass die Lichtexposition jeden Tag etwa zur selben Zeit erfolgt, was heißt, dass Sie Ihren Wecker immer auf dieselbe Uhrzeit stellen müssen, selbst an den Wochenenden.

Nehmen wir an, Sie quälen sich an den Werktagen normalerweise um 7.30 Uhr aus dem Bett (nachdem Sie mehrmals auf die Schlummertaste Ihres Weckers gehauen haben), schlafen an den Wochenenden jedoch bis mittags. In diesem Fall müssten Sie mit Ihrer Lichtexposition spätestens um 8.30 Uhr beginnen – auch samstags und sonntags –, also eine Stunde nach Ihrer normalen Weckzeit.

Die meisten meiner Patienten mit diesem Spätschicht-Muster haben sich dazu entschieden, schon bald nach dem Aufstehen eine halbe Stunde vor der Lichttherapielampe zu verbringen, normalerweise während sie frühstücken oder die Zeitung lesen. Andere genießen es, bei schönem, sonnigem Wetter morgens auf der Terrasse oder Veranda zu sitzen.

Natürlich müssen Sie eventuell ein bisschen früher aufwachen, um die halbe Stunde Lichtexposition in Ihre Morgenroutine einbauen zu können. Vielleicht ermöglicht es Ihnen aber auch Ihre Arbeitsumgebung, an Ihrem Schreibtisch vor einer Lichttherapielampe zu sitzen. (Viele Menschen stellen die Lampe gern direkt neben Ihrem Computerbildschirm auf.) In diesem Fall könnten Sie zur gewohnten Zeit aufstehen, solange es Ihnen möglich ist, innerhalb von rund einer Stunde mit der Lichtexposition am Arbeitsplatz zu beginnen.

Die meisten Menschen stellen schon eine Woche nach Beginn der Lichtexposition zumindest einen gewissen Nutzen fest. Oft haben sie weniger Probleme, nachts einzuschlafen, wachen morgens leichter auf, haben bessere Laune und den ganzen Tag über mehr Energie. Einige Menschen brauchen jedoch mehr als eine halbe Stunde Lichtexposition, um gute Ergebnisse zu erzielen. Wenn Sie innerhalb der ersten Woche keinerlei Verbesserung feststellen, empfehle ich Ihnen, die Lichtexposition auf eine Stunde auszudehnen.

Möglicherweise empfinden Sie es auch als hilfreich, am späteren Nachmittag noch einmal eine halbe Stunde lang hellem Licht ausgesetzt zu sein, vor allem wenn Sie normalerweise spät schlafen gehen. Beachten Sie jedoch, dass dieses Nachmittagslicht nicht so hell sein darf wie das Licht am Morgen, da Sie sonst Ihre Körperuhr völlig durcheinanderbringen könnten. Die sicherste Methode ist die, bei der zweiten Exposition doppelt so weit von der Lichttherapielampe entfernt zu sitzen. Wollen Sie nachmittags natürlichem Licht im Freien ausgesetzt sein, warten Sie am besten bis dreißig Minuten vor Sonnenuntergang, um sicherzustellen, dass es draußen nicht zu hell ist.

Die meisten Menschen mit dem Spätschicht-Muster stellen fest, dass Sie innerhalb von zwei bis sechs Wochen der von uns beschriebenen Lichttherapie nach und nach wieder zu einem regelmäßigen Schlafmuster zurückfinden – und dass sich auch andere depressive Symptome verbessern. Wenn Sie so positiv auf diese Therapie reagieren, können Sie schließlich die Menge an täglicher Lichtexposition reduzieren. Mein Vorschlag wäre, die Zeit täglich um fünf Minuten zu verringern, bis Sie bei einer Viertelstunde angelangt sind, einer idealen Dauerdosis. (Zusätzlich können Sie sich natürlich im Lauf des Tages eine weitere Dosis natürliches Licht verpassen, um dessen stimmungsaufhellende Wirkung zu nutzen.)

Frühschicht

Frühschicht ist das verbreitetste Schlafmuster bei einer klinischen Depression. Wenn Sie zu dieser Gruppe gehören, werden Sie sicherlich keine Probleme haben, nachts einzuschlafen, aber Sie wachen bestimmt morgens viel zu früh auf und können nur schwer wieder einschlafen. Dieses Muster ist ein Zeichen dafür, dass Ihre innere Uhr denkt, es sei viel später, als es tatsächlich ist: Sie muss auf eine frühere Zeit umgestellt werden.

Die effektivste Methode ist die einer dreißigminütigen Lichtexposition am frühen Abend. In der ersten Woche sollte diese am besten fünf Stunden vor der üblichen Schlafenszeit erfolgen. Wenn Sie also normalerweise um 23 Uhr ins Bett gehen, würden Sie mit Ihrer Lichtexposition um 18 Uhr beginnen. Während Sie Ihre innere Uhr auf diese Weise neu einstellen, sollten Sie auch jede Lichtexposition am Morgen vermeiden, da dies Ihre Uhr in die falsche Richtung lenken könnte. Das heißt, dass Sie eine Sonnenbrille tragen müssen, wenn Sie sich morgens im Freien aufhalten, zumindest bis Sie Ihren normalen Schlafrhythmus wiedergefunden haben.

Schon eine Woche nach Beginn dieser Therapie stellen einige Menschen fest, dass sie viel besser schlafen. Können Sie dann jedoch noch immer nicht durchschlafen, ist es besser, eine halbe Stunde später mit der Lichtexposition zu beginnen. (Im vorangegangenen Beispiel würden Sie dann statt um 18 Uhr erst um 18.30 Uhr damit beginnen.) Tun Sie dies drei Tage lang, und verschieben Sie dann die Lichtexposition alle drei Tage um eine weitere halbe Stunde nach hinten, bis Sie nicht mehr zu früh aufwachen.

Dabei müssen Sie jedoch Folgendes beachten: Eine Lichtexposition darf nicht innerhalb der letzten beiden Stunden vor dem Zubettgehen erfolgen, da Sie sonst wahrscheinlich Probleme mit dem Einschlafen haben werden. Was aber, wenn Sie die Zeit immer weiter nach hinten bis zu dieser Zweistundengrenze verschoben haben und nachts immer noch nicht durchschlafen können (oder keine Verbesserung anderer depressiver Symptome erkennen)? In diesem Fall können Sie die Expositionszeit einige Wochen lang von einer halben Stunde auf eine Stunde ausdehnen. Die Chancen stehen gut, dass dies hilft.

Nachdem Sie ein gesundes Schlafmuster wiederhergestellt und einen Monat beibehalten haben, können Sie langsam damit beginnen, die abendliche Lichtexposition zu reduzieren. Sie sollten aber auf keinen Fall einen »kalten Entzug« machen, da es sonst zu einem Rückschlag kommen kann und Ihre Symptome wiederkehren können. Verringern Sie die Zeit stattdessen täglich um fünf Minuten, bis Sie bei einer Viertelstunde angelangt sind. Sie können dann zu einer regelmäßigen fünfzehnminütigen Lichtexposition am Morgen übergehen.

Fragmentierter Schlaf

Bei einigen Menschen ist der Schlaf fragmentiert – das heißt, sie wachen nachts häufig auf –, wobei dieses Aufwachen aber keinem bestimmten Muster folgt, das darauf hinweisen könnte, dass sich ihre Körperuhr stark verstellt hat.* Doch auch wenn Sie zu dieser Gruppe gehören, werden Sie vielleicht von einer Lichtexposition profitieren. Denn diese kann die Aktivität in jenen Gehirnschaltkreisen aktivieren, die die Notwendigkeit zu schlafen signalisieren, was möglicherweise zu einem tieferen, erholsameren nächtlichen Schlaf führt. Außerdem kurbelt das Licht die Serotoninproduktion im Gehirn an, wodurch eine antidepressive Wirkung erzielt werden kann.

Bei einem fragmentierten Schlafmuster empfiehlt sich eine Lichtexposition am Morgen. Sie sollten jedoch nicht zu früh damit beginnen, weil Sie Ihre Körperuhr sonst unabsichtlich vorstellen könnten – was zur Folge hätte, dass Sie abends zu früh schläfrig werden

---

* Mit anderen Worten: Sie wachen weder viel zu früh auf, noch ist es ihnen unmöglich, abends zu einer bestimmten Zeit einzuschlafen.

und morgens zu früh aufwachen. Deswegen empfehle ich Ihnen, erst eine halbe Stunde bis Stunde nach Ihrer üblichen Weckzeit mit der Lichtexposition zu beginnen.

Begrenzen Sie die Lichtexposition in den ersten beiden Wochen auf dreißig Minuten, und ziehen Sie dann Bilanz. Hat sich die Qualität Ihres Schlafs verändert? Wenn Sie nachts weiterhin mehrmals aufwachen, sollten Sie die Lichtexposition am Morgen auf eine Stunde ausdehnen. (Verbessert sich dann die Qualität Ihres Schlafs, können Sie die Lichtexposition täglich um fünf Minuten verringern, bis Sie bei einer Dauerdosis von fünfzehn Minuten angelangt sind.)

Gesunder Schlaf

Wenn Sie zu den Menschen gehören, die gesund schlafen, kann eine morgendliche fünfzehnminütige Lichtexposition dafür sorgen, dass dies auch so bleibt. Am besten warten Sie nach Ihrer normalen Weckzeit mindestens eine halbe Stunde, bevor Sie mit der Therapie beginnen, die jedoch innerhalb von zwei Stunden nach dem Aufwachen erfolgt sein muss.

Allerdings gibt es eine Ausnahme von dieser Regel: Wenn Sie unter Depressionssymptomen leiden – was bei Menschen mit einem gesunden Schlaf selten (aber nicht gänzlich unbekannt) ist –, werden Sie von der antidepressiven Wirkung einer dreißigminütigen morgendlichen Lichtexposition profitieren. Haben sich Ihre depressiven Symptome nach zwei Wochen noch nicht verbessert, können Sie die Expositionszeit auf eine Stunde erhöhen. (Bei einigen Menschen ist eine ganze Stunde Lichtexposition nötig, um eine antidepressive Erhöhung der Serotoninfunktion zu erzielen.)

Häufig gestellte Fragen

Nachdem wir uns mit den Grundlagen der Lichtexposition beschäftigt haben, können wir uns nun einigen häufig gestellten Fragen widmen.

1. *Sollte ich meinen Arzt konsultieren, bevor ich eine Lichttherapielampe verwende?*

Forschungsergebnissen zufolge sind Lichttherapielampen für die überwiegende Anzahl der Menschen ungefährlich.* Dennoch ist es immer eine gute Idee, Ihren Arzt zu konsultieren, bevor Sie mit einer neuen Therapie beginnen, die Auswirkungen auf Ihren Körper haben kann.

Einige wenige Beschwerden, vor allem Augenprobleme, können durch eine Lichttherapielampe verschlimmert werden. Bei einer schweren Augenkrankheit wie der Makuladegeneration, einer Netzhauterkrankung oder Retinis pigmentosa ist von ihrer Verwendung eindeutig abzuraten. Ebenso sollten Sie keine Lichttherapielampe verwenden, wenn Sie unter extremer Lichtempfindlichkeit leiden, selbst wenn diese nur vorübergehend durch eine medikamentöse Behandlung ausgelöst wurde.

Auch wenn Sie unter einer bipolaren Störung leiden (früher manisch-depressive Störung genannt), sollten Sie eine Lichttherapie nur unter Aufsicht eines Klinikers durchführen, da helles Licht bei anfälligen Patienten gelegentlich eine manische Episode** auslösen kann. Bei einer Krampfanfälle auslösenden Erkrankung besteht

---

* Diese Geräte wurden mit Tausenden von Patienten in vielen unterschiedlichen Studien getestet.

** Eine manische Episode ist gekennzeichnet durch ein Hochgefühl, Impulsivität, leichtsinniges Verhalten, rasende Gedanken (und ein Gefühl des Getriebenseins), Zerstreutsein, Reizbarkeit und ein vermindertes Schlafbedürfnis.

ebenfalls ein minimales Risiko, dass durch eine Lichttherapielampe eine epileptische Reaktion hervorgerufen wird. Deswegen sollten Sie sich vor deren Verwendung mit Ihrem Arzt beraten. Schließlich haben viele Menschen, die an Diabetes erkrankt sind, damit einhergehend auch Augenprobleme. Als Diabetiker sollten Sie deswegen unbedingt mit einem Arzt darüber sprechen, ob die Verwendung einer Lichttherapielampe für Sie infrage kommt.

2. *Können bei der Verwendung einer Lichttherapielampe Nebenwirkungen auftreten?*
Bei den meisten Menschen ist dies nicht der Fall. Von den vielen im Rahmen unseres TLC-Programms behandelten Patienten hat nie jemand von Nebenwirkungen berichtet. Bei den ersten Lichttherapiebehandlungen kann es jedoch zu einer Reizung der Augen (vor allem Brennen oder Jucken), zu Kopfschmerzen oder leichter Übelkeit kommen. All diese Beschwerden verschwinden normalerweise nach mehreren Tagen, wenn Ihre Augen sich an das Gerät gewöhnt haben. Deswegen sollten Sie die Behandlung wenn möglich fortführen. Sie können die Lampe auch weiter wegstellen – die ursprüngliche Distanz verdoppeln – und sie, wenn dies hilft, dann nach und nach näher heranrücken, bis Sie wieder bei der ursprünglichen Entfernung angelangt sind. Wenn das nicht funktioniert, sollten Sie die tägliche Lichtexposition auf fünf Minuten reduzieren und dann täglich um einige Minuten erhöhen, bis Sie wieder die gesamte (ursprüngliche) Expositionszeit erreicht haben.

3. *Besteht das Risiko, je zu viel hellem Licht ausgesetzt zu sein?*
Wie Sie sich erinnern werden, stimuliert helles Licht die Serotoninaktivität im Gehirn. Das ist zwar eigentlich eine gute Sache, doch manche Menschen produzieren nach einer ausgedehnten Lichtexposition zu viel Serotonin. Das kann zu Nervosität, Überspanntheit oder Übelkeit führen. Ist dies bei Ihnen der Fall, sollten Sie die Lichtexposition unterlassen, bis Sie mit einem Kliniker darüber gespro-

chen haben, wie Sie sie langsam wieder auf ein für Sie erträgliches
Maß bringen können.

Hinzu kommt, dass sich möglicherweise Ihre Körperuhr verstellt.
Zu viel Morgenlicht kann zur Folge haben, dass Sie zu früh aufwachen und abends zu früh schläfrig werden. Wenn das passiert, sollten Sie Ihre Expositionszeit um die Hälfte verringern und die Therapie zudem eine Stunde später durchführen.

Dieselbe Art von Problem kann umgekehrt auch bei zu viel Lichtexposition am frühen Abend auftauchen und Ihnen das Einschlafen
erschweren. Ist dies der Fall, sollten Sie die Expositionszeit verkür-
zen und mindestens eine Stunde früher mit der Behandlung beginnen.

*4. Ist es möglich, auf dem Weg zur Arbeit genügend Morgenlicht ausge-
setzt zu sein?*

Möglich ist das schon, wenn draußen die richtigen Bedingungen
herrschen. Bei Sonnenaufgang ist es zum Beispiel nicht besonders
hell draußen – nur 400 Lux –, und die 10.000 Lux werden normalerweise erst vierzig Minuten später erreicht. Selbst dann wird es in
Ihrem Fahrzeug nicht hell genug sein, weil die getönten Scheiben
die Lichtexposition um 50 Prozent verringern. Das heißt, dass Sie so
lange warten müssen, bis eine Helligkeit von 20.000 Lux erreicht
ist, und so hell wird es erst etwa eine Stunde nach Sonnenaufgang an
einem klaren, sonnigen Tag.

Ähnliches ist zu bedenken, wenn Sie versuchen, am späten Nachmittag oder frühen Abend auf dem Nachhauseweg genügend Sonnenlicht zu bekommen: Etwa eine Stunde nach Sonnenuntergang
wird die Helligkeit in Ihrem Auto auf einen Wert unter 10.000 Lux
sinken.

Denken Sie auch daran: Wenn Sie in die Kategorie des Spät-
schicht-Schlafmusters fallen, müssen Sie am späten Nachmittag
und frühen Abend einer Lichtexposition aus dem Weg gehen, sodass
Sie auf dem Heimweg eine Sonnenbrille tragen sollten, falls es drau-

ßen noch sehr hell ist. Ist das Frühschicht-Schlafmuster typisch für Sie, sollten Sie helles Licht am frühen Morgen meiden und auf dem Weg zur Arbeit vielleicht eine Sonnenbrille tragen.

5. *Ich habe Anzeigen für Vollspektrumlampen gesehen, die das Sonnenlicht nachahmen sollen. Funktionieren sie genauso gut wie eine normale Lichttherapielampe?*

Vollspektrum heißt einfach, dass das Licht, neben unsichtbaren Formen des Lichts wie Infrarot und Ultraviolett, alle Farben des sichtbaren Spektrums mit einschließt. Doch die meisten Vollspektrumlampen erreichen bei Weitem nicht die angestrebte Helligkeit – 10.000 Lux –, mit der sich, wie sorgfältig kontrollierte Forschungsstudien gezeigt haben, eine antidepressive Wirkung erzielen lässt. Und selbst wenn Sie eine Vollspektrum-Lichttherapielampen mit einer Helligkeit von 10.000 Lux finden könnten: Es gibt noch keine Beweise dafür, dass sich Vollspektrumlicht zur Behandlung einer Depression besser eignet als normales Weißlicht* (das in den meisten Lichttherapiegeräten verwendet wird).

6. *Ich soll meine Lichttherapie morgens durchführen, bin aber heute nicht dazu gekommen, weil ich spät dran war. Ist es besser, sie später am Tag nachzuholen oder einfach bis morgen zu warten?*

Wenn Sie nicht zu der geplanten Lichtexposition kommen, ist es besser, sie später am Tag nachzuholen, da Sie dadurch noch immer in den Nutzen der stimmungsaufhellenden Wirkung einer erhöhten Serotoninaktivität im Gehirn kommen. Gehören Sie jedoch zu denjenigen, die ihre Lichttherapie morgens durchführen sollten, ist es wichtig, nicht zu lange damit zu warten. (Lichtexposition am Abend kann Ihre innere Uhr durcheinanderbringen und für Einschlafprobleme sorgen.) Versuchen Sie, Ihre Lichtexposition nicht später als

---

* Da normales Weißlicht manchmal Breitspektrumlicht genannt wird, überrascht es nicht, dass man es schnell mit Vollspektrumlicht verwechseln kann.

fünf Stunden vor der Schlafenszeit beendet zu haben. Ist dies nicht möglich, sollten Sie besser bis zum nächsten Morgen damit warten.

7. *Ich habe gehört, dass manche Menschen besonders empfindlich auf helles Licht reagieren. Ist daran etwas Wahres?*
Ja. Menschen mit heller Haut und blauen Augen benötigen manchmal weniger Lichtexposition als andere, um dieselbe Wirkung zu erzielen. Sind Sie sehr hellhäutig, können Sie die in diesem Kapitel empfohlenen Expositionszeiten möglicherweise um 30 Prozent reduzieren. Wenn ich zum Beispiel eine Lichtexposition von dreißig Minuten empfohlen habe, können Sie es mit nur zwanzig Minuten versuchen, bei empfohlenen fünfzehn Minuten mit nur zehn Minuten. Erzielen Sie mit diesen kürzeren Expositionszeiten keine angemessenen Ergebnisse, haben Sie immer noch die Möglichkeit, auf die ursprünglich vorgeschlagenen Zeiten zurückzukommen.

8. *Ich gehe im Winter gern auf die Sonnenbank, weil ich mich dann einfach besser fühle. Bekommt mein Körper dadurch ausreichend Licht?*
Nein, genügend Lichtexposition erhält man nur mit geöffneten Augen, und es ist definitiv ratsam, auf der Sonnenbank die Augen geschlossen zu halten.

Dennoch lässt sich nicht leugnen, dass Bräunen die Stimmung aufhellt, obwohl Dermatologen im Allgemeinen davor warnen (und das aus gutem Grund, weil die Haut altern und das Risiko bestimmter Krebsarten erhöht werden kann). Natürlich ist der stimmungsaufhellende Effekt des Bräunens vor allem ein psychologischer: Denn wenn Sie sich mit Sonnenbräune besser fühlen, verleiht es Ihnen vielleicht neuen Schwung, zu sehen, wie Ihre Haut strahlt. Manche Menschen bekommen beim Bräunen auch einen Endorphinschub – die natürliche Wohlfühlchemikalie des Körpers –, der ein angenehmes, entspanntes Gefühl des Wohlbefindens hervorrufen kann. Schließlich ist man beim Bräunen vermehrt ultraviolettem Licht ausgesetzt, das die Haut dazu veranlasst, Vitamin D zu produzieren. Wie wir im letzten Abschnitt dieses Kapitels sehen werden, kann Vitamin D auch eine starke antidepressive Wirkung haben.

Die Empfehlung von Vitamin D

Vitamin D ist absolut lebensnotwendig. Ohne es wären wir alle tot. Eigentlich ist es gar kein richtiges Vitamin: Vitamin D ist ein Hormon, eines der wichtigsten, die je entdeckt wurden. Als chemischer Schlüssel steuert es Hunderte von Genen, die das alltägliche Funktionieren von Gehirn, Herz, Immunzellen, Knochen, Haut, Nerven und Blutgefäßen kontrollieren.[9] Tatsächlich kann ein Vitamin-D-Mangel eine außergewöhnlich große Bandbreite an gesundheitlichen Problemen hervorrufen: Die Rachitis führt dazu, dass die Knochen von Kindern weich, brüchig und deformiert werden, und die meisten Menschen haben schon von dieser Erkrankung gehört. Doch in jüngster Zeit haben Wissenschaftler eine Verbindung zwischen dem Vitamin-D-Mangel und einer Reihe viel häufiger auftretender Krankheiten* aufgedeckt, die von Multipler Sklerose über Dickdarmkrebs, Arteriosklerose und Morbus Crohn bis hin zu Depressionen reichen.

Im Durchschnitt haben depressive Patienten einen gefährlich niedrigen Vitamin-D-Blutspiegel.[10] Studien haben gezeigt, dass Vitamin-D-Zusätze bei Menschen, die an einem Vitamin-D-Mangel leiden, stimmungsaufhellend wirken. Bei einem unlängst durchgeführten klinischen Versuch, bei dem man Patienten mit einer Winterdepression nur eine einzige Megadosis Vitamin D verabreichte – 250-mal mehr als die in einer Multivitamintablette enthaltene Menge –, wurde eine starke antidepressive Wirkung erzielt.[11]

Wie bekämpft Vitamin D eine Depression? Die Wirkung ist teilweise auf die Rolle dieses Nährstoffs bei der Regulierung der Gen-

---

* Ein Vitamin-D-Mangel ist nicht die einzige Ursache für diese Krankheiten, aber er trägt zu dem Risiko bei, sich diese zuzuziehen.

funktion im Gehirn und in anderen lebenswichtigen Organen zurückzuführen. Darüber hinaus hat Vitamin D auch eine starke entzündungshemmende Wirkung im gesamten Körper. Das ist wichtig, denn eine chronische Entzündung ist, wie wir in Kapitel 5 gesehen haben, eine der Hauptursachen einer Depression. Sie wirkt sich störend auf die Serotoninfunktion und die Aktivität in wichtigen Gehirnregionen aus. Dementsprechend wirken auch die entzündungshemmenden Eigenschaften von Vitamin D einer Depression entgegen.

Da Vitamin D ein so elementares Hormon ist, vermag unser Körper so viel wie davon nötig zu produzieren. Allerdings ist auch ein bisschen Sonne erforderlich, um den Prozess in Gang zu setzen. Wenn die ultravioletten (UV-) Strahlen* in die Haut eindringen, lösen sie eine Kettenreaktion aus, die (vor allem) Cholesterin in Vitamin D umwandelt. Deswegen erhalten die meisten von uns – außer im Winter – eine ausreichende Tagesdosis Vitamin D, solange sie mittags ein bisschen Sonne abbekommen.

Unsere Jäger-und-Sammler-Vorfahren brauchten sich über einen Vitamin-D-Mangel keine Sorgen zu machen, weil sie täglich viele Stunden in direktem Sonnenlicht verbrachten. Und diejenigen, die in nördlicheren Klimata lebten – wo die Sonne im Winter nicht stark genug war, um die Vitamin-D-Produktion anzuregen –, speicherten einfach den Überschuss, den sie im Sommer und Herbst produzierten, sodass sie das ganze Jahr über mit diesem Vitamin versorgt waren.

Heute stellt der Vitamin-D-Mangel in der gesamten industrialisierten Welt ein großes Problem dar. Inzwischen leiden viele Menschen am Ende des Winters darunter und haben auch das ganze Jahr über einen gefährlich niedrigen Vitamin-D-Spiegel.[12] Interessanterweise bietet uns die gut gemeinte, weitverbreitete Praxis, Milch und Milchprodukte mit Vitamin D anzureichern, nicht den gewünschten

---

* Es handelt sich um dieselben UV-Strahlen, die die Melaninproduktion stimulieren und dafür sorgen, dass wir braun werden.

Schutz. Zum einen trinken die Menschen längst nicht so viel Milch wie früher, zum anderen enthält Milch nicht viel Vitamin D. Doch was noch wichtiger ist: Die molekulare Version, die häufig in Milch verwendet wird – Vitamin D_2 (Ergocalciferol) –, unterscheidet sich von der durch unseren Körper produzierten. Wir brauchen Vitamin D_3 (Cholecalciferol), und ein Großteil des D_2, das wir aus der Milch erhalten (und aus einigen anderen Zusätzen), ist einfach unbrauchbar.

Wie also können wir sicherstellen, dass wir genügend Vitamin D bekommen, um unser Gehirn und unseren Körper funktionstüchtig zu halten? Vor allem zwei Möglichkeiten lohnt es zu erkunden: Entweder nimmt man einen hochdosierten Vitamin-D_3-Zusatz, oder man verbringt regelmäßig ein wenig Zeit in der Sonne. Wir werden kurz auf jede dieser Optionen eingehen.

Vitamin-D-Zusatz

Multivitaminpräparate enthalten meist 400 internationale Einheiten (IE) Vitamin D, dies ist die von der amerikanischen Arzneimittel-Zulassungsbehörde empfohlene Tagesdosis. Wie wir inzwischen jedoch wissen, spielt Vitamin D (abgesehen davon, dass es für ein gesundes Knochenwachstum sorgt) Dutzende von wichtigen Rollen im Körper, und es sind wesentlich mehr als 400 IE nötig, damit es all diese Aufgaben erfüllen kann.

Vor Kurzem versuchte eine Gruppe medizinischer Forscher aus Kanada herauszufinden, wie viel mehr IE hierzu vonnöten sind.[13] Sie warben Freiwillige in ihren eigenen Krankenhäusern und maßen im tiefsten Winter deren Vitamin-D-Blutspiegel. Bei den meisten Probanden war dieser natürlich zu niedrig. Man wies diese Versuchspersonen nach dem Zufallsprinzip zwei Gruppen zu, deren Mitglieder 1000 IE Vitamin D_3 beziehungsweise 4000 IE Vitamin D_3 pro Tag einnehmen sollten. Erstaunlicherweise hatten viele der Probanden mit einer Dosis von 1000 IE – das Zweieinhalbfache der empfohlenen Menge – selbst nach einigen Monaten noch einen zu niedrigen Vitamin-D-Blutspiegel. Damit bei allen ein Blutspiegel im idealen Bereich erzielt werden konnte, waren 4000 IE nötig, und zwar für einen Zeitraum von bis zu drei Monaten. Manche Ärzte zeigen sich jedoch besorgt, wenn man mit ihnen über eine so große Dosis Vitamin D spricht. Ihre größte Befürchtung ist die, dass es das Kalziumgleichgewicht durcheinanderbringen könnte, da Vitamin D dazu beiträgt, die Fähigkeit des Körpers zur Nutzung dieses wichtigen Minerals zu regulieren. In der kanadischen Studie hatte bei der 4000-IE-Dosis jedoch niemand mit Kalzium in Zusammenhang stehende Probleme (oder zeigte andere gesundheitsschädliche Wirkungen). Noch beruhigender: Inzwischen wurden im Rahmen einer Studie Patienten mit multipler Sklerose auf 40.000 IE Vitamin D_3 pro Tag gesetzt (das Hundertfache der empfohlenen Tagesdosis), und auch von ihnen stellte keiner schädliche Nebenwirkungen fest.[14]

Dennoch wird offiziell die maximale langfristige Gesamtzufuhr von Vitamin D laut der Veröffentlichung des Institute of Medicine vom Jahr 1997 und auch laut einer Empfehlung des Wissenschaftlichen Lebensmittelausschusses der Europäischen Kommission aus dem Jahr 2002 mit nur 2000 IE pro Tag angegeben. Höhere Dosen gelten als potenziell schädlich. Obwohl zahlreiche Forscher diese Empfehlung für überholt halten und der Ansicht sind, dass die Obergrenze angehoben werden sollte, zögern die Ärzte verständlicherweise, sich außerhalb der offiziellen Richtlinien zu bewegen.

Was also sollten Sie tun, wenn Sie sich dafür entscheiden, mithilfe von Nahrungsergänzungsmitteln genügend Vitamin D zu bekommen? Ich fürchte, es gibt keine perfekte Lösung, aber Ihnen stehen zumindest einige annehmbare Optionen zur Auswahl.

Die einfachste Methode ist die, mit einer täglichen Dosis von 2000 IE Vitamin D_3 in Form eines Vitaminzusatzes zu beginnen. (In Ihrer Apotheke oder Ihrem Reformhaus vor Ort, aber auch über das Internet können Sie sich für einen überschaubaren Betrag einen mehrmonatigen Vorrat besorgen.) Diese Dosis ist hoch genug, um die meisten Menschen in den Bereich zu bringen, der für den Vitamin-D-Blutspiegel als ideal gilt. Da diese Dosis aber genau die empfohlene maximale Obergrenze bildet, sollten Sie unbedingt Ihren Arzt konsultieren, bevor Sie mit einer so hoch dosierten Vitamin-D-Kur beginnen. Außerdem ist es ratsam, nach einigen Monaten Ihren Arzt einen Bluttest durchführen zu lassen, um sicherzugehen, dass Sie tatsächlich genügend Vitamin D bekommen. Forschungsergebnissen zufolge sollte Ihr Vitamin-D-Blutspiegel* idealerweise bei mindestens 30 Nanogramm pro Milliliter (ng/ml) oder 75 Nanomol pro Liter (nmol/l) liegen.

Noch offensiver wäre es – aber durchaus überlegenswert, falls Sie derzeit depressiv sind oder öfter unter einer Winterdepression leiden –, wenn Sie Ihren Arzt sofort Ihren Vitamin-D-Blutspiegel feststellen lassen. Ist dieser sehr niedrig (unter 15 ng/ml oder 37 nmol/l), können Sie mit ihm über die mehrwöchige Einnahme einer hohen Dosis Vitamin D$_3$ – bis zu 10.000 IE pro Tag – unter seiner Aufsicht sprechen, mit regelmäßigen Kontrollen, um sicherzustellen, dass sich keine Nebenwirkungen zeigen und dass Ihr Vitamin-D-Blutspiegel es schnell in einen gesünderen Bereich schafft.

Sonnenexposition

Ein anderer Weg wäre der, Ihren Körper selbst genügend Vitamin D produzieren zu lassen, und zwar mithilfe der Sonne. Diese Methode ist noch immer für viele attraktiv, und einige Forschungsergebnisse legen sogar nahe, dass der Körper sein eigenes natürliches Vitamin D effektiver nutzen kann als das Vitamin D, das wir aus einem Zusatz beziehen.

---

* Er wird in einer molekularen Form, genannt 25-OH-D, gemessen.

Wie viel Sonnenexposition braucht der Körper täglich, um genügend Vitamin D zu produzieren?

Die Antwort hängt von mehreren Faktoren ab: der Tageszeit, der Jahreszeit, den örtlichen Wetterbedingungen (wie bewölkt es ist), Ihrem Wohnort (wie weit nördlich oder südlich er liegt) und Ihrem Teint (wie hell- oder dunkelhäutig Sie sind). Als Faustregel gilt: Für eine angemessene Vitamin-D-Synthese ist etwa dieselbe Menge an Sonnenexposition nötig wie für die Entwicklung eines Hauches von Sonnenbräune.

Lassen Sie uns mit einem optimalen Expositionsszenario beginnen, einem, das am wenigsten Zeit erfordert. Ein hellhäutiger Mensch im Badedress würde an einem sonnigen Sommermittag in Miami innerhalb von zwei Minuten die gesamte Tagesdosis an Vitamin D erhalten. Doch wenn wir die Parameter verändern (Tageszeit, Jahreszeit, Hauttyp, Kleidung und Ort), ändert sich auch die erforderliche Expositionszeit. Die notwendige Zeitspanne an einem beliebigen Tag festzustellen, kann schwierig werden, doch Sie können sich an die folgenden drei einfachen Richtlinien halten:

▶ In den Vereinigten Staaten sollte Ihr Körper zwischen Mai und August genügend Vitamin D produzieren, wenn Sie zwischen 11 Uhr morgens und drei Uhr nachmittags im Durchschnitt zehn bis fünfzehn Minuten der Sonne ausgesetzt sind. (Unter der Voraussetzung, dass Sie kein Sonnenschutzmittel verwenden und dass Arme und Gesicht unbedeckt sind.)

▶ Im März, April, September und Oktober sind wohl mindestens zwanzig bis dreißig Minuten pro Tag nötig.

▶ Wenn Sie einen dunklen Teint haben, sollten Sie vielleicht alle empfohlenen Zeitangaben verdoppeln.

Selbst wenn Sie sich an diese kurzen Zeitspannen halten, werden Sie sicherlich einige Vitamin-D-Reserven aufbauen, auf die Ihr Körper im Winter zurückgreifen kann. Um ganz sicherzugehen, ist es dennoch ratsam, von November bis Ende Februar* Vitamin-D-Zusätze zu nehmen, wie im vorangehenden Abschnitt beschrieben.

Eine direkte Sonnenexposition hat klare Vorteile, aber auch Nachteile. Sie kann nicht nur Ihre Haut vorzeitig altern lassen, sondern auch das Risiko von Hautkrebs erhöhen (dem laut Statistik in den USA fast einer von fünf Menschen ausgesetzt ist). Zwar lässt sich eine starke Verbindung zwischen Sonnenexposition und Hautkrebs im Fall von Sonnenbränden feststellen, doch so gut wie keine zwischen Sonnenexposition und Hautkrebs bei der relativ geringfügigen Sonnenexposition, die für eine Vitamin-D-Synthese benötigt wird. Tatsächlich wird auf der Website der National Institutes of Health seit Neuestem eine (regelmäßige) Sonnenexposition von zehn bis fünfzehn Minuten empfohlen, um einen Vitamin-D-Mangel zu vermeiden. Bevor Sie Ihre Sonnenexposition planen, sollten Sie jedoch mit Ihrem Arzt deren Vor- und Nachteile abwägen. Abhängig von Ihrem Hauttyp, Ihrer Krankengeschichte und dem Vorkommen von Hautkrebs in Ihrer Familie, kommen Sie vielleicht zu dem Schluss, dass sich das Risiko einer Sonnenexposition nicht lohnt – vor allem angesichts von brauchbaren Alternativen. Wie immer Sie sich entscheiden mögen, das Wichtigste ist, sicherzustellen, dass Sie ganzjährig von der heilenden, antidepressiven Wirkung von Vitamin D profitieren.

---

* Wenn Sie jedoch in einer südlichen, sonnigen Gegend wohnen wie Florida, Arizona oder Hawaii, können Sie das ganze Jahr über Vitamin D in Ihrer Haut synthetisieren.

8

Soziale Kontakte

Einige Tiere sind von Natur aus Einzelgänger. Parasitische Wespen zum Beispiel können ihr gesamtes Leben ohne bedeutungsvolle soziale Kontakte verbringen – zumindest ohne Kontakte, die über einige kurze Paarungsversuche hinausgehen. Wir Menschen hingegen empfinden Isolation als unnatürlich. Eine länger andauernde Abgeschiedenheit ist für uns so unangenehm, dass wir sie als Strafe empfinden.

Wir sind buchstäblich dazu geboren, Kontakt mit anderen Menschen herzustellen. Dieser Trieb ist tief in unsere DNA eingegraben: Von den ersten Augenblicken unseres Lebens an sehnen wir uns nach der Gesellschaft anderer. Und das nicht nur wegen der Nahrung und des Schutzes, für den sie sorgen. Babys sind auf sozialen Kontakt angewiesen, um ihre Atmung und ihre Herzfrequenz zu regulieren. Sie sind in hervorragender Weise auf die biologischen Rhythmen der Menschen um sie herum eingestellt, auf das Auf und Ab der Atmung, die Herzfrequenz, die Wachheit und so weiter. Und sie ahmen diese natürlichen Kadenzen nach, um ihren eigenen biologischen Rhythmus zu finden.[1] Das ist einer der Gründe dafür, warum Babys schreien, wenn sie allein gelassen werden: Sie wissen instinktiv, dass damit eine biologische Katastrophe vorprogrammiert ist.

Sie nehmen vielleicht an, dass wir dieser elenden Abhängigkeit schließlich entwachsen. Doch das tun wir nicht – zumindest nicht vollständig. Selbst als Erwachsene sind wir noch immer auf die Gegenwart anderer angewiesen. Wenn wir ihr auch nur für wenige Tage beraubt werden, steigt unser Stresshormonspiegel sprunghaft an, unsere Stimmung und unsere Energie sinken, und wichtige biologische Prozesse geraten schnell aus dem Gleichgewicht. Andererseits stimmen sich unsere Körperrhythmen schnell auf die Rhythmen anderer Menschen – und sogar die von Haustieren – ein, die sich in unserer unmittelbaren Umgebung befinden. (Dieser Prozess findet sogar statt, wenn wir schlafen.)

Diese angeborene Abhängigkeit von anderen ist ein uraltes Vermächtnis. Unsere Vorfahren lebten Hunderttausende von Jahren in kleinen, intimen sozialen Verbänden und sahen sich der unablässigen Bedrohung durch Raubtiere, Naturkräfte und feindliche Nachbarclans ausgesetzt, ein Kontext, in dem der Einzelne nur mit der Unterstützung und dem Schutz der Gruppe überleben konnte. Selbst kurze Phasen der Isolation bargen immense Risiken, die es unter allen Umständen zu vermeiden galt.

Eine derartige Stammesverbundenheit ist auch kennzeichnend für heutige Jäger und Sammler (und andere traditionelle voragrarische Gesellschaften). Anthropologen zufolge ist »allein verbrachte Zeit« bei diesen Gruppen praktisch unbekannt.[2] Ihre Mitglieder verbringen fast 24 Stunden pro Tag in der Gesellschaft von Freunden und Angehörigen: Sie jagen zusammen, gehen zusammen los, sammeln gemeinsam Nahrung und Wasser, essen gemeinsam, spielen miteinander und schlafen nebeneinander. Oft machen sie sich sogar gemeinsam auf, um sich zu erleichtern (eine clevere Strategie in einer Welt, in der Raubtiere und unfreundliche Nachbarn irgendwo in der Nähe lauern könnten).

Innerhalb dieser traditionellen Gesellschaften gilt Isolation als unerträglich, und diejenigen, die – wie zum Beispiel Schamanen – fähig sind, ein paar Tage Einsamkeit auszuhalten, werden als Helden verehrt. Im industrialisierten Westen hingegen haben wir uns weit von dieser Denkweise entfernt. Viele empfinden Einsamkeit nun als völlig normal: Sie arbeiten allein, essen allein, entspannen sich allein und schlafen allein. Neuesten Forschungsergebnissen zufolge haben viele Menschen in den westlichen Gesellschaften keine engen sozialen Bindungen. Unzählige andere verbringen den Großteil ihrer Zeit allein.[3] Da die eindeutigen physischen Risiken der sozialen Isolation geschwunden sind – die meisten Raubtiere stehen nun auf der Roten Liste der gefährdeten Arten –, sind wir den gleichermaßen realen psychischen Gefahren der Isolation gegenüber zunehmend blind.

Wie wir in Kapitel 1 gesehen haben, gehört Isolation zu den Hauptrisikofaktoren für eine Depression: Diejenigen, die nicht die Vorteile sinnvoller sozialer Beziehungen genießen, sind äußerst anfällig dafür, depressiv zu werden, besonders wenn sie starker Belastung ausgesetzt sind. Und sobald Menschen depressive Symptome entwickeln, neigen sie leider dazu, sich noch weiter aus ihrer Umgebung zurückzuziehen. Das wiederum verschlimmert die Depression und setzt einen Teufelskreis von Krankheit und Einsamkeit in Gang, der sich oft nur schwer durchbrechen lässt.

Aber warum veranlasst eine Depression überhaupt zu sozialem Rückzug? Dies liegt in hohem Maße daran, dass das Gehirn auf eine Depression so reagiert wie auf jede andere schwere Krankheit: Es hält uns dazu an, Aktivitäten zu vermeiden – vor allem soziale Aktivitäten –, damit der Körper sich aufs Gesundwerden konzentrieren kann. Diese Rückzugsreaktion wird ausgelöst durch eine Verringerung der Serotoninaktivität im Gehirn, die, wie wir in Kapitel 2 aufgezeigt haben, zu den Hauptmerkmalen einer Depression gehört. (Da der Serotoninspiegel im Gehirn stark sinkt, wenn wir mit einer schweren Infektion kämpfen, spekulieren einige Wissenschaftler sogar, dass sich die Rückzugsreaktion deswegen entwickelte, weil mit ihrer Hilfe die Verbreitung von Krankheiten verhindert werden sollte.)

Denken Sie einmal an Ihre letzte dicke Erkältung. Wie sehr stand Ihnen der Sinn danach, unter Leute zu gehen? Als ich vor einigen Jahren einmal eine schwere Grippe hatte – mit über 39 Grad Fieber,

Schüttelfrost und Schmerzen im ganzen Körper –, wollte ich mich nur noch verkriechen und warten, bis alles vorbei wäre. Das ist eine typische Reaktion. Und interessanterweise reagieren Menschen, wenn sie mit einer schweren depressiven Episode kämpfen, auf sehr ähnliche Weise.

Es gibt jedoch einen entscheidenden Unterschied: Bei einer Grippe fördert ein solcher Rückzug die Genesung, bei einer Depression macht er die Sache nur noch schlimmer. Wenn depressive Patienten also fest davon überzeugt sind, dass ein Rückzug von anderen ihnen helfen wird, liegt dies nur daran, dass ihr Gehirn in die Irre geführt wird. Tatsächlich bringt die Depression das Gehirn dazu, zu glauben, dass etwas einer Infektionskrankheit Ähnelndes bekämpft werden muss.

Tragischerweise verschlimmert der folgende soziale Rückzug die Depression und stellt ein großes Hindernis auf dem Weg zur Genesung dar. Umgekehrt erweist sich alles, was die soziale Verbundenheit mit anderen stärkt – das heißt zu mehr und besseren Beziehungen mit anderen führt –, als immens wertvoll, um diese Krankheit zu bekämpfen (und ihr vorzubeugen).[4]

Kontakte knüpfen

Soziale Kontakte zu verbessern ist natürlich leichter gesagt als getan. Und der Prozess wirft eine Reihe praktischer Fragen auf. Mit welchen Menschen kann ich Kontakt herstellen? Was sollte ich mit ihnen tun? Sollte ich mich mehr auf die Familie oder mehr auf Freunde konzentrieren? Was ist mit Kollegen? Und was, wenn ich mich jedes Mal schlechter fühle, wenn ich mit bestimmten Leuten zusammen bin? Sollte ich mit ihnen dann auch mehr Zeit verbringen?

Bei der Beantwortung dieser Fragen sollten Sie eine wichtige Tatsache im Auge behalten: Es gibt viele verschiedene Arten von sozialen Beziehungen, die alle potenziell hilfreich sind. So profitieren zum Beispiel die Mitglieder traditioneller Gesellschaften wie der Kaluli Papua-Neuguineas – die reichlich soziale Unterstützung erfahren und unter denen Depressionen praktisch unbekannt sind – von sozialen Beziehungen, die viele unterschiedliche Formen der Nähe umfassen: von der innigen Vertrautheit der engsten Familie und Freunde über die tröstliche Vertrautheit der Sippe bis hin zu dem tiefen Zugehörigkeitsgefühl, das durch die Mitgliedschaft im Clan entsteht (in dem an die hundert Menschen durch eine gemeinsame Identität und ein gemeinsames Schicksal verbunden sind).

Wohl kaum einer von jenen, die das Glück haben, aus so tiefen, vielschichtigen Quellen der sozialen Unterstützung schöpfen zu können, wird depressiv werden. Doch solch glückliche Menschen bilden heute überall in der modernen Welt die Ausnahme, nicht die Regel. Seit einigen Jahrzehnten werden die sozialen Bindungen in allen Lebensbereichen immer mehr untergraben.

Verglichen mit unseren Vorfahren, selbst jenen aus der vorhergehenden Generation, kommt es bei uns viel seltener vor, dass wir unsere Nachbarn kennen, Freunde zum Abendessen einladen, Vereinen beitreten, in denen die Geselligkeit gepflegt wird, uns in einer Kirche, Synagoge oder Moschee engagieren oder im Sportbund der Gemeinde mitmachen.[5] Wir heiraten seltener und bleiben seltener verheiratet, wenn wir den Schritt gewagt haben. Wir verbringen auch weniger Zeit damit, Freundschaften aufzubauen und zu pflegen. Laut einer neueren bahnbrechenden Studie haben zum Beispiel in den USA 50 Prozent aller Erwachsenen nicht einmal einen engen Freund, auf den sie sich verlassen können.[6]

Was ist geschehen? Ich glaube, viele von uns leben nun so, als seien ihnen Dinge wichtiger als Menschen. Wir verbringen nun viel mehr Zeit als je zuvor bei der Arbeit und verdienen mehr Geld als jede andere Generation vor uns, haben als Ergebnis jedoch immer weniger Zeit für unsere Angehörigen. Viele von uns fackeln auch nicht lange, enge Verbindungen mit ihren Freunden und ihrer Familie zu lösen, um zugunsten ihrer Karriere weit fort zu ziehen. Wir leben in unseren Wohnungen und Häusern abgeschottet von der größeren Gemeinschaft »dort draußen«. Und häufig sitzt auch noch jedes Mitglied des Haushalts allein vor seinem eigenen privaten Bildschirm – und tauscht Zeit mit seinen Angehörigen gegen Zeit mit einem hell strahlenden Objekt ein.

Ich will damit nicht sagen, dass irgendeiner von uns – wenn man ihn fragte – behaupten würde, dass er Dingen einen größeren Wert beimisst als Menschen. Und wir würden auch nicht sagen, dass unsere Angehörigen uns nicht wichtig sind. Natürlich sind sie das. Doch viele Menschen leben heute so, als seien bestimmte Errungenschaften, Beförderungen, Geld, materieller Besitz, Unterhaltung und Status von größerer Bedeutung. Leider machen diese Dinge nicht dauerhaft glücklich, und sie schützen uns auch nicht vor einer Depression. Das tun unsere Liebsten.

In dieser Kultur der Isolation gibt es für die meisten von uns einiges zu tun, wenn es um die Verbesserung der sozialen Beziehungen geht. Das gilt vor allem für Menschen, die unter einer Depression leiden, weil sich diese Krankheit – mit ihren charakteristischen Mustern des Rückzugs und der negativen Einstellung – zerstörerisch auf Beziehungen auswirkt.

Auf den folgenden Seiten werden wir Strategien erläutern, um die Beziehungen zu Freunden, Familienangehörigen, Kollegen und anderen Menschen zu verbessern. Im Idealfall profitieren wir, wie das Beispiel der Kaluli zeigt, von der großen Unterstützung, die wir durch all diese wichtigen Gruppen erfahren.

Es braucht Zeit, dieses Ideal zu erreichen, das kurzfristig auch nicht für jedermann ein realistisches Ziel sein mag, vor allem nicht für Menschen, die sich mitten in einer depressiven Episode befinden. Zum Glück kann jedoch jede Verbesserung der sozialen Beziehungen beim Kampf gegen eine Depression von unmittelbarem Wert sein. Deswegen werden wir uns in den folgenden Abschnitten auf die Veränderungen konzentrieren, die einen sofortigen Unterschied bewirken können. (Denjenigen, die nicht depressiv sind, aber das Risiko einer zukünftigen Erkrankung verringern wollen, werden wir auch einige mögliche längerfristige Ziele aufzeigen.)

Freunde

Im Lauf der Zeit kann eine Depression Freundschaften stark belasten. Wenn die Krankheit ausbricht, eilen die Freunde spontan zu Hilfe, um vermehrt Unterstützung zu bieten und alles in ihrer Macht Stehende für den Betroffenen zu tun. Doch wenn Wochen vergehen und die Symptome bleiben, treibt die Krankheit ihn immer weiter in die Isolation und belastet selbst die stärksten Beziehungen.

Für jene Freunde, die die Schwere einer Depression nicht verstehen, kann der für diese Krankheit charakteristische Rückzug zu einer Quelle großen Schmerzes und großer Frustration werden. Einfach gesagt: Es ist schwer, mit anzusehen, wie jemand sich von einem zurückzieht und »dichtmacht«, vor allem, wenn man nicht weiß, warum er dies tut.

Selbst Freunde, die wissen, dass sozialer Rückzug ein Kernsymptom der Depression ist, fühlen sich möglicherweise abgelehnt. Schließlich ist es nur menschlich, sich verletzt zu fühlen, wenn ein Freund beginnt, einen aus seinem Leben auszuschließen – nicht zurückruft, vorgeschlagene Treffen ablehnt und Signale aussendet, keinerlei Interesse an einem Kontakt zu haben.

Ironischerweise haben diejenigen, die an dieser Krankheit leiden, das Gefühl, sie würden ihren Freunden mit ihrem Rückzug einen Gefallen tun. Meine Patienten behaupten dies immer. Unter dem Einfluss des absolut negativen Denkens, das mit einer Depression einhergeht, äußern sie Dinge wie: »Meinen Freunden geht es besser ohne mich.« »Ich bin eine solche Spaßbremse, da will wohl kaum jemand Zeit mit mir verbringen.« »Sie rufen mich nur aus Mitleid an.« Auch wenn solche Gedanken völlig abwegig sind (wie es meistens der Fall ist), hat derjenige, den die Depression im Griff hält, dennoch das Gefühl, mit seinen Wahrnehmungen richtig zu liegen. Da wundert es nicht, dass die meisten Patienten sich sogar von ihren liebsten, engsten Freunden zurückziehen – mit vorhersehbar tragischen Folgen. Glücklicherweise ist es jedoch fast immer möglich, das Steuer herumzureißen und das Band der Freundschaft zu erneuern, egal wie sehr die Depression eine Beziehung belastet haben mag. Meiner klinischen Erfahrung nach haben sich die im Folgenden aufgeführten Schritte insofern als hilfreich erwiesen:

Offenlegen   Aufgrund des Stigmas, das noch immer mit einer Depression verbunden ist, zögern viele Menschen, selbst ihre engsten Freunde einzuweihen, dass sie mit der Krankheit kämpfen. Das ist verständlich: Niemand möchte riskieren, dass er als »verrückt« (oder schwach oder faul) gilt (oder dass man ihm alle möglichen anderen Eigenschaften anhängt, die irrtümlicherweise jenen zugeschrieben werden, die unter einer Depression leiden). Aber ich glaube, dass unsere Freunde das Recht haben, zu wissen, was wir durchmachen, vor allem wenn wir es mit einem so heimtückischen Feind wie einer Depression zu tun haben. Das ehrliche Offenlegen unserer Kämpfe ist Grundvoraussetzung, um die Gesundheit einer jeden Freundschaft zu erhalten (oder wiederherzustellen).

Aufklären   Oft reicht ein einfaches Offenlegen jedoch nicht. Viele Freunde müssen über eine Depression auch aufgeklärt werden. Insbesondere müssen sie drei Dinge verstehen: Eine Depression ist eine Krankheit – eine, die Menschen ihrer Funktionsfähigkeit beraubt. Wie viele andere Krankheiten führt eine Depression normalerweise dazu, dass ihre Opfer sich von Freunden und Angehörigen zurückziehen. Dennoch kann die soziale Unterstützung eine wichtige Rolle beim Genesungsprozess spielen. Es ist auch oft nützlich, Freunde zu bitten, eine gute Darstellung der Krankheit zu lesen, die ausführlich auf diese Punkte eingeht.

Um Hilfe bitten   Viele von uns haben Probleme, um Hilfe zu bitten, selbst bei den engsten Freunden. Doch eine Depression ist ein so schweres Leiden, dass die meisten Menschen einem davon betroffenen Freund unbedingt auf jede erdenkliche Weise helfen wollen. Wenn ich in der Gemeinde, in der ich lebe, über Depressionen spreche, lautet die am häufigsten gestellte Frage: »Was kann ich tun, um jemandem zu helfen, der gegen diese Krankheit kämpft?«

Das bei Weitem Nützlichste ist, regelmäßig Zeit mit gemeinsamen Aktivitäten zu verbringen: spazieren gehen, Sport treiben, zusammen essen, Spiele spielen, ein Konzert besuchen, einen Film anschauen und so weiter. Wie wir in Kapitel 5 gesehen haben, sind solche Aktivitäten besonders effektiv, um depressiven Grübeleien entgegenzusteuern. Sie helfen auch, die linke Hirnrinde zu reaktivieren, wodurch eine direkte antidepressive Wirkung erzielt wird. Dementsprechend bitten wir die Patienten unserer TLC-Gruppen, es sich zum Ziel zu setzen, jede Woche drei Aktivitäten mit Freunden oder anderen guten Bekannten zu planen.

Dieses Ziel schüchterte Jamie, eine Immobilienmaklerin um die vierzig in einer unserer TLC-Gruppen, ein. Doch trotz ihrer Angst vor Zurückweisung war sie bereit, die Sache in Angriff zu nehmen und zunächst einmal ihre beste Freundin Deborah (die sie seit Wochen nicht mehr gesehen hatte) anzurufen und zu fragen, ob sie Lust habe, sich irgendwann mit ihr zu treffen. Mit einem Gefühl der Beklommenheit begann sie das Gespräch damit, Deborah von einigen Dingen zu erzählen, die sie während ihrer Behandlung gelernt hatte: dass die Depression sie veranlasst hatte, sich zurückzuziehen, dass ihre Isolation die Depression verschlimmere und dass sie Hilfe von Freunden und Angehörigen brauche, um das destruktive Muster des Rückzugs zu durchbrechen. Zu Jamies großer Erleichterung sagte ihre Freundin: »Hör mal, ich bin für dich da – egal, was du brauchst, und ich bin so froh, dass ich etwas tun kann, was dir vielleicht hilft.« Bevor die beiden auflegten, trugen sie in ihre Kalender ein wöchentliches gemeinsames Mittagessen ein und planten sogar, am Wochenende in eine Karaokebar zu gehen.

Jamie bat Deborah auch, ihr zu helfen, die künftigen Treffen zu initiieren. Wie wir inzwischen wissen, schaltet eine Depression die Aktivität in jenen Bereichen des Gehirns ab, die es uns ermöglichen, Dinge in Angriff zu nehmen. Deswegen werden gute Vorsätze, einschließlich des Plans, mehr Zeit mit seinen Freunden zu verbringen, nicht immer in die Tat umgesetzt. Jamie gab dies ihrer Freundin gegenüber offen zu: »Ich möchte wirklich, dass wir uns öfter treffen, doch wegen meiner Depression kann es vorkommen, dass ich manchmal Schwierigkeiten habe, die Initiative zu ergreifen. Wärst du bereit, am Ball zu bleiben – mich manchmal anzurufen, wenn du eine Zeit lang nichts von mir gehört hast, und darauf zu bestehen, dass wir etwas vereinbaren?« Wie vorherzusehen, war ihre Freundin gern bereit, ihr auch in diesem Punkt zu helfen.

Das Äußern negativer Gedanken vermeiden   Unter dem düsteren Bann einer Depression neigen die Betroffenen oft zu äußerst negativen Gedanken, selbst wenn sie sich in Gesellschaft von Freunden befinden. Es mag zwar natürlich erscheinen, dass man den anderen seine dunklen Gedanken mitteilt, doch zu viel über diese Dinge zu reden, kann sehr schnell eine kontraproduktive Wirkung haben. Denken Sie daran: Zeit mit anderen zu verbringen, hilft zum Teil auch deswegen, weil sich dadurch auf wirksame Weise das Grübeln unterbrechen lässt – die depressive Gewohnheit, bei unangenehmen Gedanken zu verweilen. Dies ist jedoch nur möglich, wenn sich die soziale Interaktion um etwas anderes dreht als um die depressiven Gedanken. Leider kann der Prozess, negative Gedanken mit Freunden zu teilen, leicht zu einem ausgeprägten Grübelanfall führen.

Nehmen Sie zum Beispiel den folgenden Dialog, der auf einer Unterhaltung von Rebecca, einer meiner Patientinnen, bei einem Treffen mit ihrer Freundin Joan basiert (nach mehreren Wochen selbst auferlegter Isolation):

Joan: »Wie schön, dich zu sehen! Ich hab dich wirklich vermisst, weißt du.«

Rebecca: »Ja, ich hab dich auch vermisst.« *(Verlegenes Schweigen.)* »Gott, ich bin so verkorkst im Moment – ich bin nicht mal mehr zu Smalltalk in der Lage. Es ist kein Vergnügen, mit mir zusammen zu sein.«

Joan: »Also, ich bitte dich! Du weißt, dass das nicht stimmt. Und außerdem machen wir alle hin und wieder schwere Zeiten durch. Genau dann brauchen wir unsere Freunde doch am meisten, oder?«

Rebecca: »Ja, schon. Aber ich finde es einfach schrecklich, den Leuten die ganze Zeit so zur Last zu fallen ...«

Joan: »Wovon redest du? Rebecca, das tust du doch gar nicht.«

Rebecca: »An deiner Stelle würde ich sicher dasselbe sagen. Aber niemand will mit jemandem zusammen sein, der so ist. Ich meine, sieh mich an. Ich fühle mich beschissen, ich bin total launisch, und mein Verstand arbeitet nicht mal die Hälfte der Zeit richtig.« *(Sie beginnt, leise zu weinen.)*

Joan: *(Sie hält ihr beruhigend die Hand.)* »Hör mal, es tut mir leid, dass du gerade eine so schwere Zeit durchmachst, aber du sollst wissen, dass ich für dich da bin.«

Rebecca: »Obwohl ich dir den ganzen Tag verderbe?«

Joan: »Das ist verrückt! Du verdirbst mir nicht den Tag.«

Rebecca: *(Seufzt)* »Also, du klingst irgendwie genervt – das kann ich dir wohl kaum übel nehmen.«

Joan: »Nein, ich bin nicht genervt, ich bin nur – es ist nur schwer, mit anzusehen, dass du so hart mit dir umspringst.«

Rebecca: »Tut mir leid, dass ich es dir so schwer mache, mit mir zusammen zu sein. Das ist das Einzige, worin ich im Moment wirklich gut bin – Leute zu verärgern. Ich wusste, dass es keine gute Idee war, vorbeizukommen ...«

Je länger Rebecca ihren negativen Gedanken Ausdruck verlieh, desto unmöglicher wurde es ihr, trotz der beruhigenden Versuche ihrer

Freundin, ihre Aufmerksamkeit von diesen Gedanken abzuziehen und die Dinge in einem positiveren Licht zu sehen. Sobald jemand bei einer Unterhaltung in derlei Grübeleien verfällt, kann es sehr schwierig sein, die sich daraus ergebende Abwärtsspirale zu verhindern. Deswegen ist es in der Regel eine gute Idee, den Impuls zum Äußern negativer Gedanken zu unterdrücken und soziale Interaktionen so weit wie möglich in Form gemeinsamer Aktionen zu planen.

(Rebecca entdeckte die Vorteile dieser Herangehensweise während ihres nächsten Treffens mit Joan. Sie verbrachten diesen Abend mit Country-Line-Dancing. Obwohl sie mir vorher gesagt hatte, wie sehr sie sich vor dem Ausgehen fürchte, gab sie später zu, dass sie schon seit Monaten nicht mehr so viel Spaß gehabt habe wie an diesem Abend.)

Eine andere gefährliche Falle, die man mit Freunden und Angehörigen vermeiden sollte, ist die übertriebene Suche nach Bestätigung. Manchmal kann diese Suche die Form einer direkten Frage annehmen (»Möchtest du wirklich Zeit mit mir verbringen?«), in vielen Fällen läuft sie jedoch subtiler ab: indem man sich selbst herabsetzt, um die Bestätigung zu hören, die zuverlässig folgt. So reagierte Joan jedes Mal mit Worten der Unterstützung und Ermutigung, wenn Rebecca sich selbst heruntermachte (»Es ist kein Vergnügen, mit mir zusammen zu sein«, »Ich verderbe dir den Tag«). Derlei Bestätigung kann süchtig machen, vor allem jemanden, der sich (wie die meisten depressiven Patienten) ohnehin unsicher fühlt, und sie kann Menschen geradezu darauf programmieren, noch strenger mit sich selbst zu sein. (Es ist übrigens keine bewusst von ihnen eingesetzte Strategie. Depressive Menschen denken nicht bewusst: »Ich kritisiere mich selbst, damit die Leute nette Dinge über mich sagen« – doch die verlässliche Beziehung zwischen Selbstkritik und Bestätigung wird vom Gehirn registriert, das zukünftiges Verhalten oft auf einer unbewussten Ebene steuert.)

Leider macht die Bestätigung anderer die Dinge nur selten besser: Das positive Feedback steht in so großem Gegensatz zu dem negativen Selbstbild des depressiven Patienten, dass er es meistens sofort abtut. Ironischerweise ist der beste Weg, depressive Gefühle der Unsicherheit zu bekämpfen, oft der, sie zu ignorieren und die Aufmerksamkeit stattdessen auf fesselndere soziale Aktivitäten zu lenken, die es vermögen, die Stimmung aufzuhellen und das Gehirn in weniger negative Bahnen zu lenken.

Weit entfernt lebende Freunde

Während einer unserer ersten TLC-Gruppen bat ich die Patienten, eine Liste all der Menschen zu erstellen, denen sie sich besonders nahe fühlten, egal wie (geografisch) weit entfernt sich diese befinden mochten. Wie in unserer äußerst mobilen Gesellschaft nicht anders zu erwarten, lagen zwischen ihnen und einigen ihrer engsten Freunde Hunderte oder gar Tausende von Kilometern.

Ich erfuhr auch, dass die meisten von ihnen trotz tiefer Gefühle der Zuneigung nur selten Kontakt mit ihren weit entfernt lebenden Freunden hatten. Es schien, als würde die große Entfernung irgendwie die Möglichkeit ausschließen, diese Beziehungen lebendig zu erhalten. Als wir jedoch gemeinsam darüber nachdachten, erkannten wir, dass dies nicht so sein musste, vor allem nicht im Zeitalter der günstigen Telefon-Flatrates und der schnellen Internetverbindungen.

Deswegen bat ich meine Patienten, mindestens drei Menschen zu nennen, denen sie sich trotz der geografischen Entfernung noch nahe fühlten: Freunden aus der Kindheit und Schul- und Studienzeiten, verloren geglaubten Cousins und Cousinen, alten Zimmergenossen, ehemaligen Kollegen, früheren Nachbarn und so weiter. Außerdem sollten sie in ihrem Kalender Zeit dafür einplanen, in der folgenden Woche Kontakt mit ihnen aufzunehmen. Die Idee wurde mit überraschend großem Enthusiasmus aufgenommen. Sie warf jedoch einige wichtige Fragen auf:

▶ »Soll ich ihnen von meiner Depression erzählen?«
(»Ja«, sagte ich, »auf jeden Fall.«)

▶ »Wie viel kann ich von meinen Problemen erzählen, bevor es in Grübelei ausartet?«
(»Es ist sicherlich hilfreich, kurz zu beschreiben, was Sie durchgemacht haben, dann sollten Sie aber versuchen, den Fokus auf die Dinge zu lenken, die Sie tun, damit es Ihnen besser geht. Das sollte als Schutz davor dienen, übermäßig lange bei den negativen Dingen zu verweilen.«)

▶ »Worüber sollte ich sonst noch mit ihnen reden?«
(Meine Antwort: »Über so gut wie alles, was nicht zum Grübeln verleitet. Sie können an schöne gemeinsame Zeiten in der Vergangenheit erinnern, sie bitten, Ihnen ausführlich zu erzählen, wie es ihnen in der Zwischenzeit ergangen ist, über gemeinsame Interessen sprechen, sich nach gemeinsamen Freunden und Bekannten erkundigen und so weiter.«)

Die meisten meiner Patienten empfinden es als sehr hilfreich, auf diese Weise wieder mit ihren alten Freunden Kontakt aufzunehmen. Normalerweise freuen sie sich darüber, festzustellen, wie leicht sie den Faden wieder aufnehmen konnten und wie schön dies für sie war. Und viele haben die Erfahrung gemacht, dass ihre alten Freunde sich ihnen geöffnet und von ihren eigenen Kämpfen mit der Depression und anderen schmerzlichen Erfahrungen in ihrem Leben erzählt haben. Als Folge können meine Patienten ihren Freunden oft genauso viel Unterstützung und Ermutigung bieten, wie sie von ihnen erhalten, und erfahren die tiefe Befriedigung, die daraus erwächst, einem nahestehenden Menschen in schwierigen Zeiten zu helfen.

Videochats   Kostenlose Computersoftware wie Skype[*] ermöglicht es heutzutage, über das Internet in Form von Videokonferenzen

---

[*]   Sie können das Programm unter www.skype.com herunterladen.

mit alten Freunden (und so gut wie jedem anderen auf diesem Planeten) praktisch von Angesicht zu Angesicht zu plaudern. Dazu braucht man nur eine Webkamera (Webcam), die für relativ wenig Geld erhältlich ist, und eine einigermaßen schnelle Internetverbindung.

Da wir Menschen sehr stark visuell orientiert sind – ein Großteil der Hirnrinde ist dem Sehvermögen gewidmet –, bringt uns eine Unterhaltung viel mehr, wenn wir die Person sehen, mit der wir sprechen. Deswegen ist es natürlich leichter, sich einem Freund während eines Videoanrufs näher zu fühlen als während eines normalen Telefonats.

Internet-Freunde Heute ist es auch möglich, über Internet-Chats und -Foren tiefer gehende Freundschaften mit Fremden aufzubauen. So führte meine Freundin Linda vor einiger Zeit einen schmerzlichen Kampf mit der Magersucht und stieß bei ihrer Suche nach Freundinnen, die wirklich verstehen konnten, was sie durchmachte, auf mehrere virtuelle Gemeinschaften im Internet – Foren, in denen Hunderte anderer Frauen zusammenkamen, um miteinander über ihre Essstörungen zu kommunizieren und einander Unterstützung und Ermutigung zu bieten. Linda schreibt ihren Online-Freundinnen eine wichtige Rolle bei ihrer schließlich erreichten Genesung zu, obwohl sie keine von ihnen jemals persönlich kennengelernt hat.

Menschen, die unter einer Depression leiden, stehen nun rund um die Uhr Dutzende dieser virtuellen Gemeinschaften zur Verfügung, Orte, an denen sich Mitreisende auf dem Weg zur Genesung versammeln, um miteinander zu chatten und einander zu unterstützen. Foren im deutschsprachigen Raum finden Sie auf den Websites www.kompetenznetz-depression.de, www.buendnis-depression.de, www.buendnis-depression.at und www.depression.unizh.ch.

Schädliche Beziehungen

Aus meiner Berufserfahrung weiß ich, dass Freunde und Angehörige gern bereit sind, bei einer Depression alles Erdenkliche zu tun, um den Genesungsprozess zu fördern. Es gibt jedoch einige wichtige Ausnahmen: Schädliche Beziehungen stellen ein großes Hindernis auf dem Weg zur Gesundung dar.

In manchen Fällen haben andere unabsichtlich einen schädlichen Einfluss auf den depressiv Erkrankten. So haben Psychologen die enorme Wirkung emotionaler Ansteckung dokumentiert: die Übertragung unserer emotionalen Zustände auf andere, ähnlich jener von Erkältungs- oder Grippeviren.[7] Wenn zwei Freunde oder einander nahestehende Personen gleichzeitig mit einer Depression kämpfen, können sie unabsichtlich die Intensität der Schwermut des jeweils anderen einfach nur dadurch verstärken, dass sie Zeit miteinander verbringen. Dieser Prozess ist vor allem in Ehen weit verbreitet, und er hilft erklären, warum Ehepartner einem erhöhten Risiko ausgesetzt sind, ebenfalls an einer Depression zu erkranken.

Es muss jedoch nicht zwangsläufig zu dieser Art emotionaler Ansteckung kommen. Man kann sie verhindern, selbst wenn man viel Zeit mit einem hochdepressiven Menschen verbringt. Allerdings müssen beide Parteien der Versuchung widerstehen, sich ausgedehnt mit negativen Gedanken zu beschäftigen, da gemeinsames Grübeln bei einer Depression besonders schädlich ist.[8] Deswegen sollten Sie sich auf alle Fälle im Voraus Grenzen setzen, wenn Sie miteinander über Ihre Probleme, Enttäuschungen, Beschwerden und so weiter sprechen. Ich schlage pro Interaktion ein Zeitlimit von fünf Minuten für den verbalen Austausch negativer Gedanken vor.

Interessanterweise machen sich meine Patienten, nachdem sie von dem Prozess der emotionalen Ansteckung erfahren haben, oft Sorgen um mich – sie fürchten, mich irgendwie mit ihrer Verzweiflung zu »infizieren« und den Verlust meines emotionalen Gleichgewichts herbeizuführen. Das ist rührend von ihnen, doch ihre Besorgnis erweist sich als überflüssig. Emotionale Ansteckung wirkt nämlich in beide Richtungen: Sie kann ebenso gut zur Übertragung einer positiven wie einer negativen Stimmung führen. Ob Sie es glauben oder nicht: Ich freue mich immer darauf, Zeit mit meinen Patienten zu verbringen, auch denen, die noch zutiefst verzweifelt sind. Es bietet mir nämlich die Gelegenheit, sie mit einem authentischen Gefühl der Hoffnung hinsichtlich ihrer schließlich erfolgenden Genesung zu infizieren.

Wenn Ihnen derzeit eine Depression zu schaffen macht, kann ich Sie nur dazu ermutigen, die Macht der positiven emotionalen Ansteckung für Sie arbeiten zu lassen. Sie könnten zum Beispiel eine Liste derjenigen Ihrer Bekannten erstellen – selbst flüchtiger Bekannter –, die immer optimistisch und fröhlich sind, und sich bewusst anstrengen, mehr Zeit in ihrer Gesellschaft zu verbringen. Wenn dies derzeit auf niemanden in Ihrem Leben zutrifft, könnte sogar ein guter Psychotherapeut, den Sie einmal pro Woche aufsuchen, diese Rolle für Sie spielen.

Umgekehrt müssen Sie vielleicht die Zeit einschränken, die Sie mit Menschen verbringen, deren negative Einstellung jedes Mal auf Sie abfärbt. Noch einmal: Ich will damit nicht sagen, dass Sie den Kontakt mit Menschen vermeiden sollten, nur weil diese derzeit depressiv sind. Wichtig ist jedoch, dass Sie den größten Teil dieser gemeinsam verbrachten Zeit aufmunternden Aktivitäten und Unterhaltungen widmen.

Destruktiv – ohne Hoffnung auf Besserung

Viele ungesunde Beziehungen können zwar mit einiger Anstrengung verbessert werden, andere sind jedoch so destruktiv, dass sie eine Genesung unmöglich machen. So steckte zum Beispiel Karen, eine Freundin von mir, die vor einigen Jahren unter einer schweren Depression litt, in einer Beziehung mit einem Mann, der erschreckend gewalttätig war. Obwohl Karen bereits viele der Elemente des TLC-Programms in die Praxis umgesetzt hatte, sorgte der ständige emotionale und körperliche Missbrauch ihres Freundes dafür, dass die unkontrollierbare Stressantwort, die ihre Depression förderte, sie immer wieder im Griff hatte. Weil sie diesen Mann liebte, gelang es ihr jedoch nicht, einfach loszulassen und wegzugehen. Sie blieb noch monatelang bei ihm und sagte sich, dass er sich ändern würde, dass sie nicht ohne ihn leben könne, dass die Situation eigentlich gar nicht so schlimm sei – bis ihre wachsende Verzweiflung schließlich zu einer Erleuchtung führte und sie erkannte: Indem die Beziehung den Fortbestand ihrer Depression förderte, brachte sie sie langsam um. Karen nahm all ihren Mut zusammen und brach trotz des schneidenden Trennungsschmerzes mit der Unterstützung und Ermutigung ihres Therapeuten, ihres Pfarrers und ihrer Angehörigen jeden Kontakt mit ihrem Freund ab und wurde nach und nach wieder gesund. (Sie ist nun glückliche Mutter von zwei ungestümen Zwillingsbrüdern und hilft anderen, die depressive Erkrankung zu besiegen, die sie selbst fast das Leben gekostet hätte.)

Vor ein paar Jahren arbeitete ich mit Annie, einer 21-jährigen Collegestudentin, die in ihrer Studentinnenvereinigung mit einer Clique zusammenhing, die direkt aus dem Film *Girls Club – Vorsicht bissig!* hätte stammen können: eine Gruppe versnobter, übertrieben kritischer, elitär denkender junger Frauen, die einander mit unmöglich hohen Standards von körperlicher Schönheit, Status, Reichtum und Stil quälten. Annie war eine reizende junge Frau, die diese Gruppe jedoch aufgrund ihrer eigenen tiefen Unsicherheit unwiderstehlich fand, weil sie unbedingt von ihr akzeptiert werden wollte – was natürlich nie passierte. Woche für Woche erzählte sie mir, wie die Gruppe dafür sorgte, dass sie sich »beschissen fühlte«, und dennoch verbrachte sie auch weiterhin all ihre Freizeit mit ihr. Sie fragte sich auch, warum ihre depressiven Symptome – die sich seit Beginn der Behandlung stark verbessert hatten – nie ganz verschwanden.

Deswegen stellte ich ihr eine einfache Frage: »Annie, gibt es irgendwelche Frauen in Ihrer Studentinnenvereinigung, in deren Gegenwart Sie ein gutes Gefühl zu sich selbst haben, Frauen, die Sie so akzeptieren, wie Sie sind?«

»Ich glaube schon«, sagte sie und ratterte dann ein halbes Dutzend Namen herunter.

»Und wie viel Zeit verbringen Sie mit diesen Frauen, also denen, die Ihnen ein gutes Gefühl vermitteln?«

Annie lachte los. »Eigentlich gar keine.«

»Finden Sie das vernünftig?«, fragte ich. »Ich meine, finden Sie es vernünftig, dass Sie all Ihre Zeit mit Frauen verbringen, die Sie kritisieren und sich überhaupt nicht für Sie zu interessieren scheinen, und dass Sie diese anderen Frauen, von denen Sie gemocht werden, ignorieren? Können Sie mir helfen, das zu verstehen?«

»So, wie Sie es formulieren, klingt es verrückt. Aber irgendwie ist es mir wohl nicht so wichtig, was Leute über mich denken, wenn sie zu allen nett sind. Irgendwie zählt es dann nicht oder so.«

»Okay, das ergibt Sinn«, versicherte ich ihr. »Aber ich frage mich, was mit Ihrer Stimmung passieren würde, wenn Sie weniger Zeit mit Ihren ›giftigen Freundinnen‹ und stattdessen Zeit mit den Frauen verbrächten, die Sie so akzeptieren, wie Sie sind. Glauben Sie, dass dies etwas an Ihrer Depression ändern würde?«

Sie zuckte die Schultern und wechselte dann schnell das Thema. Über diesen Punkt wollte sie eindeutig nicht weiter sprechen. Ich war nicht allzu überrascht, denn es ist in der Regel schwer, schädliche Beziehungen aufzugeben, wie destruktiv sie auch sein mögen. Sie scheinen uns etwas Verlockendes zu versprechen – Liebe, Akzeptanz, Bestätigung und Schutz –, auch wenn sie es nie einhalten. Annie brauchte zwei volle Monate, um sich schließlich einzugestehen, dass die »gemeinen Frauen« die Hauptursache der depressiven Verstimmung in ihrem Leben waren, und zu erkennen, dass sie nie deren Anerkennung gewinnen würde, egal wie sehr sie es auch versuchte. Nach dieser tränenreichen Erkenntnis war sie schließlich

bereit, den Kontakt mit diesen Frauen einzuschränken. Und das er-
möglichte es ihr wiederum, eine Beziehung zu anderen herzustellen, die sie wirklich zu schätzen wussten, und eine Reihe gesunder
authentischer Freundschaften zu schließen, die den Grundstein für
eine vollständige und anhaltende Genesung legten.

Wann loslassen?

Aber wie weiß man, ob eine Beziehung so schädlich für das psychische Wohlergehen ist, dass der Kontakt eingeschränkt oder ganz ab-
gebrochen werden sollte? Leider gibt es keine einfachen Regeln, die
sich auf jeden Fall anwenden lassen. Ich kann Ihnen jedoch ein paar
lange erprobte Prinzipien anbieten, die sich bei der Bewertung
schwieriger Beziehungen in Ihrem Leben als wertvoll erweisen
könnten.

Als Erstes ist es wichtig, sich zu fragen: »Fühle ich mich normalerweise schlechter, wenn ich Zeit mit diesem Menschen verbringe?«
Ist dies der Fall, müssen Sie erstens herausfinden, was an der Interaktion dafür sorgt, dass Sie sich elend fühlen, und zweitens, ob es
etwas ist, was sich ändern lässt. Wie wir im Fall von Beziehungen
gesehen haben, in denen es leicht zu gemeinsamem Grübeln und
negativer emotionaler Ansteckung kommt, ist es oft möglich, den
Fokus der Interaktion auf etwas weniger Schädliches zu lenken (zum
Beispiel auf gemeinsame Aktivitäten oder nicht grüblerische Unterhaltungen). Wenn Sie jedoch einen Freund oder Angehörigen haben,
der hierzu nicht bereit oder in der Lage ist, wäre es sicherlich hilfreich, die mit ihm verbrachte Zeit zu begrenzen – zumindest so lange, bis Sie wieder vollständig gesund sind.

Manchmal stecken Menschen jedoch in Beziehungen, die so
schädlich sind, dass es keine Alternative dazu gibt, sich aus ihnen zu
lösen. Das war der Fall bei Karen und ihrem gewalttätigen Freund
oder auch bei Annie und ihren boshaften Verbindungs»schwestern«.

Solch schädliche Beziehungen lassen sich leicht erkennen, da der Schuldige sich normalerweise seinem Partner gegenüber feindselig zeigt, sehr fordernd ist und ihn scharf kritisiert, erniedrigt und kontrolliert. Und da eine Depression ihre Opfer ohnehin dazu veranlasst, sich selbst »fertigzumachen«, verstärken solche missbrauchenden Partner nur das depressive Gefühl der Selbstverachtung – ein Prozess, der eine vollständige Genesung unmöglich macht.

Ehepartner

Die Prinzipien, die wir bisher besprochen haben, gelten für praktisch jede Beziehung. In diesem Abschnitt werden wir jedoch speziell darauf eingehen, auf welche Weise sie in Ehen und anderen Liebesbeziehungen eine Rolle spielen. (Ein Großteil des Gesagten lässt sich auf jede enge emotionale Beziehung anwenden, ob Liebesbeziehung oder nicht.)

Wann immer eine depressive Erkrankung einen Menschen im Griff hat, ist die Situation auch für den Ehepartner qualvoll: Es ist schrecklich, jemanden, den man liebt, leiden zu sehen. Fast ausnahmslos fühlt der Partner sich irgendwann völlig hilflos. Schließlich weiß er, dass es nicht möglich ist, den anderen einfach dazu aufzufordern, »sich am eigenen Schopf aus dem Sumpf zu ziehen«. (Und wenn er es nicht weiß, wird er auf die harte Tour lernen, dass dies die Situation nur noch verschlimmert.) Oft sagen ihm die Ärzte auch, dass er nicht viel tun kann, um zu helfen, dass er einfach nur abwarten muss, bis die Behandlung (normalerweise Medikamente) Wirkung zeigt.

In den meisten Fällen ist dies jedoch völlig falsch. Ehegatten können eine unschätzbare Hilfe beim Genesungsprozess sein, und zwar auf folgende Weise: Sie können ihren Partner darin bestärken, die sechs Kernelemente des TLC-Programms umzusetzen, und sie können als unerschütterliche Quelle sozialer Unterstützung dienen.

Hilfe bei der Umsetzung des TLC-Programms

Aufgrund der verringerten Aktivität in der Hirnrinde des depressiven Patienten – dem Teil des Gehirns, der hilft, Absichten in Handeln umzusetzen –, haben die meisten depressiven Menschen große Schwierigkeiten, aktiv zu werden. Selbst Dinge, die sie unbedingt tun möchten, bekommen sie nicht auf die Reihe. Und dazu gehört die Umsetzung der verschiedenen Elemente des Programms der therapeutischen Lebensstiländerung. Einer meiner Patienten formulierte es kürzlich so:»Ich hocke einfach da und denke: ›Ich muss aufstehen und spazieren gehen, solange die Sonne noch scheint‹ oder ›Ich sollte jetzt unbedingt meinen Freund anrufen‹, aber dann bleibe ich einfach auf der Couch sitzen und nichts passiert.«

Das ist der Punkt, an dem der Andere in der Beziehung sich einbringen kann: Er kann tatsächlich als Stellvertreter der Hirnrinde des Partners fungieren und ihm, wenn nötig, den Anstoß geben, initiativ zu werden, etwas, wozu das depressive Gehirn oft nicht in der Lage ist. Als ich diesen Gedanken vor einigen Monaten bei einem Vortrag für Fachkollegen äußerte, sagte mir eine Kollegin anschließend, dass ihr in diesem Moment ein Licht aufgegangen sei. Wie sich herausstellte, litt ihr Mann schon seit einiger Zeit unter einer Depression und hatte Probleme, sich dazu aufzuraffen, vieles von dem in Angriff zu nehmen, was ihm, wie er wusste, helfen könnte (körperliche Bewegung, Lichtexposition, Omega-3-Zusätze und soziale Aktivitäten). Als sie an diesem Abend nach Hause kam, sprach sie mit ihm über die »Hirnrindengeschichte« und fragte ihn, was er davon halte, wenn sie ihn sanft anschubse, die Veränderungen des Lebensstils einzuleiten, zu deren Umsetzung er nicht fähig gewesen sei. Zu ihrer großen Überraschung hielt er dies für eine fantastische Idee.

Natürlich muss man sehr vorsichtig sein, damit diese Schubser sich nicht anfühlen wie Nörgeln – was zu Unmut und Feindseligkeit führen kann. Den besten Schutz davor bieten ein offenes, ehrliches

Gespräch der Ehepartner und das gemeinsame vorherige Aufstellen einiger Grundregeln: wann das Schubsen in Ordnung ist und wann nicht, welche Aktivitäten (wenn überhaupt) in diesem Zusammenhang tabu sind und welche von ihnen oberste Priorität haben sollten. Hat man all dies genau geklärt, kann ein Ehepartner als hervorragender Katalysator für antidepressiv wirkende Lebensstiländerungen dienen.

Soziale Unterstützung

Wie wir inzwischen wissen, ist eine längere soziale Isolation für jeden ungesund, vor allem aber für Menschen, die unter einer Depression leiden. Und doch hat praktisch jeder depressive Patient, den ich behandelt habe, viel zu wenig Zeit in der Gesellschaft anderer verbracht und hat sich so die Vorteile der positiven emotionalen Ansteckung entgehen lassen.

Ehepartner sind prädestiniert, in dieser Hinsicht zu helfen, doch das klappt nicht immer. Allzu oft ziehen sich depressive Patienten von ihren Partnern ebenso zurück wie von allen anderen und vereinsamen – physisch und emotional – selbst in ihren eigenen vier Wänden. Auch wenn der Partner in Versuchung geraten mag, die Distanz in der Ehe wachsen zu lassen – schließlich ist es schwer, die Nähe zu jemandem aufrechtzuerhalten, der sich zurückzieht –, er sollte dieser Versuchung widerstehen.

Für depressive Patienten ist schon die körperliche Anwesenheit des Ehepartners von gewissem Nutzen, selbst wenn man nur schweigend Zeit miteinander verbringt. Allein die Gesellschaft eines anderen Menschen kann nämlich die depressive Stressreaktion des Gehirns bremsen. Von größerem Nutzen ist ein liebevoller Körperkontakt, der dem depressiven Gehirn ein starkes Anti-Stress-Signal sendet: sich umarmen oder an den Händen halten, nebeneinander auf dem Sofa sitzen und so weiter. Hilfreich ist es auch, wenn die

Ehepartner gemeinsame fesselnde Aktivitäten planen und ihre Unterhaltungen von negativen Themen weglenken, die zum Grübeln verleiten könnten. (Noch einmal: Dies heißt nicht, dass man verstörende Ereignisse nicht diskutieren darf, es bedeutet lediglich, dass man solche Unterhaltungen zeitlich begrenzen und nur gelegentlich führen sollte.)

Schließlich ist es wichtig zu wissen, dass ein Ehepartner seinem depressiven Gegenüber nur dann effektiv helfen kann, wenn er auch besonders gut für sein eigenes emotionales Wohlbefinden sorgt. Vergessen Sie nicht: Emotionale Ansteckung kann in beide Richtungen erfolgen. Je mehr sich also der Partner um seine eigenen Bedürfnisse kümmert (sich Zeit für Freunde, für regelmäßigen Sport, erholsamen Schlaf und so weiter nimmt), desto »immuner« wird er gegen die düstere Stimmung des Depressiven und desto besser wird er imstande sein, diesem als Quelle der Unterstützung und Inspiration zu dienen.

Es ist wichtig zu geben

Geben ist seliger denn Nehmen. Dieses Sprichwort mag paradox klingen, doch Psychologen verfügen inzwischen über Daten, die dies bestätigen. Wenn Probanden zum Beispiel große Geldsummen erhielten und vor die Wahl gestellt wurden, das Geld entweder zu behalten oder für jemand anderen auszugeben, berichteten sie durchgängig von einem größeren Glücksgefühl, wenn sie das Geld verschenkten. (Dieses Experiment wurde in mehreren verschiedenen Variationen wiederholt.) Todd Kashdan, ein Psychologe an der George Mason University, gelangte vor einigen Jahren mit den Studenten seines Kurses Science of Well-Being zu einem ähnlichen Ergebnis, als er diesen die Aufgabe erteilte, die psychologischen Wirkungen zweier Aktivitäten zu vergleichen: Erstens etwas, das ihnen aus sich heraus Spaß machte (Tauchen war eine Möglichkeit) und zweitens ein selbstloser Akt der Freundlichkeit gegenüber jemand anderem (zum Beispiel Kleidungsstücke für ein Heim für misshandelte Frauen zu sammeln).[9] Erstaunlicherweise stellten die Studenten übereinstimmend fest, dass ihnen die zweite Aktivität ein größeres Gefühl des Glücks und des Wohlbefindens vermittelte.

Dasselbe allgemeine Prinzip gilt auch für diejenigen, die unter einer Depression leiden: Eine der sichersten Methoden, die Stimmung aufzuhellen, ist die, jemandem zu helfen, der in Not ist. Ein solches Geben kann viele Formen annehmen.

In unseren TLC-Gruppen beobachte ich jede Woche voller Freude, wie unsere Patienten dieses Prinzip in die Tat umsetzen, indem sie einander von Herzen kommende Unterstützung und Ermutigung bieten: die Geschichten der anderen anhören, jeden Erfolg feiern und bei jedem Rückschlag tröstende Worte bieten (und eine Schulter, an der man sich ausweinen kann). Viele Patienten haben mir gesagt, dass diese Möglichkeit, anderen etwas wiederzugeben, die bedeutungsvollste Erfahrung des gesamten Behandlungskurses gewesen sei.

Ebenso haben viele durch Freiwilligenarbeit intensive Kontakte mit anderen aufgebaut: beim Häuserbau mit »Habitat for Humanity«, aufgrund des Mentorings für ein einsames Kind durch »Big Brothers Big Sisters«, als Führer in einem örtlichen Museum, beim Klinkenputzen für eine politische Kampagne, dem Servieren von Mahlzeiten in einer Suppenküche und der Arbeit mit ausgesetzten Tieren im örtlichen Tierheim. Die Möglichkeiten, sich ehrenamtlich zu engagieren, sind beinahe unbegrenzt, und inzwischen gibt es einige vorzügliche Websites, die dabei helfen, Stellen zu finden, die den eigenen Interessen entsprechen, so zum Beispiel www.buergergesellschaft.de, www.freiwilligenweb.at oder www.benevol.ch.

Tiere betreuen

Im letzten Abschnitt haben wir kurz die Möglichkeit angesprochen, sich um Tiere zu kümmern, doch dieses Thema ist so wichtig, dass es eine etwas ausführlichere Behandlung verdient. Wie viele Tierbesitzer aus Erfahrung wissen, kann die Bindung, die wir mit Tieren aufbauen, emotional genauso stark sein wie die Bindung zu einem Menschen. Außerdem kann die Fürsorge für ein Tier großen therapeutischen Wert besitzen. Ich habe Patienten erlebt, deren Symptome so lähmend waren, dass sie kaum die Energie aufbrachten, sich anzukleiden oder zu essen, die aber auf wundersame Weise zu neuem Leben erwachten, wenn sie sich einem hilfsbedürftigen kleinen Hund oder einem Kätzchen gegenübersahen.

Haustiere haben die fast magische Fähigkeit, unser Wohlbefinden zu verbessern, da ihr zärtlicher Körperkontakt den Stresshormonspiegel senkt und die Aktivität von Hirnchemikalien wie Dopamin und Serotonin ankurbelt, die uns ein Wohlgefühl vermitteln. Haustiere sind uns auch treue Gefährten und vermitteln uns das Gefühl, dass wir wirklich wichtig sind: Ihr Überleben hängt buchstäblich von uns ab. Wie wir im nächsten Abschnitt sehen werden, sind wir alle so geschaffen, dass wir dieses Gefühl, für andere wichtig zu sein, unbedingt brauchen.

Gemeinschaften finden

Vor der Erfindung der Landwirtschaft vor rund 12.000 Jahren gehörte jeder Mensch einer Gemeinschaft an. Innerhalb eines jeden engen Jäger-und-Sammler-Verbandes lebten und arbeiteten die Menschen zusammen und waren verbunden durch einen gemeinsamen Zweck und ein starkes Zusammengehörigkeitsgefühl. Sie waren in einer Welt voller Raubtiere und feindlicher Nachbarn durch ihr gemeinsames Schicksal geradezu aneinandergekettet. Ohne die Gruppe konnte der Einzelne nicht überleben. Und da jeder Einzelne zum Wohlergehen des Clans beitrug (durch Jagen, das Sammeln von Nahrung, Wasserholen, Kindererziehung, Auskundschaften und so weiter), brauchte sich nie jemand Gedanken darüber zu machen, ob er die Wertschätzung der anderen genoss oder nicht. Allein durch seine Zugehörigkeit zu einer Gemeinschaft war jeder Mensch per se wichtig.

Jahrtausendelang gehörte dieses tiefe Gefühl der Zugehörigkeit einfach zum Menschsein. Es ist eine Erfahrung, nach der wir uns noch immer alle sehnen. Diese Sehnsucht scheint tief in unserer Seele verwurzelt zu sein. Diejenigen, die heutzutage das Glück haben, eine echte Gemeinschaft zu finden, sind (im Durchschnitt) viel glücklicher als jene, denen eine solche Gemeinschaft fehlt.

In unserer modernen Welt wird es jedoch immer schwieriger, Gemeinschaft zu erfahren. Die kleinen, intimen Gesellschaften unserer Vorfahren wurden schon vor langer Zeit ersetzt durch kleinere und größere Städte mit bis zu einigen Millionen Einwohnern. Und lebenslange Bindungen – zwischen Menschen, deren Überleben ganz von der Gemeinschaft abhängt – sind flüchtigen Verbindungen gewichen, die oft nichts weiter als den Wunsch signalisieren, gemeinsam irgendwelchen Freizeitaktivitäten nachzugehen (wenn es gerade passt). Wo also können wir noch authentische Gemeinschaften finden und das tiefe Gefühl der Zugehörigkeit, das sie uns vermitteln?

Kirche Soziologen zufolge ist dies am ehesten in einer örtlichen Kirche oder Synagoge* der Fall. Das heißt nicht, dass jede Andachtsstätte ein Tor zu solch innigen, bedeutungsvollen Beziehungen darstellt. Doch zumindest einige tun dies, und sie weisen in der Regel folgende Gemeinsamkeiten auf:

---

* Im diesem Kapitel werde ich den Begriff Kirche als Oberbegriff für die Andachtsstätten aller Glaubensgemeinschaften – ob christlich, jüdisch, muslimisch, hinduistisch, buddhistisch oder anderer Ausrichtungen – verwenden.

▶ *Größe:* Laut einem interessanten Forschungsansatz gibt eine Kirche, die in etwa die Größe eines typischen Jäger-und-Sammler-Verbandes hat, dem Menschen am ehesten ein Gefühl der Geborgenheit.[10] Sobald die Gemeinde wesentlich größer wird, also mehr als 200 Mitglieder hat, fühlen sich die Menschen oft anonymer und unwichtiger. Einige größere Kirchen (selbst sogenannte Megakirchen) haben dieses Problem jedoch dadurch gelöst, dass sie ihre Mitglieder kleineren Gruppen zuweisen, in denen die Erfahrung einer engen Gemeinschaft möglich ist.

▶ *Zweck:* Nichts bindet Menschen stärker aneinander als ein gemeinsamer Zweck und eine Reihe gemeinsamer Ziele. Kirchen, die ihren Mitgliedern ein klares Sendungsbewusstsein vermitteln – sei es, für die Armen und Entrechteten zu sorgen, den »Kirchenfernen« die Hand zu reichen oder die Gesellschaft zum Besseren zu verändern –, fördern im Allgemeinen ein größeres Gemeinschaftsgefühl als diejenigen, die dies nicht tun.

▶ *Investition:* Es überrascht nicht, dass Menschen, die sehr viel in eine Kirche investieren – Zeit, Energie und andere Ressourcen –, dort am ehesten ein echtes Gefühl der Gemeinschaft erleben. Nur wenn wir regelmäßig Zeit mit einer Gruppe von Menschen verbringen und unser Leben mit ihnen teilen, während wir auf gemeinsame Ziele hinarbeiten, können wir darauf hoffen, jene tiefen, innigen Beziehungen aufzubauen, die ein Gemeinschaftsgefühl möglich machen.

Nicht jeder möchte sich jedoch einer Kirche anschließen. Glücklicherweise stehen denen, für die das Engagement in einer religiösen Gemeinschaft keinen Reiz hat, andere Möglichkeiten offen. Doch dieselben Faktoren, die den Gemeinschaftssinn in Kirchen fördern, gelten auch für nichtreligiöse Gruppen: kleine Gruppengröße, das Verfolgen eines gemeinsamen Zweckes und ein hohes Maß an Investition.

Freiwilligenorganisationen Viele Freiwilligengruppen bringen auf hervorragende Weise Menschen zusammen, die ein gemeinsames Anliegen haben: die Umwelt retten, der Obdachlosigkeit ein Ende setzen, misshandelten Frauen Schutz bieten, Hungernde mit Nahrungsmitteln versorgen, eine politische Partei unterstützen, im Tierschutz arbeiten und so weiter. Wenn Sie sich von diesen Anliegen angesprochen fühlen, könnten Sie darüber nachdenken, welche Ihnen am wichtigsten sind, und zu einem oder zweien davon eine Gruppe Gleichgesinnter suchen, mit denen Sie gemeinsam diese Ziele verfolgen.

Soziale Organisationen In den meisten Klein- und Großstädten gibt es zahlreiche soziale Organisationen und Bürgervereinigungen, in denen die Mitglieder ein Gemeinschaftsgefühl erleben. Diese reichen von Clubs (wie dem Rotary Club und dem Lions Club) über spezielle Interessenverbände (wie Frauen- und andere Verbände) bis hin zu Schwestern- und Bruderschaften.

Selbsthilfegruppen In Organisationen wie den Anonymen Alkoholikern (AA) oder Selbsthilfegruppen für Menschen mit Depressionen, bipolaren Störungen oder anderen psychischen Erkrankungen kommen Betroffene zusammen, deren Ziel die Überwindung ihrer Krankheit ist. Bei Gesprächen mit solchen Gruppen habe ich erlebt, welch enge soziale Bindungen dort oft unter den Mitgliedern entstehen.

Interessengruppen Unzählige Gruppen helfen, Menschen mit gemeinsamen Freizeitinteressen zusammenzubringen: Lesen, Wandern, Basteln, Radfahren, Laufen, Schreiben, Rafting, Fotografie, Film, bildende Kunst, Musik, Schauspiel, Geschichte und so vieles mehr.

Sportvereine Die Entstehung echter Gemeinschaften habe ich auch unter den Mitgliedern vieler unterschiedlicher Sportvereine erlebt, zum Beispiel solcher für Basketball, Fußball, Golf, Volleyball und Bowling.

Der Arbeitsplatz Immer mehr Menschen investieren einen so großen Teil ihrer Zeit und Energie in ihre Arbeit, dass der Arbeitsplatz zum primären Instrument der Erfahrung von Gemeinschaft wird. Diese Entwicklung betrachte ich mit gemischten Gefühlen, da es für die meisten Leute gesünder wäre, weniger von sich selbst am Arbeitsplatz zu investieren und mehr Zeit damit zu verbringen, Beziehungen in anderen Bereichen zu kultivieren. Doch angesichts der um sich greifenden Arbeitssucht ist es für sie zweifellos besser, Gemeinschaft am Arbeitsplatz zu erfahren als gar keine.

Um enge Beziehungen mit Kollegen entwickeln zu können, muss man normalerweise genügend Zeit mit ihnen jenseits des Arbeitsplatzes verbringen. Erforderlich ist auch die Bereitschaft, die Erfolge und Niederlagen des Lebens zu teilen. An einigen Arbeitsstätten wird jedoch versucht, diesen Grad an Vertrautheit unter Kollegen zu verhindern, sodass er nicht immer erreichbar ist, selbst wenn die Menschen danach streben. Da es leicht zu einem Gleichgewichtsverlust kommt, wenn man den Großteil seiner Zeit und Energie in seine berufliche Tätigkeit steckt, rate ich den Menschen normalerweise, andernorts nach ihrer hauptsächlichen Gemeinschaftserfahrung zu suchen.

Ein abschließender Gedanke

Wir sind alle dazu geboren, Kontakte zu knüpfen und in der Gesellschaft von Menschen zu leben, die uns kennen und lieben. Wenn wir aus tiefen Quellen der sozialen Unterstützung schöpfen – der Fürsorge von engen Freunden, der Familie und Gemeinschaft –, sind wir gefeiter gegen Schicksalsschläge und wesentlich weniger anfällig für eine Depression. Soziale Beziehungen helfen, das Gehirn in eine antidepressive Richtung zu lenken, die Aktivität in den neuronalen Stressschaltkreisen zu verringern und die Aktivität von Wohlfühlchemikalien im Gehirn wie Dopamin und Serotonin zu erhöhen. Deswegen ist es wichtig, gegen den Strom unserer »Kultur der Isolation« zu schwimmen und unsere Beziehungen an die Spitze unserer Prioritätenliste zu setzen. Nichts im Leben ist wichtiger.

9

Gesunde Schlafgewohnheiten

Schlaf, der des Grams verworr'n Gespinst entwirrt,
Den Tod von jedem Lebenstag, das Bad
Der wunden Müh', den Balsam kranker Seelen,
Den zweiten Gang im Gastmahl der Natur,
Das nährendste Gericht beim Fest des Lebens.

William Shakespeare, *Macbeth*

Warum schlafen wir? Wozu dient der Schlaf? Jahrhundertelang hatten die Wissenschaftler hierauf keine befriedigenden Antworten. Noch vor fünfzig Jahren hielten viele den Schlaf für nutzlos, einfach nur für eine biologische Ausfallzeit.

Diese Sichtweise hat sich inzwischen geändert. Jüngste Entdeckungen in den Neurowissenschaften haben zu der Erkenntnis geführt, dass ausreichender Schlaf unverzichtbar für das körperliche und seelische Wohlbefinden ist – so wie Shakespeare es vor 400 Jahren intuitiv erahnte. Tatsächlich können der Körper und das Gehirn nur während des Schlafs wichtige Reparaturarbeiten vornehmen, also den leichten Schaden, den Millionen Zellen im Lauf des Tages erlitten haben, rückgängig machen, und eine tägliche Feinabstimmung vornehmen, damit alles auch weiterhin reibungslos laufen kann. Der Schlaf sorgt dafür, dass wir unsere volle Leistung bringen.

Da Schlaf so wichtig für unser Wohlbefinden ist, kommt es schon nach wenigen Nächten Schlafentzug zu einer Reihe von Beeinträchtigungen: Gedächtnis und Konzentration lassen nach, wir werden gereizt, unser Urteilsvermögen leidet, die Reaktionszeit ist verlangsamt, das Koordinationsvermögen verschlechtert sich, die Energie schwindet, und das Immunsystem wird geschwächt.[1]

Noch schlimmere Folgen hat ein anhaltender Schlafentzug. Er wirkt sich negativ auf die Körperfunktionen aus, und wir fangen an, den Schlafmangel als körperlichen Schmerz zu empfinden. Deswegen gilt der vorsätzliche Schlafentzug inzwischen vielerorts als eine Form der Folter,* und das zu Recht.

Traurigerweise gehen Schlafstörungen und Depressionen Hand in Hand. Schlafstörungen gehören nicht nur zu den verräterischen Symptomen einer Depression, sie sind auch ein wichtiger Auslöser der Krankheit. Wie wir in Kapitel 2 gesehen haben, kann der Verlust des Tiefschlafs – der erholsamsten Phase des Schlummers – direkt für viele der schwächendsten Symptome der Depression verantwortlich sein. Da überrascht es nicht, dass vier von fünf Menschen vor dem Ausbruch einer Depression an einer Form von Schlafstörung leiden.

Was dies heißt, ist klar: Alles, was wir tun können, um besser zu schlafen, hilft, die Depression zu bekämpfen, und beugt einem zukünftigen Auftreten der Erkrankung vor.

Zum Glück tragen einige Elemente des TLC-Programms dazu bei, die Qualität des Schlafs zu verbessern. Zu diesen zählt vor allem die körperliche Bewegung.[2] Sie verhilft zu längeren erholsamen Tiefschlafphasen und sorgt dafür, dass wir nachts nicht so häufig aufwachen. Ebenso reguliert die Lichttherapie die im Gehirn angesiedelte innere Uhr, was uns sowohl das Einschlafen als auch das Durchschlafen erleichtert. Und Strategien wie Omega-3-Zusätze, dem Grübeln entgegenwirkende Aktivitäten und intensivierte soziale Bezie-

---

*   Diese Ansicht wird zum Beispiel im *U.S. Army Field Manual* vertreten.

hungen können – indem sie die Stressantwort des Gehirns dämpfen – Qualität und Quantität des Schlafs verbessern.

Bei einigen Menschen reicht die Umsetzung dieser Lebensstiländerungen, um nachts wieder gut zu schlafen. Viele brauchen jedoch zusätzliche Hilfe an der Schlaffront. Deswegen enthält das TLC-Programm noch ein sechstes (und letztes) Element: eine Reihe von Strategien zur Verbesserung des Schlafs, die einem wirkungsvollen Behandlungsprogramm für Schlaflosigkeit* entnommen sind, das sich gängigen medikamentösen Behandlungen in langfristigen klinischen Versuchen als überlegen erwiesen hat.

Wie viel Schlaf brauchen Sie?

Erstklassigen Studien zufolge brauchen die meisten Erwachsenen für ein optimales körperliches und emotionales Wohlbefinden rund acht Stunden Schlaf pro Nacht.[3] Leider bringt der Durchschnittsamerikaner es nur auf 6,7 Stunden, und auch die Europäer schlafen oft nur noch gut sieben Stunden.[4] Die meisten von uns leiden also unter chronischem Schlafmangel. Deswegen nehmen fast alle Menschen täglich Koffein oder andere Stimulanzien zu sich.[5] Dies hilft, ein immenses allgemeines Schlafdefizit zu kaschieren und die Schläfrigkeit zu lindern, damit wir den Tag überstehen. Doch Koffein trägt nichts dazu bei, das erhöhte Depressionsrisiko zu verringern, das durch unseren kollektiven Schlafmangel hervorgerufen wird.

Interessanterweise variiert das Schlafbedürfnis der Menschen. Einige wenige Glückliche kommen wunderbar mit sechs oder sieben Stunden pro Nacht zurecht, andere benötigen bis zu neuneinhalb Stunden. Es ist zwar möglich, dass Sie mit viel weniger Schlaf als der

---

* Diese Behandlungsmethode integriert eine Reihe kognitiver Interventionen bei Schlaflosigkeit, die das Verhalten betreffen und sich als effektiv erwiesen haben.

Durchschnitt auskommen, aber nicht sehr wahrscheinlich. (Die meisten Menschen unterschätzen völlig, wie viel Schlaf sie brauchen.)

Bei meiner klinischen Arbeit hat es sich als der beste Weg erwiesen, meine Patienten dazu anzuhalten, mit einem Ziel von acht Stunden Schlaf pro Nacht zu beginnen. Und ich möchte auch Sie bitten, sich zunächst einmal eben dieses Ziel zu setzen, es sei denn, Sie sind sich aufgrund einer sorgfältigen Beobachtung Ihres Schlafverhaltens über einen längeren Zeitraum sicher, dass Sie weniger Schlaf brauchen. (Nach einigen Wochen können Sie je nach Reaktion Ihr nächtliches Schlafziel nach unten oder oben korrigieren – ein Punkt, auf den wir später in diesem Kapitel eingehen werden.)

Viele Menschen erheben, zumindest anfänglich, natürlich Einwände, wenn man sie auffordert, so viel Zeit mit Schlafen zu verbringen. Der üblichste davon lautet: »Ich kann es mir nicht leisten, so viel Zeit im Bett zu verbringen.« Stacy, eine erfolgreiche Managerin einer örtlichen gemeinnützigen Organisation, war ein typisches Beispiel hierfür.

»Ich bin mir einfach nicht sicher, ob acht Stunden ein realistisches Ziel für mich sind«, sagte sie während einer der ersten Behandlungssitzungen. »Ich habe viel zu viel zu tun. Und irgendwie scheine ich länger als früher dafür zu brauchen, Dinge zu erledigen. Ich glaube nicht, dass ich es schaffen werde, zurechtzukommen, wenn ich mir mehr als sechs Stunden Schlaf genehmige.«

Ich erinnerte Stacy daran, dass es schwierig sein würde, ihre Depression zu besiegen, wenn sie nicht dafür sorgte, dass sie mehr Schlaf bekam. Doch sie blieb bei ihrer Ansicht, dass dies einfach nicht möglich sei. Wir steckten in einer Sackgasse, also ging ich die Sache aus einem anderen Blickwinkel an.

»Wie steht es mit Ihrer Fähigkeit, Dinge auf die Reihe zu bekommen, wenn Sie nachts richtig gut schlafen?«, fragte ich Stacy. »Macht es zum Beispiel einen Unterschied, wenn Sie sich volle acht Stunden gönnen?«

»Ich denke, ich schaffe mehr, wenn ich gut geschlafen habe«, erwiderte sie widerstrebend, »aber ich bezweifle, dass es ausreicht, um all die Zeit, die ich im Bett vergeudet habe, wieder wettzumachen. Ich weiß nicht, vielleicht ist es ja möglich.«

Von ihrem Zugeständnis ermutigt, fragte ich Stacy, ob sie zu folgendem Experiment bereit sei: sich für die nächsten beiden Wochen das Ziel zu setzen, acht Stunden pro Nacht zu schlafen. Danach könnten wir dann beurteilen, ob dies eine gute Investition ihrer Zeit gewesen sei. Wenn sie zu dem Schluss käme, dass diese Investition sich nicht lohne, würde ich das Thema fallen lassen. Zu meiner Überraschung ließ sie sich darauf ein.

Stacy hatte bereits gute Arbeit bei der Umsetzung von einigen der anderen Lebensstilveränderungen des TLC-Programms geleistet und war auch bereit, sich mehrere von den gesunden Schlafgewohnheiten, die später in diesem Kapitel beschrieben werden, zu eigen zu machen. Daher hatte sie wenig Schwierigkeiten, acht Stunden zu schlafen, sobald sie sich die Zeit dazu nahm. Als ich sie in unserer nächsten Sitzung nach den vorläufigen Ergebnissen des Experiments fragte – nach einer Woche ihres Probelaufs –, verdrehte sie die Augen.

»Okay, ja, Sie hatten Recht: Der zusätzliche Schlaf hilft. Es ist schwer zu erklären, aber irgendwie habe ich einfach einen klareren Kopf. Und ich hatte diese Woche eindeutig mehr Energie. Mein Mann hat sogar gesagt, ich sei nicht so launisch wie sonst. Es ist komisch: Ich kriege die Dinge nicht wirklich besser geregelt, aber das scheint nicht einmal eine Rolle zu spielen. Und obwohl das Schlafen jetzt Priorität hat, habe ich einen Weg gefunden, trotzdem alles irgendwie zu schaffen.«

Wenn es darauf ankommt, finden wir normalerweise Zeit für Dinge, die uns wirklich wichtig sind. Wenn der Schlaf Vorrang hat, schaffen wir, wie Stacy entdeckte, Raum für ihn in unserem geschäftigen Leben. Und wie Forschungsergebnisse deutlich zeigen: Beim Kampf gegen eine Depression steht der Schlaf ganz oben auf der Prioritätenliste.

Wie man gesund schläft

Im Unterschied zu Stacy nehmen sich viele Leute genügend Zeit zum Schlafen, nur um festzustellen, dass ihr Körper, nachdem sie ins Bett gekrochen sind, nicht mitspielt. Sie gehören zu den Millionen von Menschen, die an Schlaflosigkeit leiden.

Es gibt drei unterschiedliche Formen dieser allgegenwärtigen Schlafstörung: Die üblichste Form bei einer Depression ist das vorzeitige Aufwachen – normalerweise ein oder zwei Stunden vor der gewünschten Zeit – und das Unvermögen, wieder einzuschlafen. Die Durchschlafstörung, gekennzeichnet durch häufiges nächtliches Aufwachen, ist ebenfalls weit verbreitet. Die letzte Variante, die Einschlafstörung, ist ein Kennzeichen der saisonal-affektiven Störung und der Angststörung. Von dieser Störung Betroffene haben abends Schwierigkeiten, einzuschlafen.

Es mag Sie verwundern, doch das Problem der Schlaflosigkeit ist zum großen Teil auf ungesunde Schlafgewohnheiten der Menschen zurückzuführen. In diesem Abschnitt werden wir die häufigsten Übeltäter benennen und zehn gesunde Schlafgewohnheiten erläutern, die dazu beitragen können, diesem Problem abzuhelfen.

Den Körper auf den Schlaf konditionieren

Einer meiner Freunde hat zu Hause einen völlig normalen Blutdruck, der jedoch in die Höhe schnellt, sobald er ihn beim Arzt messen lässt. Dieses Phänomen wird auch Weißkittelhypertonie genannt, denn die Blutdruckwerte sind nur in der Gegenwart von Ärzten erhöht. Es ist ein bekanntes Problem, das zeigt, wie der Körper durch die Umgebung beeinflusst werden kann.

So wie Pawlows berühmter Hund, der darauf trainiert war, schon beim Ertönen eines Glockentons Speichel abzusondern, kann jeder von uns darauf konditioniert werden, reflexartig auf die Bilder, Geräusche und Gerüche unserer Umgebung zu reagieren. Aufgrund einiger unangenehmer Zahnarztbesuche während meiner Kindheit rast zum Beispiel mein Puls jedes Mal, wenn ich das schrille Geräusch eines Zahnarztbohrers höre – selbst wenn das Geräusch nur aus einem Fernseher dringt. Und wenn ich frisch gebackenen Apfelkuchen rieche, stellen sich ganz von selbst liebevolle Erinnerungen an die gemütliche Küche meiner Großmutter ein, und ich entspanne mich unwillkürlich. Ebenso kann unsere Fähigkeit, zu schlafen, durch unsere Umgebung beeinflusst werden, auch wenn sich die meisten von uns dieses Prozesses nicht bewusst sind. Vor allem unser Gehirn kann darauf programmiert werden, angesichts bestimmter Auslösereize unserer Umgebung einzuschlafen, also darauf, reflexartig und automatisch in einen Zustand des Schlummers zu verfallen. (Umgekehrt können wir auch darauf programmiert werden, unter bestimmten Umständen wach zu bleiben.)

Wenn jemand durchweg einen gesunden Schlaf genießt, können der Anblick und die Geräusche des Schlafzimmers und die mit ihm, und vor allem mit dem Bett, verbundenen Empfindungen stark mit dem Akt des Schlafens assoziiert werden. Das Gehirn ist darauf konditioniert, Nacht für Nacht einer ganz festen Regel zu folgen: Wenn du im Bett liegst, schläfst du, wenn du nicht im Bett liegst, schläfst du nicht. Wissenschaftler haben nachgewiesen, dass Menschen von dieser Konditionierung profitieren und reflexartig schläfriger werden, wenn sie nur das Schlafzimmer betreten, ins Bett schlüpfen und das Licht ausschalten.

Kämpfen Menschen mit Schlaflosigkeit, erfolgt eine andere Art der Konditionierung. Statt das Bett mit Schlaf zu assoziieren, verbinden sie es mit der Erfahrung, hellwach dazuliegen und sich frustriert hin und her zu wälzen. Und sie schwächen oft unabsichtlich ihre Schlafkonditionierung noch weiter, indem sie das Bett für alle möglichen Aktivitäten wie Fernsehen, Lesen, Essen und Telefonieren nutzen.

Leider haben sie einen immer schwereren Kampf mit der Schlaflosigkeit zu führen, je mehr ihnen der Nutzen einer konditionierten

Schlaf-Bett-Assoziation verloren geht. Doch es ist jederzeit möglich, den Körper neu zu programmieren. Hierzu muss man sich nur an ein grundlegendes Prinzip halten: an die erste unserer gesunden Schlafgewohnheiten.

Gewohnheit Nr. 1: Nutzen Sie das Bett nur zum Schlafen

Sie können Ihren Körper nur darauf programmieren, im Bett einzuschlafen – und durchzuschlafen –, wenn Sie die Zeit im Bett tatsächlich vorrangig mit Schlafen verbringen. Folgende Regeln werden Ihnen dabei helfen, dies sicherzustellen.

▌ *Wann immer Sie eine Viertelstunde wach gelegen haben, sollten Sie aufstehen, das Schlafzimmer verlassen und etwas Entspannendes tun, bis Sie schläfrig genug sind, um wieder ins Bett zurückzukehren.* Diese Regel ist wichtig, weil sie verhindert, dass Sie das Bett (und das Schlafzimmer) mit einem Zustand der Schlaflosigkeit assoziieren, der den Prozess der Schlaf-Bett-Konditionierung untergraben würde. Es mag Ihnen zwar mühevoll erscheinen, das Bett zu verlassen, wenn Sie Einschlafprobleme haben, doch Sie können das Aufstehen angenehmer gestalten, wenn Sie zum Beispiel ein gutes Buch oder eine DVD beiseite legen, denen Sie sich nur bei diesen Gelegenheiten widmen.*

▌ *Vermeiden Sie es, ins Bett zu gehen, wenn Sie nicht wirklich schläfrig sind.* Wenn Sie sich nur ein Zeitfenster von einer Viertelstunde zugestehen, um einzuschlafen, müssen Sie sicherstellen, dass Sie bereits schläfrig sind, bevor Sie ins Bett steigen. Ansonsten wer-

---

* Natürlich kann das Lesen eines Buches oder das Ansehen eines Filmes, um schläfrig zu werden – statt einfach im Bett zu bleiben und sich auszuruhen –, Ihre Schlafzeit verringern, doch es ist ein entscheidender Teil eines Prozesses, der langfristig zu einem stark verbesserten Schlaf führt. Der Kompromiss lohnt sich, wie Schlafforscher herausgefunden haben.

den Sie schnell wieder aus ihm heraushüpfen. Vermeiden Sie also unmittelbar vor dem Zubettgehen aufrüttelnde Aktivitäten. Treiben Sie dann zum Beispiel keinen Sport, schauen Sie keinen gruseligen Film an, surfen Sie nicht im Internet, und arbeiten Sie nicht.

▶ *Alles, was Sie tun, um schläfriger zu werden, sollten Sie außerhalb des Schlafzimmers tun.* Dies mag Ihrer Intuition zuwiderlaufen. Denn wenn Sie in einem anderen Zimmer lesen oder einen Film anschauen, um müde zu werden, wird dann der Gang zurück ins Schlafzimmer Sie nicht wieder wachmachen? Wäre es nicht sinnvoller, einfach im Bett zu lesen, wo Sie einfach in dem Moment das Licht löschen und einschlafen könnten, in dem Sie dazu bereit sind? Wenn Sie wirklich schläfrig sind, ist es jedoch sehr unwahrscheinlich, dass der Gang ins Schlafzimmer zu stimulierend wirkt (vorausgesetzt, Sie machen unterwegs nicht irgendwelche Freiübungen). Und da unser Ziel darin besteht, die Assoziation zwischen Schlaf und Bett zu verstärken, wird alles, was Sie im Bett über das Schlafen hinaus tun – selbst etwas Entspannendes wie Lesen oder Fernsehen –, den Konditionierungsprozess stören.

▶ *Im Fall von Sex ist eine Ausnahme erlaubt.* Aus Gründen, die aus wissenschaftlicher Sicht noch immer ein Rätsel sind, untergräbt die Verbindung von Bett und Sex, wie Schlafspezialisten herausgefunden haben, den Schlaf-Bett-Konditionierungsprozess nicht. (Eine Theorie: Sex hilft, den Körper darauf zu trainieren, das Bett mit positiven Gefühlen zu assoziieren, was den starken Gefühlen der Furcht entgegenwirkt, die viele an Schlaflosigkeit Leidende beim Zubettgehen haben.) Dies ist jedoch die einzige Ausnahme.

▶ *Vermeiden Sie es, zu Hause irgendwo anders zu schlafen als in Ihrem eigenen Bett.* Den Schlaf mit einer anderen Umgebung in Verbindung zu bringen – dem Sofa, dem Lehnstuhl oder dem Gästezimmer – stört den Prozess, den Schlafreflex so zu programmieren, dass er in Ihrem Bett ausgelöst wird.

Gewohnheit Nr. 2:
Stehen Sie jeden Tag zur selben Zeit auf

Wussten Sie schon, dass in Ihrem Gehirn eine Schlafuhr eingebaut ist?[6] Ein Cluster von Neuronen tief im Gehirn verfolgt, wie viel Schlaf Sie bekommen haben, und schätzt, wie viel mehr Sie jeweils benötigen. Basierend auf seinen Kalkulationen reguliert es Ihren Schlafdrang, der sich normalerweise als Gefühl der Schläfrigkeit bemerkbar macht (oder bei einem geringen Schlafdrang als Gefühl der Schlaflosigkeit). Ist der Schlafdrang zur Schlafenszeit angemessen groß, ist Schlaflosigkeit in der Regel kein Problem. Und es gibt einige grundlegende Dinge, die Sie tun können, um diesen Drang zu verstärken.

Wenn Ihre Körperuhr richtig funktioniert, kurbelt sie Ihren Schlafdrang jeden Abend zur Schlafenszeit an und erhält ihn bis zum nächsten Morgen. Das macht es viel einfacher, gut zu schlafen. Funktioniert Ihre innere Uhr jedoch nicht mehr richtig und denkt zum Beispiel um drei Uhr morgens, dass es Zeit zum Aufwachen ist, gehört Schlaflosigkeit zu den vielen unangenehmen Folgen.

Eine der besten Möglichkeiten, dafür zu sorgen, dass die Körperuhr richtig arbeitet und damit einen gesunden Schlaf garantiert, ist die, jeden Morgen zur selben Zeit aufzustehen. Ich weiß aus eigener Erfahrung, dass das nicht immer angenehm ist, doch diese Strategie ist eine wichtige Waffe im Kampf gegen Schlafstörungen.

Viele Leute sind versucht, am Wochenende auszuschlafen – und auch sonst jedes Mal, wenn sie die Gelegenheit dazu haben (vor allem wenn sie unter Schlafentzug leiden). Doch dieser natürliche Drang, den Schlaf nachzuholen, erweist sich langfristig als kontraproduktiv: Er schwächt letzten Endes den Schlafdrang. Deswegen möchte ich Sie ermutigen, dem Ausschlafverlangen zu widerstehen, selbst wenn dies heißt, sich die wunderbare Gelegenheit zu ein wenig zusätzlicher Entspannung entgehen zu lassen. Dieses momentane Opfer wird sich langfristig auszahlen, da sich sowohl die Qualität als auch die Quantität Ihres Schlafs verbessern werden.*

Gewohnheit Nr. 3:
Vermeiden Sie es, ein Nickerchen zu machen

Einfach gesagt: Jedes Mal wenn Sie ein Nickerchen machen, wird der Schlafdrang des Gehirns stark reduziert, was dann potenziell zu nächtlicher Schlaflosigkeit führen kann. Es gibt auch Hinweise darauf, dass ein Mittagsschläfchen für eine Verringerung des erholsamen Tiefschlafs verantwortlich sein könnte. Deswegen ist es für Menschen mit Schlafschwierigkeiten (sowie für depressive Menschen) keine gute Idee, ein Mittagsschläfchen zu halten, auch wenn es die natürlichste Art sein mag, einen ruhigen Nachmittag zu verbringen.

Für Menschen, die keine Schlafprobleme haben, stellt das gelegentliche Nickerchen jedoch kein Risiko dar. Einige Menschen machen jeden Tag eines und haben dennoch einen gesunden Schlaf. (Der entscheidende Punkt ist der: Wenn Sie Schlafstörungen haben, macht ein Mittagsschläfchen die Sache meistens nur noch schlimmer. Eine Siesta stellt jedoch kein Problem dar, wenn Sie ohnehin gut schlafen.)

---

* Im Zusammenhang mit der »Nicht-Ausschlafen-Regel« gilt jedoch eine wichtige Ausnahme: Nachdem Sie ein gleichbleibendes Muster gesunden Schlafs geschaffen haben, wird es Ihre Körperuhr wahrscheinlich kaum durcheinanderbringen, wenn Sie gelegentlich eine oder zwei Stunden länger schlafen, vorausgesetzt, Sie machen sich dies nicht zur Gewohnheit.

Gewohnheit Nr. 4:
Vermeiden Sie spätabends helles Licht

Das Licht in unseren Wohnungen ist zwar im Vergleich mit direktem Sonnenlicht matt, doch ein gut beleuchtetes Zimmer ist immer noch etwa so hell wie der klare Himmel bei Sonnenuntergang. Wie wir in Kapitel 7 gesehen haben, kann die Innenbeleuchtung das Gehirn zu dem Glauben verleiten, es sei noch nicht Nacht, selbst wenn es draußen bereits seit Stunden stockdunkel ist. Dies kann sich negativ auf den Schlaf auswirken, weil das Gehirn es Ihrem Schlafdrang erst dann erlauben wird, auf Hochtouren zu kommen, wenn es denkt, dass seit dem Sonnenuntergang mindestens eine Stunde vergangen ist.

Viele Menschen mit Einschlafproblemen sind unwissentlich Opfer dieses Phänomens. Sie lassen bis zu dem Moment, in dem sie sich aufs Ohr legen, alle Lichter an und liegen dann eine Stunde lang im Dunkeln wach, bevor das Gehirn schließlich die Botschaft erhält, dass es Zeit ist, zu schlafen.

Glücklicherweise gibt es eine einfache Lösung: Löschen Sie eine Stunde vor dem Zubettgehen alle Lichter, und verwenden Sie von diesem Zeitpunkt an nur noch Kerzenlicht oder sehr gedämpftes Lampenlicht. Sie müssen spätabends auch Ihren Computer ausschalten, weil der Monitor (aus kurzer Entfernung) hell genug ist, um Dämmerlicht zu simulieren. (Ein Fernsehbildschirm ist normalerweise in Ordnung, vorausgesetzt, Sie sitzen am anderen Ende eines ansonsten dunklen Raumes.)

Lichtexposition im Bett Sobald Sie im Bett liegen, sollte es in Ihrem Schlafzimmer stockdunkel sein. Eine meiner Patientinnen musste dies im vergangenen Jahr erst auf die harte Tour erfahren. Nachdem ihr fünfjähriger Sohn ein paar Albträume gehabt hatte, bat er sie, über Nacht das Flurlicht anzulassen, damit er sehen könnte, wenn irgendwelche Monster sich in sein Schlafzimmer zu schleichen versuchten. Meine Patientin ging auf seinen Wunsch ein, und da ihr Schlafzimmer vom selben Flur abging (und sie ihre Tür offen stehen ließ, damit die Katze ein und aus gehen konnte), fiel jede Nacht recht viel Licht in den Raum. Das störte sie zwar nicht – sie sagte, sie habe das vermehrte Licht kaum je bemerkt –, doch sie schlief schon bald schlechter und wachte nachts häufig auf.

Es ist nur sehr wenig Licht nötig, selbst wenn es durch die Augenlider gefiltert wird, um das Gehirn davon zu überzeugen, dass es Tag ist und (deswegen) Zeit, vollkommen wach zu sein. Deswegen rate ich Ihnen, Nachtlichter, Badezimmerlampen und andere Lichtquellen (zum Beispiel Fernseher) auszuschalten, bevor Sie ins Bett steigen. Wenn in bestimmten Jahreszeiten die Sonne vor Ihrer normalen Weckzeit aufgeht, profitieren Sie sicherlich auch davon, Verdunkelungsvorhänge in Ihrem Schlafzimmer anzubringen. (Eine viel billigere Alternative ist das Tragen einer Schlafmaske, die Licht aus der Umgebung ausblendet.)

Späte Sonnenexposition Sonnenexposition am frühen Abend kann den Schlafdrang einige Stunden lang unterdrücken. Und wenn Sie sich mehrere Abende hintereinander diesem Licht aussetzen, kann sogar die Körperuhr durcheinandergebracht werden, sodass Sie viel später ins Bett gehen und viel später als gewöhnlich aufwachen möchten. Deswegen ist es klug, nach etwa 19 Uhr Sonnenlicht zu vermeiden, es sei denn, Sie müssen, wie in Kapitel 7 ausführlich beschrieben, Ihre Körperuhr auf diese Weise neu einstellen.[*] (Sie können jedoch jederzeit eine Sonnenbrille tragen, wenn Sie im Sommer nach 19 Uhr noch die Sonne genießen möchten.)

---

[*] Wenn Sie dazu neigen, viel zu früh aufzuwachen, könnte eine solche Neueinstellung hilfreich sein.

Gewohnheit Nr. 5:
Vermeiden Sie Koffein und andere Stimulanzien

Stimulanzien wie Koffein und Nikotin unterdrücken in hohem Maße den Schlafdrang. Koffein hat im Körper normalerweise eine Halbwertzeit von rund vier Stunden. (Das heißt, dass der Koffeingehalt in Ihrem Blut alle vier Stunden um 50 Prozent abnimmt.) Nehmen wir also an, Sie trinken mittags eine Tasse starken Kaffee – mit 200 Milligramm Koffein. Um 16 Uhr haben Sie noch immer 100 Milligramm Koffein im Körper und um 20 Uhr noch 50. Selbst um Mitternacht strömen noch 25 Milligramm Koffein durch Ihre Adern. Das entspricht etwa der Menge, die in einer Tasse grünen Tees enthalten ist, was ausreicht, Ihren Schlaf zu stören.

Sie werden wahrscheinlich keine Probleme haben, wenn Sie gleich am Morgen eine einzige Tasse Kaffee oder Tee (oder koffeinhaltige Brause) trinken, weil Ihrem Körper noch rund 16 Stunden bleiben, das Koffein vor dem Schlafengehen auszuscheiden. Doch es ist eine gute Idee, Koffein zu meiden, nachdem Sie schon einige Stunden wach sind. (Beachten Sie auch: Antibabypillen können die Halbwertzeit von Koffein um mehrere Stunden verlängern, sodass noch größere Vorsicht mit der Koffeinaufnahme geboten ist.)

Gewohnheit Nr. 6:
Trinken Sie spätabends keinen Alkohol

Viele Menschen mit Einschlafproblemen greifen in dem Versuch, vor dem Zubettgehen schläfriger zu werden, zu Alkohol. Manchmal funktioniert diese Strategie, doch leider kommt es auch zu einem scheußlichen Rebound-Effekt: einem häufigen Aufwachen und schlechtem Schlaf. Deswegen ist es ratsam, einige Stunden vor der Schlafenszeit keinen Alkohol zu trinken.

Gewohnheit Nr. 7:
Gehen Sie möglichst jeden Abend zur selben Zeit ins Bett

Indem Sie jeden Abend zur selben Zeit ins Bett gehen, programmieren Sie Ihren Körper darauf, den Schlafdrang anzukurbeln – der sich normalerweise dreißig bis 45 Minuten vor dem Zubettgehen einstellt. Die einsetzende Schläfrigkeit erleichtert Ihnen das Einschlafen sehr.

Gelegentlich wird es dennoch Abende geben, an denen Sie zur Schlafenszeit einfach zu aufgedreht sind, um einschlafen zu können. In solchen Fällen zögern Sie das Zubettgehen am besten eine Weile hinaus und beschäftigen sich stattdessen mit etwas Entspannendem, bis Sie schläfrig genug sind, ins Bett zu steigen und relativ schnell einzuschlafen (das heißt, innerhalb von etwa einer Viertelstunde).

Gewohnheit Nr. 8:
Drehen Sie spätabends das Thermometer herunter

Es gibt Hinweise darauf, dass ein leichtes Sinken der Temperatur am Abend den Schlafdrang verstärkt. Das mag Ihnen etwas rätselhaft vorkommen, doch vergessen Sie nicht, dass unsere frühen Vorfahren draußen schliefen (in offenen Behausungen), wo es um die Schlafenszeit merkbar kälter wurde. Und da unsere Körper noch weitgehend für das Leben im Pleistozän geschaffen sind, erhalten wir durch ein Sinken der Temperatur zur Nachtzeit das Ursignal, dass es Zeit zum Schlafen ist. Dementsprechend sollten Sie versuchen, Ihr Thermostat eine Stunde vor dem Zubettgehen um etwa fünf Grad herunterzudrehen.

Gewohnheit Nr. 9:
Vermeiden Sie es, Ihre Probleme mit ins Bett zu nehmen

Der bekannten Schlafforscherin Nancy Hamilton verdanken wir folgende denkwürdige Formel für das Einschlafen: »Hierzu braucht es allein einen müden Körper und einen ruhigen Geist.« In unserem Überblick über die vielen Möglichkeiten, den Schlafdrang zu verstärken, sind wir bereits auf den ersten Teil der Formel, den müden Körper, eingegangen. Im Folgenden werden wir unsere Aufmerksamkeit auf Strategien zur Kultivierung eines ruhigen Geistes richten.

Viele Menschen hängen vor allem negativen Gedanken nach, wenn sie im Bett liegen und einzuschlafen versuchen. Solche Grübeleien aktivieren die Stressantwort des Gehirns, was das Einschlafen praktisch unmöglich macht. Deswegen ist es von entscheidender Bedeutung, Grübelanfälle zur Schlafenszeit zu vermeiden.

Wie wir in Kapitel 5 gesehen haben, können Sie Ihre Grübeleien am besten beenden, indem Sie die Aufmerksamkeit auf eine fesselnde Aktivität richten. Doch diese Strategie lässt sich scheinbar schwer in die Praxis umsetzen, wenn Sie im Bett liegen und darauf warten, dass Sie einschlafen. Welcher Art von Aktivität könnten Sie sich in dieser Situation wohl widmen?

Hier eignet sich tatsächlich nur eines: eine geistige Aktivität. Die Herausforderung besteht darin, eine geistige Aufgabe zu finden, die fesselnd und gleichzeitig entspannend genug ist, Ihnen das Einschlafen zu ermöglichen. Einige Menschen finden es offensichtlich hilfreich, imaginäre Schafe zu zählen – wenn man dem alten Klischee Glauben schenken darf. Ich muss jedoch zugeben, dass ich nie jemandem begegnet bin, bei dem dies funktioniert hat. Meine Patienten haben mir aber berichtet, dass es ihnen mithilfe einer oder mehrerer der folgenden mentalen Übungen gelungen sei, ihre Gedanken von ihren Grübeleien abzulenken:

▶ *Lassen Sie vor Ihrem geistigen Auge Szenen aus einem Ihrer Lieblingsfilme ablaufen.* An Abenden, an denen Sie besonders stark zum Grübeln neigen, könnten Sie sich sogar unmittelbar vor dem Schlafengehen einen entspannenden Film ansehen: Dadurch werden Sie alle Einzelheiten des Films frisch im Kopf haben, wenn Sie versuchen, ihn in Gedanken noch einmal ablaufen zu lassen.

▶ *Visualisieren Sie eine entspannende Szene.* Vielen Menschen fällt es am leichtesten, sich hierzu einen ihrer Lieblingsferienorte oder einen anderen angenehmen Schauplatz auszuwählen. Einige stellen sich zum Beispiel gern einen Spaziergang an einem malerischen Strand oder über einen majestätischen Bergpass vor. Andere malen sich aus, wie sie in einem Baumhaus ihrer Kindheit sitzen oder durch einen grünen Wald schlendern. Es muss einfach ein Ort sein, den Sie gut kennen und sich genau vorstellen können.

▶ *Spielen Sie in Gedanken eine Runde Golf.* Visualisieren Sie in allen Einzelheiten das Aussehen jedes Fairways, Bunkers und Grüns, den Duft des gemähten Rasens, den Wind auf der Haut, die Geräusche von Vögeln und Grillen und so weiter. (Ich empfinde es auch als hilfreich, mir vorzustellen, dass ich auf dem Niveau eines Tiger Woods spiele, denn ansonsten kann der zunehmende Frust über meinen unkontrollierten Schlag die Entspannung zunichte machen, die ich vielleicht andernfalls erreiche.)

▶ *Wenden Sie die Methode der progressiven Muskelentspannung an.* Diese äußerst effektive Entspannungstechnik beinhaltet einfach das kurze Anspannen und dann Entspannen jeder wichtigen Muskelgruppe des Körpers. Sie lässt sich leicht erlernen, und es gibt sehr gute Audio-Anleitungen auf CD oder als Podcast, die Ihnen dabei helfen. Da diese Technik einige Konzentration erfordert, ist sie ein wirksames Gegenmittel gegen das Grübeln und eine besonders nützliche Aktivität an Abenden, an denen Sie sich von Gedanken ablenken müssen, die Sie beunruhigen.

▶ *Wenden Sie eine andere erprobte Entspannungstechnik an.* Die Bauch- oder Zwerchfellatmung erfordert das tiefe und langsame Ein- und Ausatmen durch Zusammenziehen und Entspannen des Zwerchfells (dies ist der große Muskel, der sich direkt unterhalb der Lunge befindet). Das autogene Training bedient sich der geführten Imagination, um in jedem Teil des Körpers ein angenehmes Gefühl der Wärme zu erzeugen. Beide Techniken fokussieren auf äußerst effektive Weise die Aufmerksamkeit und bereiten Sie auf den Schlaf vor.

Doch auch wenn jede dieser Aktivitäten Ihre Aufmerksamkeit von negativen Gedanken abziehen kann, ist es in manchen Fällen – vor allem, wenn Sie abends von beunruhigenden Gedanken gequält werden – am besten, das Problem des nächtlichen Grübelns dadurch zu lösen, dass Sie vor dem Zubettgehen zu einer der folgenden Strategien greifen.

▶ *Sprechen Sie mit einer Vertrauensperson über die Gedanken, die Ihnen durch den Kopf gehen.* Das ermöglicht es Ihnen, sich quälende Dinge von der Seele zu reden, was normalerweise den Drang verringert, später noch weiter über sie nachzugrübeln.

▶ *Bringen Sie Ihre grüblerischen Gedanken zu Papier.* Dieser Prozess macht es oft leichter, sie zunächst einmal für die Nacht beiseitezuschieben.

▶ *Füllen Sie Ihren Kopf unmittelbar vor dem Schlafengehen mit eindeutig positiven Gedanken und Bildern.* Aufgrund der kontextuellen Natur des menschlichen Gedächtnisses wird es dadurch vorübergehend schwieriger, sich an negative Dinge zu erinnern und in einem grüblerischen Gedankenprozess stecken zu bleiben.

Gewohnheit Nr. 10:
Versuchen Sie nicht krampfhaft, einzuschlafen

Schlaf ist der Sache nach ein paradoxer Zustand: Je angestrengter Sie versuchen, ihn zu erreichen, desto schwieriger wird es. An den Schlaf kann man sich nicht anpirschen und ihn einfangen, so als sei er ein wildes Tier. Vielmehr wird er ungebeten auftauchen und sich sanft an Sie heranschleichen, nachdem Sie den Kampf mit ihm völlig aufgegeben haben.

Es ist folglich kontraproduktiv, sich den Kopf darüber zu zerbrechen, wie lange es dauert, bis man eingeschlafen ist – ein Prozess, der schnell in eine ausgemachte Grübelei ausartet. Deswegen raten Schlafspezialisten im Allgemeinen dazu, das Zifferblatt der Uhr vom Bett wegzudrehen, damit Sie nicht sofort sehen können, wie spät es ist.[*]

Ebenso wird Ihnen das Einschlafen viel schwerer fallen, wenn Sie im Bett liegen und sich über die negativen Folgen des Schlafentzugs für den folgenden Tag Sorgen machen. Wenn sich gelegentlich solch beunruhigende Gedanken einstellen, sollten Sie sich daran erinnern, dass eine einzige schlaflose Nacht keine Katastrophe ist (auch wenn sie frustrierend sein mag). Vergessen Sie auch nicht, dass ein vorübergehender Schlafentzug den Schlafdrang für die folgende Nacht verstärkt. Mit anderen Worten: Der heute fehlende Schlaf bedeutet, dass Sie morgen höchstwahrscheinlich viel besser schlafen werden. Und sobald Sie loslassen und sich nicht länger wegen des fehlenden Schlafs verrückt machen, haben Sie gute Chancen, bald ohnehin einzuschlummern.

---

[*] Andererseits haben wir an früherer Stelle darüber gesprochen, wie wichtig es ist, immer dann, wenn Sie länger als eine Viertelstunde wach liegen, das Bett zu verlassen. Diese Regel macht es erforderlich, dass Sie auf eine Uhr schauen können. Am besten verlassen Sie aber einfach jedes Mal das Schlafzimmer, wenn Ihrer Einschätzung nach eine Viertelstunde vergangen ist. Die meisten Leute entwickeln sehr schnell ein Gefühl dafür und brauchen deswegen nicht mehr die ganze Nacht auf die Uhr zu starren.

Das Problem der Schlafsucht

Bei unserem Überblick über gesunde Schlafgewohnheiten haben wir uns bislang auf die Schlaflosigkeit und verwandte Schlafstörungen konzentriert. Doch rund 20 Prozent aller depressiven Menschen leiden unter Schlafsucht. Wie kann ihnen geholfen werden?

Viele Fälle von depressiver Schlafsucht sind das Ergebnis eines ineffizienten Schlafs: häufiges Aufwachen während der Nacht und ein verringertes Maß an erholsamem Tiefschlaf. Weil Menschen mit diesem Problem so schlecht schlafen, verbringen sie manchmal zwölf bis vierzehn Stunden pro Nacht im Bett und fühlen sich dennoch müde.

Glücklicherweise können, wie wir gesehen haben, einige Elemente unseres TLC-Programms zu vermehrtem Tiefschlaf verhelfen – vor allem körperliche Bewegung und Lichtexposition. Darüber hinaus können auch die gesunden Schlafgewohnheiten, die wir in diesem Kapitel besprochen haben, die Schlafqualität stark verbessern. Die Schlafsucht-Patienten in unseren TLC-Gruppen haben mit diesen Strategien durchweg gute Ergebnisse erzielt und konnten schließlich wieder normal schlafen.

Wenn alle Stricke reißen

In der großen Mehrzahl der Fälle setzen diese zehn gesunden Schlafgewohnheiten – zusammen mit den anderen antidepressiv wirkenden TLC-Elementen – den üblichen Schlafproblemen, die eine Depression charakterisieren, erfolgreich ein Ende. Es gibt jedoch einige wichtige Ausnahmen. Die meisten sind auf Nebenwirkungen von Medikamenten, nicht diagnostizierte Schlafstörungen oder andere Erkrankungen zurückzuführen.

Seltsamerweise können sich einige gebräuchliche Antidepressiva störend auf den Schlaf auswirken.[7] Oft wacht der Betroffene aufgrund einer unwillkürlichen Bewegung von Armen und Beinen wiederholt auf. (Stimulanzien wie Koffein und Amphetamine wirken möglicherweise ähnlich.) Ebenso kann die häufige Verwendung von Schlafmitteln in Nächten, in denen hierauf verzichtet wird, zu einer sogenannten Rebound-Insomnie führen.

Schlaferkrankungen sind eine weitere wichtige Ursache für schlechten Schlaf. Einige Menschen leiden zum Beispiel unter Schlafapnoe, einer schweren, potenziell lebensbedrohlichen Krankheit. Die Betroffenen wachen nachts Dutzende (oft Hunderte) Male kurz auf, da die Atmung vorübergehend aussetzt – normalerweise aufgrund einer Verstopfung der Atemwege (Obstruktion) in der Kehle. Andere leiden unter periodischen Bewegungen der Gliedmaßen, was die Schlafqualität stark beeinträchtigt. Die meisten Patienten mit derlei Schlaferkrankungen wissen gar nicht, dass irgendetwas nicht stimmt, abgesehen davon, dass sie ständig müde und erschöpft sind, weil sie chronisch schlecht schlafen.

Auch zahlreiche andere Krankheiten können den Schlaf beeinträchtigen. Chronischer Schmerz ist der größte Übeltäter: Es ist praktisch unmöglich, fest zu schlafen, wenn ein intensives körperliches Unbehagen fortwährend ins Bewusstsein dringt. Auch Allergien, Erkältungen und andere Atemwegserkrankungen stören in manchen Fällen den Schlaf; ebenso Krankheiten wie eine Schilddrüsenüberfunktion oder ein Nebennierentumor (Phäochromozytom), die den Körper ständig auf Hochtouren halten können. Die Liste medizinischer Ursachen für Schlafstörungen ist lang – und das Thema so komplex, dass es ein eigenes Buch rechtfertigt.

Wenn Ihre Schlafprobleme also selbst noch nach der Anwendung der in diesem Kapitel beschriebenen Strategien nicht verschwunden sind, lege ich Ihnen ans Herz, sobald wie möglich Ihren Arzt zu konsultieren. Denken Sie daran: Wir sind so veranlagt, dass wir jedes Mal, wenn wir mit einem müden Körper und einem ruhigen Geist ins Bett gehen, mühelos einschlafen sollten. Gelingt Ihnen dies nicht, ist das ein Zeichen dafür, dass Sie medizinische Hilfe brauchen.

TEIL 3

Den Wandel herbeiführen

⟨⟨ 10 ⟩⟩

Aus vielen Teilen wird ein Ganzes

Wir haben zwar bereits mehrere wirksame Strategien zum Kampf gegen die Depression untersucht (Omega-3-Zusätze, Aktivitäten, die das Grübeln verhindern, körperliche Bewegung, Sonnenexposition, soziale Kontakte und gesunden Schlaf), aber noch nicht darüber gesprochen, wie sich all dies zu einem Gesamtpaket vereinen lässt. Mit anderen Worten: wie Sie alle sechs antidepressiv wirkenden Strategien gleichzeitig in Ihr Leben integrieren können.

Dies ist keine einfache Herausforderung. Als ich meinen Kollegen – vor der Rekrutierung von Patienten für unsere erste Behandlungsstudie – das TLC-Programm beschrieb, befürchteten einige von ihnen, dass es zu ehrgeizig sein könnte. Kurz gesagt: Meine Kollegen glaubten, dass es den Patienten zu schwer fallen würde, so viele Änderungen auf einmal vorzunehmen.

Damit hatten sie nicht ganz Unrecht. Ich stimmte ihnen sogar zu: TLC ist ein ehrgeiziges Programm, und es erfordert sehr viel Einsatz. Doch das beunruhigte mich nicht.

Aus jahrelanger Erfahrung wusste ich, dass die meisten depressiven Menschen bereit sind, alles zu tun, um der Krankheit zu entkommen und von ihrem pausenlosen lähmenden Schmerz befreit zu werden. Sie brauchen einfach einige klare praktische Anweisungen, wie sie notwendige Veränderungen vornehmen sollen, und ein wenig Hilfe auf ihrem Weg.

Bei der Zusammenstellung des TLC-Programms bestand die höchste Priorität für mich dennoch darin, sicherzustellen, dass es wirklich durchführbar war. Das bedeutete, alles in kleine, überschaubare Schritte aufzugliedern, die nach und nach, einer nach dem anderen, im Verlauf mehrerer Wochen vollzogen werden konnten. Es hieß auch, mit den leichtesten Veränderungen zu beginnen und schwierigere Elemente zu einem späteren Zeitpunkt der Behandlung einzuführen, nachdem die Patienten einigen Elan (und Selbstvertrauen) entwickelt hatten. Glücklicherweise hat sich diese Methode der wochenweisen Hinzunahme weiterer Elemente als äußerst erfolgreich erwiesen – ja, erfolgreicher, als ich es hätte voraussehen können.

Auf den folgenden Seiten finden Sie eine auf einzelne Wochen bezogene, schrittweise Erläuterung des TLC-Programms. Der empfohlene Zeitplan basiert auf der Annahme, dass Sie noch keine der sechs grundlegenden therapeutischen Lebensstiländerungen vorgenommen haben. Sollten Sie jedoch schon Fortschritte mit einigen dieser Elemente erzielt haben (wenn Sie zum Beispiel derzeit regelmäßig Sport treiben), können Sie die entsprechenden Abschnitte des Zeitplans überspringen.*

Bevor Sie loslegen: Konsultieren Sie Ihren Arzt

Eine Depression kann durch mehrere Krankheiten ausgelöst werden, dazu gehören Diabetes, Herzerkrankungen, Schlafapnoe, Schilddrüsenprobleme, Pfeiffer'sches Drüsenfieber und Hormonstörungen. Ebenso können zahlreiche Medikamente, einschließlich einiger Psychopharmaka, als Nebenwirkung depressive Symptome hervor-

---

* Das Programm basiert auch auf der Annahme, dass Sie derzeit mit Symptomen einer Depression kämpfen. Doch selbst wenn Sie nicht depressiv sind, können Sie von dessen Umsetzung profitieren: Sie werden dadurch das Risiko einer künftigen Depression erheblich verringern.

rufen.* Deswegen halte ich es für wichtig, dass sich jeder, der an einer Depression leidet, von seinem Arzt untersuchen lässt, um sicherzugehen, dass die Störung nicht das direkte Ergebnis einer anderen schweren Erkrankung oder einer negativen Reaktion auf Medikamente ist (was beides eine sofortige medizinische Behandlung erfordern würde).

Tatsächlich rate ich Ihnen, als ersten Schritt bei der Umsetzung der Prinzipien des TLC-Programms einen Termin bei einem Arzt zu vereinbaren, falls Sie dies nicht bereits in jüngster Vergangenheit getan haben.

Bei diesem Termin können Sie mit Ihrem Arzt auch abklären, ob es in Ordnung ist, wenn Sie mit einem aeroben Trainingsprogramm beginnen, eine Lichttherapielampe verwenden und die verschiedenen Nahrungsergänzungsmittel einnehmen, die zum TLC-Programm gehören. Und falls Sie noch nicht wissen, wie Sie Ihren Puls messen, kann er es Ihnen gleich zeigen.

Den Fortschritt messen

Woher werden Sie bei der Umsetzung des Programms wissen, ob Sie von einer Woche zur nächsten wirklich Fortschritte machen, es Ihnen also tatsächlich besser geht?

Sie könnten Ihren Depressionsgrad zwar jede Woche schätzen, doch solche groben Schätzungen sind in der Regel völlig ungenau. Viel nützlicher ist eine genaue Messung. Deswegen sollten Sie sich der hilfreichen Depressionsskala auf Seite 288f. im Anhang bedienen, mit deren Hilfe Sie Ihre Symptome während der Durchführung der einzelnen Lebensstiländerungen Woche für Woche verfolgen können. Es dauert gewöhnlich nur wenige Minuten, um diesen kur-

---

* Medizinische wie auch medikamentenbedingte Ursachen der Depression werden ausführlich in Kapitel 11 besprochen.

zen Fragebogen auszufüllen und auszuwerten und Ihre Punktzahl dann in das Diagramm von Seite 290 im Anhang einzutragen. Bevor Sie mit der Durchführung des TLC-Programms beginnen, sollten Sie sich also einen Moment Zeit zum Ausfüllen des Fragebogens nehmen. Dadurch erhalten Sie einen Ausgangswert Ihrer depressiven Symptome, was es Ihnen dann ermöglichen wird, während der kommenden Wochen festzustellen, ob die empfohlenen Lebensstiländerungen Ihnen so helfen, wie sie es sollten.

Das TLC-Programm

Woche 1

Nahrungsergänzungsmittel Für die erste Woche empfehle ich Ihnen eine einfache Änderung, die pro Tag nur eine Minute Zeit in Anspruch nimmt, aber dennoch eine überraschend große Wirkung auf das Gehirn hat: Nahrungsergänzungsmittel. Sie werden fünf Produkte kaufen müssen. (Alle sind in örtlichen Apotheken, Reformhäusern und zum Teil auch Naturkostläden erhältlich, sie sind eventuell aber günstiger, wenn Sie sie über das Internet bestellen.)

▸ *Omega 3:* Dies nimmt man am besten in Form hochwertiger Fischölkapseln (oder in Form flüssigen Fischöls) zu sich. Beginnen Sie mit einer Gesamt-Omega-3-Dosis von 1000 Milligramm EPA und 500 Milligramm DHA* pro Tag.

---

* Viele Nahrungsergänzungsmittel enthalten EPA und DHA im Verhältnis von 2 : 1, sodass Sie das exakte Verhältnis von 1000 Milligramm EPA und 500 Milligramm DHA bekommen. Einige haben jedoch eine höhere Konzentration an DHA, sodass auf 1000 Milligramm EPA mehr als 500 Milligramm DHA kommen. Das ist jedoch auch in Ordnung. Wichtig ist, dass Sie 1000 Milligramm EPA erhalten und mindestens 500 Milligramm DHA.

❱ *Vitamin D:* Wenn Sie wie viele Menschen nicht genügend Vitamin D in Ihrer Haut synthetisieren – indem Sie sich regelmäßig kurz den UV-Strahlen der Sonne aussetzen –, ist es wichtig, ein Nahrungsergänzungsmittel zu nehmen. Ich empfehle Ihnen eine Dosis von 2000 internationalen Einheiten pro Tag in Form von Vitamin D_3.

❱ *Multivitamin:* Da Omega-3-Moleküle sehr fragil sind, brauchen sie Hilfe im Körper, um ihren Job erledigen zu können. Sie benötigen vor allem den Schutz von Antioxidanzien, die in recht großen Mengen in einem guten, täglich einzunehmenden Multivitaminpräparat vorhanden sind.

❱ *Vitamin C:* Als zusätzlichen antioxidativen Schutz schlage ich auch die Einnahme von 500 Milligramm Vitamin C pro Tag vor.

❱ *Nachtkerzenöl:* Nachtkerzenöl versorgt Ihr Gehirn mit einer Gamma-Linolensäure genannten essenziellen Fettsäure, deren Vorrat dezimiert werden kann, wenn Sie hohe Dosen an Omega-3-Fettsäuren einnehmen. Sie brauchen aber nur wenig von diesem Öl – nur eine 500-Milligramm-Kapsel pro Woche.* Es ist wichtig, diese Dosis nicht zu überschreiten, da zu viel Gamma-Linolensäure ungewünschte Entzündungen hervorrufen kann.

Grübeln   In dieser Woche, in der Sie mit der Einnahme von Nahrungsergänzungsmitteln beginnen, können Sie auch einen ersten wichtigen Schritt unternehmen, um dem Grübeln ein Ende zu setzen. Insbesondere sollten Sie versuchen, es jedes Mal zu bemerken, wenn Sie im Lauf des Tages über negative Dinge nachsinnen. Wie an früherer Stelle beschrieben, ist es unmöglich, mit dem Grübeln aufzuhören, wenn man nicht zuerst lernt, sich dabei zu ertappen. (Die meisten depressiven Menschen verbringen viel Zeit mit Grübeln, ohne sich dessen bewusst zu sein.) Auf den Seiten 117 bis 136 wer-

---

*   Diese liefert 40 bis 50 Milligramm Gamma-Linolensäure, den Vorrat für eine ganze Woche.

den mehrere Strategien aufgeführt, mit deren Hilfe man lernen kann, das Grübeln wahrzunehmen.

Depressionsskala   Füllen Sie am Ende jeder Woche den Fragebogen von Seite 288f. aus, und vergleichen Sie das Ergebnis mit Ihrem Ausgangswert, um zu sehen, ob sich irgendetwas verändert hat.

Woche 2

Nahrungsergänzungsmittel   Fahren Sie fort wie in Woche 1.

Grübeln   Da Sie jetzt (nach einer Woche Übung) viel erfahrener darin sind, sich beim Grübeln zu ertappen, sollten Sie damit anfangen, diesen Vorgang jedes Mal, wenn Sie ihn wahrnehmen, zu unterbrechen, indem Sie Ihre Aufmerksamkeit auf etwas anderes lenken. Hierzu können Sie die vielen in Kapitel 5 beschriebenen Techniken anwenden, einschließlich des Erstellens einer Liste mit fesselnden Aktivitäten, die Sie in dieser Woche ausprobieren möchten, des Identifizierens und Vermeidens der spezifischen Situationen, die gewöhnlich zum Grübeln verleiten, und der Planung von mindestens einer Aktivität pro Tag, die den Platz dieser risikoreichen Situationen einnehmen soll.

Körperliche Bewegung   Mit diesem Element des Programms werden Sie erst in der dritten Woche beginnen, aber Sie müssen sicherstellen, dass Sie bis dahin einige Dinge zur Verfügung haben. Besorgen Sie sich als Erstes einen Pulsmesser: Können Sie sich derzeit keinen leisten, sollten Sie auf jeden Fall lernen, verlässlich Ihren Puls zu messen. Wählen Sie dann die Sportart aus, mit der Sie beginnen möchten, und sorgen Sie dafür, dass Sie Zugang zu den dafür notwendigen Geräten haben. (Für manche Menschen bedeutet dies, dass sie Mitglied in einem Fitnessstudio werden müssen.) Falls Sie bislang noch nicht regelmäßig Sport treiben, können Sie schließlich überlegen, ob Sie nicht zumindest für die ersten sechs Wochen einen Personal Trainer engagieren, der Ihnen hilft, einen Anfang zu finden. (Örtliche Fitnessstudios können Ihnen hier weiterhelfen.)

Depressionsskala Füllen Sie den Fragebogen von Seite 288f. aus, und halten Sie Ihre Punktzahl fest.

Woche 3

Nahrungsergänzungsmittel Fahren Sie fort wie bisher.

Grübeln Arbeiten Sie weiter an der Verbesserung Ihrer Fähigkeit, das Grübeln zu bemerken, und versuchen Sie, an den Punkt zu gelangen, sich bereits in dem Moment, in dem Sie damit beginnen, dabei zu erwischen. Experimentieren Sie auch mit verschiedenen Aktivitäten, um es zu unterbrechen. Probieren Sie jedes Mal, wenn Sie etwas finden, das funktioniert, ähnliche Aktivitäten aus. Wenn Sie zum Beispiel feststellen, dass es Ihnen hilft, am Computer Schach zu spielen, könnten Sie es noch mit einem anderen Onlinespiel versuchen. Vermeiden Sie schließlich weiterhin risikoreiche Situationen, und widmen Sie sich stattdessen fesselnden Aktivitäten. Planen Sie mindestens eine dieser Aktivitäten pro Tag ein.

Körperliche Bewegung Planen Sie in Ihrem Kalender für diese Woche drei einstündige Zeitblöcke für den Sport ein. (Sie werden zwar nicht die gesamte Stunde trainieren, haben dann aber noch genügend Zeit zum Aufwärmen und Frischmachen.) Das Ziel eines jeden Workouts besteht darin, so intensiv zu trainieren, dass der Puls in den angestrebten aeroben Bereich gelangt (siehe Kapitel 6, Tabelle auf Seite 146), und ihn eine halbe Stunde lang in diesem Bereich zu halten. Wenn Sie eine Zeit lang nicht mehr aktiv gewesen sind (und selbst wenn Sie es gewesen sind), empfehle ich Ihnen wärmstens, mit strammem Gehen zu beginnen, weil dies für die meisten Menschen die leichteste und natürlichste aerobe Aktivität ist.

Licht Wenn Sie zwecks Lichtexposition eine Lichttherapielampe verwenden, sollten Sie diese Woche eine bestellen, damit Sie sie in Woche 4 zur Verfügung haben.

Depressionsskala   Füllen Sie den Fragebogen von Seite 288f. im Anhang aus, und halten Sie Ihre Punktzahl fest.

Woche 4

Nahrungsergänzungsmittel   Fahren Sie fort wie bisher.

Grübeln   Fahren Sie fort wie bisher.

Körperliche Bewegung   Fahren Sie fort wie bisher. Wenn Sie es in der vergangenen Woche nicht geschafft haben, dreimal ein aerobes Training durchzuführen, ist dies ein deutliches Anzeichen dafür, dass Sie einen Personal Trainer engagieren sollten, der Ihnen über die Anfangsschwierigkeiten hinweghilft.

Licht   Planen Sie wie in Kapitel 7 beschrieben für jeden Morgen dreißig Minuten Lichtexposition ein. (Wachen Sie aber morgens ständig zu früh auf, sollten Sie die dreißigminütige Lichtexposition etwa fünf Stunden vor der anvisierten Schlafenszeit einplanen.) Suchen Sie auch nach Gelegenheiten, um im Lauf des Tages die Vorteile einer natürlichen Sonnenexposition genießen zu können (vor allem zwischen 11 und 15 Uhr, wenn die Vitamin-D-Synthese möglich ist).

Depressionsskala   Füllen Sie den Fragebogen von Seite 288f. im Anhang aus, und halten Sie Ihre Punktzahl fest.

Woche 5

Nahrungsergänzungsmittel   Fahren Sie fort wie bisher.

Grübeln   Fahren Sie fort wie bisher.

Körperliche Bewegung   Fahren Sie fort wie bisher. Falls Sie zu diesem Zeitpunkt mit der gewählten Sportart nicht zufrieden sein sollten, experimentieren Sie mit einer anderen auf Ihrer Liste (Seite 149).

Licht   Fahren Sie fort wie bisher.

Soziale Unterstützung   Planen Sie für die bevorstehende Woche mindestens drei soziale Aktivitäten ein, und notieren Sie diese in Ihrem Kalender. Am besten verbringen Sie Zeit mit Freunden oder anderen Ihnen nahestehenden Menschen, die Sie persönlich treffen können. Ist das nicht möglich, führen Sie Telefonate (oder Videochats) mit entfernter wohnenden Freunden und Verwandten. Eine weitere Möglichkeit besteht darin, sich in unterstützenden Onlineforen zum Thema Depression mit anderen Betroffenen auszutauschen (siehe Seite 205).

Depressionsskala   Füllen Sie den Fragebogen von Seite XXX im Anhang aus, und halten Sie Ihre Punktzahl fest.

Woche 6

Nahrungsergänzungsmittel   Fahren Sie fort wie bisher.

Grübeln   Fahren Sie fort wie bisher.

Körperliche Bewegung   Fahren Sie fort wie bisher. Wenn Sie es immer noch nicht geschafft haben, mindestens dreimal pro Woche ein aerobes Training durchzuführen, kommen Sie wohl um einen Personal Trainer nicht mehr herum, der Ihnen mit diesem Teil des Programms hilft.

Licht   Fahren Sie fort wie bisher.

Soziale Unterstützung   Planen Sie für die bevorstehende Woche mindestens vier soziale Aktivitäten, und tragen Sie sie in Ihren Kalender ein. Überlegen Sie zusätzlich, ob es in Ihrem Leben irgendwelche eindeutig schädlichen Beziehungen gibt. Wenn ja, versuchen Sie daran zu arbeiten, diejenigen Beziehungen zu verbessern, die sich verbessern lassen (siehe Seite 206f.), und in dieser Woche den Kontakt zu Menschen, die einen hoffnungslos schädlichen Einfluss auf Sie haben, um mindestens 50 Prozent einzuschränken.

Schlaf Setzen Sie es sich zum Ziel, jede Nacht ausreichend Schlaf zu bekommen: sieben bis neun Stunden, abhängig von den Bedürfnissen Ihres Körpers (siehe Seite 223). Verwirklichen Sie die ersten beiden gesunden Schlafgewohnheiten: Nutzen Sie Ihr Bett nur zum Schlafen, und stehen Sie jeden Morgen zur selben Zeit auf.

Depressionsskala Füllen Sie den Fragebogen von Seite 288f. im Anhang aus, und halten Sie Ihre Punktzahl fest.

Woche 7

Auswertung Sie haben nun die Prinzipien des TLC-Programms sechs Wochen lang umgesetzt. Die meisten Menschen werden zu diesem Zeitpunkt zumindest einige Fortschritte erkennen. Nehmen Sie sich bitte einen Moment Zeit, Ihre wöchentlichen Depressionswerte anzusehen, bis hin zum Ausgangswert vor Beginn des TLC-Programms. Erkennen Sie einen klaren Trend hin zum Besseren, das heißt eine Abnahme Ihrer Symptome um mindestens 25 Prozent? Falls nicht, sollten Sie nun zu Kapitel 11 springen, das sich der Problembehebung widmet, und – falls Sie dies noch nicht getan haben – es auch in Erwägung ziehen, sofort einen Arzt zu kontaktieren, der Ihnen (auch bei der Umsetzung des TLC-Programms) hilft.

Nahrungsergänzungsmittel Fahren Sie fort wie bisher. Falls sich Ihre Symptome jedoch seit Beginn des TLC-Programms nicht um mindestens 50 Prozent reduziert haben, sollten Sie Ihre Omega-3-Dosis auf 2000 Milligramm EPA (mit mindestens 1000 Milligramm DHA) pro Tag erhöhen.

Grübeln Fahren Sie fort wie bisher.

Körperliche Bewegung Fahren Sie fort wie bisher. Wenn Ihre ursprünglichen depressiven Symptome sich nicht um mindestens 50 Prozent verringert haben, sollten Sie Ihr Trainingsprogramm auf mindestens fünf dreißigminütige Einheiten pro Woche erhöhen.

Licht   Wenn das von Ihnen auf der Depressionsskala erzielte Gesamtergebnis jetzt unter 10 liegt, können Sie die Lichtexposition auf
fünfzehn Minuten pro Tag verringern.

Soziale Unterstützung   Planen Sie für die bevorstehende Woche
mindestens fünf soziale Aktivitäten ein. Versuchen Sie auch, den
Kontakt mit Menschen, die einen hoffnungslos schädlichen Einfluss
auf Sie haben, in dieser Woche noch einmal um 50 Prozent zu reduzieren.

Schlaf   Fahren Sie fort wie bisher. Beziehen Sie auch die anderen
gesunden Schlafgewohnheiten mit ein (Gewohnheit 3 bis einschließlich 10, beschrieben in Kapitel 9, Seiten 231 bis 239).

Depressionsskala   Füllen Sie den Fragebogen von Seite 288f. im
Anhang aus, und halten Sie Ihre Punktzahl fest.

Woche 8

Nahrungsergänzungsmittel   Fahren Sie fort wie bisher.

Grübeln   Fahren Sie fort wie bisher.

Körperliche Bewegung   Fahren Sie fort wie bisher.

Licht   Wenn das von Ihnen auf der Depressionsskala erzielte Gesamtergebnis jetzt unter 10 liegt, können Sie die morgendliche/
abendliche Lichtexposition auf fünfzehn Minuten pro Tag verringern.

Soziale Unterstützung   Planen Sie mindestens eine soziale Aktivität pro Tag. Suchen Sie sich zusätzlich für die bevorstehende Woche mindestens eine Form der Mitarbeit in einer Gemeinschaft. Versuchen Sie schließlich, den Kontakt mit Menschen, die einen
hoffnungslos schädlichen Einfluss auf Sie haben, komplett einzustellen.

Schlaf   Fahren Sie fort wie bisher.

Depressionsskala   Füllen Sie den Fragebogen auf Seite 288f. im
Anhang aus, und halten Sie Ihre Punktzahl fest.

Woche 9 bis 12

Nahrungsergänzungsmittel   Fahren Sie fort wie bisher.

Grübeln   Fahren Sie fort wie bisher.

Körperliche Bewegung   Fahren Sie fort wie bisher.

Licht   Wenn das von Ihnen auf der Depressionsskala erzielte Gesamtergebnis jetzt unter 10 liegt, können Sie die Lichtexposition auf fünfzehn Minuten pro Tag verringern. Sorgen Sie dafür, dass Sie während des Tages zusätzlich in den Genuss von fünfzehn bis dreißig Minuten Sonnenexposition (falls die Sonne scheint) kommen.

Soziale Unterstützung   Fahren Sie fort wie bisher, und erweitern Sie Ihr Engagement in der gewählten Gemeinschaft auf mindestens zwei Aktivitätsformen pro Woche.

Schlaf   Fahren Sie fort wie bisher.

Depressionsskala   Füllen Sie den Fragebogen auf Seite 288f. im Anhang aus, und halten Sie Ihre Punktzahl fest.

Auswertung   Nach zwölf Wochen (rund drei Monaten) haben sich die depressiven Symptome der großen Mehrzahl unserer TLC-Patienten an der University of Kansas entscheidend verbessert.[1] Wir erwarten im Vergleich zum Behandlungsbeginn als Minimum einen Rückgang der Symptome um 50 Prozent. An diesem Punkt erfüllen die meisten Menschen nicht länger alle diagnostischen Kriterien für eine klinische Depression, und der Gesamtverlauf weist auf eine vollständige Genesung hin. Wenn Sie beim Blick auf Ihre eigenen Depressionswerte eine solche Verbesserung nicht erkennen,[*] sollten Sie nun zu Kapitel 11 springen, das sich der Problembehebung widmet, und es auch in Erwägung ziehen, sofort einen Facharzt zu kontaktieren.

---

[*]   Mit anderen Worten: Ihr ursprünglicher Depressionswert (derjenige, den Sie erzielt hatten, bevor Sie diese Lebensstiländerungen in Angriff genommen haben) sollte sich um mindestens 50 Prozent verringert haben.

Die Depression für den Rest
des Lebens überwinden

Wenn Sie die sechs Hauptelemente des TLC-Programms wie im vorherigen Abschnitt beschrieben erfolgreich umgesetzt haben, so haben Sie einen wichtigen Schritt unternommen, um langfristig von Depressionen befreit zu sein. Doch selbst nachdem die akuten Qualen der Depression ausgestanden sind, besteht kein Anlass zur Selbstzufriedenheit, wenn man es mit einem so unbarmherzigen Feind zu tun hat. Wie wir gesehen haben, ist die Rückfallrate bei einer Depression sehr hoch: Bei über der Hälfte derjenigen, die sie überwinden, bricht die Krankheit irgendwann erneut aus.[2]

Glücklicherweise können Sie dieses Risiko drastisch verringern. Es gibt eine Fülle von Beweisen dafür, dass jede der von uns beschriebenen wichtigen Lebensstiländerungen vor der Rückkehr einer Depression schützen kann. Der Punkt ist der, bei der Stange zu bleiben und in den vor Ihnen liegenden Monaten und Jahren weiterhin jeden Tag die Elemente des TLC-Programms in Ihr Leben zu integrieren.

Ein gutes analoges Beispiel ist vielleicht der Diabetes mellitus (Typ II), eine schwere Erkrankung, die oft durch das strikte Einhalten einer Diät und durch körperliche Bewegung in Schach gehalten werden kann. Wenn ein Diabetiker sich jedoch nicht an bestimmte Regeln hält, kommt es normalerweise zu einem dramatischen Ansteigen des Blutzuckers und einer Schädigung wichtiger Körperorgane (Herz, Nieren, Gehirn, Augen). Deswegen sagen die Ärzte den Diabetikern klar und deutlich, dass sie ihr Leben lang mit dieser Krankheit zu kämpfen haben werden, sie jedoch erfolgreich im Griff behalten können. Sie können beschwerdefrei bleiben, wenn sie jeden Tag aufs Neue daran arbeiten.

Mit einer Depression verhält es sich sehr ähnlich. Sie können die Symptome eliminieren, doch die Krankheit hinterlässt unwiderrufliche Spuren im Gehirn, sodass das Risiko eines Rückfalls immer gegeben ist.* Dennoch haben Sie weitgehend die Kontrolle über Ihr Schicksal. Sie haben eine hervorragende Chance, gesund zu bleiben, wenn Sie bereit sind, daran zu arbeiten – indem Sie den antidepressiv wirkenden Lebensstiländerungen eine unantastbare Priorität in Ihrem Leben einräumen.

Darüber hinaus gibt es zwei allgemeine Prinzipien der Rückfallprävention, die sicherzustellen helfen, dass Ihre Depression Vergangenheit bleibt:

Stressmanagement   Eine Depression kann durch die unkontrollierbare Stressantwort des Gehirns ausgelöst werden, und die Krankheit bricht oft unmittelbar nach schwierigen lebensverändernden Ereignissen aus. Deswegen sollten Sie die wichtigsten Stressfaktoren in Ihrem Leben so weit wie eben möglich ausschalten, auch wenn das von mir erläuterte TLC-Programm die Stressantwort des Gehirns effektiv dämpfen kann.

In Kapitel 8 haben wir zum Beispiel darüber gesprochen, wie wichtig es ist, die sogenannten schädlichen Beziehungen, die einer vollständigen Genesung im Weg stehen können, zu identifizieren und den Kontakt mit den Betreffenden einzuschränken. Genauso entscheidend ist es, die Belastung solch ungesunder sozialer Beziehungen auch nach dem Schwinden der Krankheit weiterhin zu meiden. Merken Sie sich folgende Faustregel: Jede Beziehung, die regelmäßig ein hohes Maß an Stress provoziert, vergrößert das Risiko einer künftigen Depression.

Ein weiterer besonders schwerwiegender Stressfaktor ist die Entscheidung, an einen anderen Ort zu ziehen. Wir sind inzwischen eine so mobile Gesellschaft, dass die meisten Menschen nicht lange fackeln, durchs halbe Land zu ziehen, selbst wenn sie dadurch alle wichtigen sozialen Bindungen lösen. Aber wir sind einfach nicht

---

*   Das klingt deprimierend, sodass ich es ein wenig positiver formulieren möchte: Mit jedem Monat, der vergeht, werden die von der Depression im Gehirn hinterlassenen Spuren blasser.

dazu geschaffen, auf diese Weise entwurzelt zu werden. Unsere mentale Gesundheit bezahlt dafür einen hohen Preis, weil es im Gehirn zu einer explosionsartigen Ausschüttung von Stresshormonen kommt. Da überrascht es nicht, dass Umzüge oft zum Auslöser einer Depression werden. Ich will damit nicht sagen, dass man grundsätzlich nicht von seinen Freunden und seiner Familie wegziehen sollte, doch die erwarteten Vorteile (wie ein guter Job oder gute Ausbildungsmöglichkeiten) und die Kosten (der vermehrte Stress und der zeitweilige Verlust der sozialen Unterstützung) eines solchen Schrittes sollten sorgfältig abgewogen werden.

Wichtig ist es auch, den Stress am Arbeitsplatz einzuschränken. So arbeitete vor einigen Jahren eine meiner Patientinnen in einem feindseligen Umfeld, in dem sie keinerlei Unterstützung erfuhr. Ihr Chef neigte zu harscher Kritik (obwohl er sie als Angestellte sehr schätzte), und ihre Kollegen behandelten sie aufgrund ihrer politischen Ansichten wie eine Ausgestoßene. (Sie war eine überzeugte Liberale in einem Büro voller Konservativer.) Statt den Job zu kündigen, was ebenfalls mit Stress verbunden gewesen wäre, suchte sie nach Wegen, ihre Arbeitssituation zu verbessern. Eine ehrliche, offene Unterhaltung mit ihrem Chef führte dazu, dass dieser sich für seine gelegentlichen Ausbrüche entschuldigte: Er versprach auch einen rücksichtsvolleren Umgang mit ihr. Und es gelang ihr, über gemeinsame Interessen, die nichts mit Politik zu tun hatten, Kontakt zu zwei Kollegen aufzubauen. (Auf meinen Vorschlag hin verwendete sie auch Kopfhörer mit aktiver Geräuschunterdrückung, wenn aus dem Büroradio konservative Talksendungen ertönten, eine Vorgehensweise, die sie als sehr hilfreich empfand.)

Wachsamkeit Wenn es darum geht, gesund und depressionsfrei zu bleiben, ist es ganz wichtig, immer auf neue Symptome zu achten und alles zu tun, um sie im Keim zu ersticken. Den Ausbruch einer Depression zu verhindern, lässt sich damit vergleichen, einen Schneeball aufzuhalten, der einen Hügel hinabrollt. Man muss ihn schnell fangen, bevor er die Chance hat, an Größe und Schwung zuzunehmen. Wartet man zu lange, wird er zu einer Dampfwalze, die unaufhaltsam alles niederwalzt, was ihr in den Weg kommt. Manche Situationen sind besonders dazu angetan, die Rückkehr einiger depressiver Symptome einzuleiten, sodass Sie in ihnen besonders wachsam sein müssen. Zu den typischen risikoreichen Situationen gehören der Tod eines nahestehenden Menschen, eine Scheidung (oder Trennung), physische Erkrankungen, die Pflege eines kranken Angehörigen, ein Umzug (oder der Verlust eines engen Freundes aufgrund eines Umzugs), der Verlust des Arbeitsplatzes, ein unerwarteter finanzieller Rückschlag und selbst ausgedehnte Perioden düsteren Wetters (und dementsprechend eine geringe Sonnenexposition).

Sobald Sie die Wiederkehr irgendwelcher depressiver Symptome bemerken, selbst wenn sie relativ schwach sind, sollten Sie sofort etwas unternehmen. Die folgenden drei Prinzipien können in dieser Hinsicht hilfreich sein:

▶ Erstens ist es oft möglich, Ereignisse, die eine Depression auslösen können, stressfreier zu gestalten. Eine meiner Patientinnen fühlte sich zum Beispiel durch die Aufgabe, ihre betagte Mutter zu pflegen, völlig überfordert. Es gelang ihr jedoch, den Stress dadurch zu mindern, dass sie eine häusliche Pflegekraft engagierte. Mir ist allerdings aufgefallen, dass Menschen sich oft der Möglichkeit widersetzen, ihre Last auf diese Weise zu verringern. In vielen Fällen liegt dies daran, dass sie das Gefühl haben, diese Hilfe nicht zu verdienen. Manchmal sind sie einfach nicht bereit, um Unterstützung zu bitten. Doch solche Hilfe kann in hohem Maße dazu beitragen, den Stress in einem vernünftigen Rahmen zu halten.

▶ Wichtig ist auch, aufrichtig zu beurteilen, wie effektiv Sie die sechs Prinzipien des TLC-Programms Tag für Tag in die Praxis umsetzen. Haben Sie in irgendwelchen Bereichen nachgelassen?

Wenn ja, wäre es gut, dort anzusetzen und Ihre Bemühungen wieder zu intensivieren, damit Sie jeden Tag in vollem Umfang von dem Konzept profitieren können.

▶ Sollten sich trotz der strikten Befolgung des gesamten TLC-Programms einige Symptome einer Depression einstellen, ist es normalerweise ratsam, einen Arzt zu konsultieren, falls die Symptome mehrere Tage lang anhalten. (Werden Sie von Selbstmordgedanken geplagt, rate ich Ihnen, umgehend Ihren Arzt aufzusuchen.) Zusätzlich können Sie an der therapeutischen Lebensstilfront ein paar Wochen lang noch einen Zahn zulegen und so von der Fähigkeit dieser einfachen Strategie profitieren, die unkontrollierbare Stressantwort des Gehirns (und damit einhergehende depressive Symptome) abzuschwächen. Sie könnten zum Beispiel erwägen, in Ihr soziales Unterstützungsnetzwerk einzutauchen und so viel Zeit wie möglich mit den Menschen zu verbringen, die Sie lieben und die Ihnen in dieser qualvollen Zeit zur Seite stehen können.

Im folgenden Kapitel finden Sie eine ganze Reihe von Strategien, um die antidepressive Wirkung des TLC-Programms zu verstärken, sowie einen detaillierten Leitfaden zur Problemlösung.

Wenn Hindernisse auftauchen – ein Leitfaden

Depression ist heilbar. Zugegeben, dies ist ein kühner Titel, der inspiriert ist durch das Versprechen, sich den Schutz einer antidepressiv wirkenden Lebensweise zurückerobern zu können. Doch nicht jeder, der dieses Buch in die Hand nimmt, wird die Heilung erfahren, nach der er strebt, zumindest nicht sofort. Einige werden selbst nach dem Versuch, alle empfohlenen Änderungen vorzunehmen, noch weiterhin mit depressiven Symptomen zu kämpfen haben. Was, wenn Sie zu dieser Gruppe gehören? Was können Sie dann tun?

Die Antwort hängt davon ab, wie erfolgreich Sie das gesamte TLC-Programm umgesetzt haben. Wenn meine Patienten auch nach dem Versuch, dem Konzept zu folgen, noch depressiv sind, liegt dies in den meisten Fällen daran, dass sie hierbei auf einige große Hindernisse gestoßen sind, die sie davon abhielten, die notwendigen Änderungen vorzunehmen. Glücklicherweise können mehrere Problemlösungsstrategien dabei helfen, diese Hindernisse auf dem Weg zur Genesung zu beseitigen.

Hin und wieder wird jemand aber auch dann noch von anhaltenden Symptomen einer Depression geplagt, wenn es ihm verhältnismäßig gut gelungen ist, die empfohlenen Lebensstiländerungen vorzunehmen.[*] In diesen Fällen könnten sich mehrere Behandlungs-

---

[*] Ich kenne jedoch niemanden, der das gesamte TLC-Programm ohne eine signifikante Verbesserung seiner depressiven Symptome umgesetzt hat.

empfehlungen* als hilfreich erweisen. Diese werden wir im abschlie-
ßenden Teil dieses Kapitels ausführlich behandeln.

Die besten Absichten

Wir alle sind Gewohnheitstiere. Das Belohnungssystem des Gehirns
leuchtet jedes Mal vor Vergnügen auf, wenn wir einer Gewohnheit
frönen, egal worum es sich dabei handelt – Zeitung lesen, die Zähne
mit Zahnseide reinigen, mit dem Hund spazieren gehen, das Bett
machen und so weiter. Deswegen fällt es uns so schwer, etwas anders
als normalerweise zu tun. Übliche Gewohnheiten beizubehalten ist
in der Regel viel lohnender, als sich neue zuzulegen. (Man muss sich
einige Wochen lang richtig anstrengen, bevor ein neues Verhalten zu
einer festen Gewohnheit – und damit lohnend und somit selbster-
haltend wird.)

Die Quintessenz: Einen Lebensstil zu ändern, das ist viel leichter
gesagt als getan. Denken Sie an die Millionen von Menschen, die
alljährlich den Vorsatz fassen, Sport zu treiben, sich gesund zu ernähren, mit dem Rauchen aufzuhören, weniger fernzusehen oder
mehr zu schlafen, und wie wenige dies schaffen! Wenn eine Lebensstiländerung leicht wäre, sähen wir uns nicht einer Fettleibigkeits-
epidemie gegenüber, das heißt der Tatsache, dass heutzutage viele
Erwachsene und auch bereits Kinder übergewichtig sind.

Hinzu kommt, dass eine Depression es dem Betroffenen besonders schwer macht, eine neue Aktivität zu initiieren. Wie wir gesehen haben, werden durch diese Störung Schaltkreise in der linken
Hirnrinde außer Kraft gesetzt, dem Teil des Gehirns, der es uns ermöglicht, Absichten in Handeln umzusetzen.[1] In diesem Licht betrachtet mag Ihnen das TLC-Programm zu Recht wie ein grausames
Hirngespinst vorkommen – etwas, was auf dem Papier großartig

---

* Möglicherweise müssen auch einige andere diagnostische Möglichkeiten in
  Erwägung gezogen werden.

klingt, dessen Umsetzung sich jedoch in der realen Welt als unmöglich erweist. Und doch habe ich miterlebt, wie unzählige depressive Menschen dauerhaft geheilt wurden, indem sie dem TLC-Programm einen zentralen Platz in ihrem Leben eingeräumt haben. Wie ist ihnen dies gelungen?

In den meisten Fällen hatten sie Hilfe. Sie brauchten Hilfe. Im Lauf der Jahre habe ich zwar einige Dutzend Menschen kennengelernt, die das TLC-Programm, nachdem sie von ihm erfahren hatten, völlig selbstständig umgesetzt haben. Sie sind jedoch die Ausnahme, nicht die Regel. Typischerweise waren ihre depressiven Symptome schwächer, sodass sie noch immer genug Energie hatten, um den notwendigen Wandel zu vollziehen.

Sollte es Ihnen also nicht gelungen sein, ohne Hilfe einige der in diesem Buch beschriebenen therapeutischen Lebensstiländerungen vorzunehmen, können Sie sich damit trösten, dass Sie damit nicht allein dastehen. Unter klinisch depressiven Menschen sind solche Schwierigkeiten völlig normal. Aber mithilfe eines guten Coachings werden Sie wahrscheinlich dennoch von allen Elementen des TLC-Programms profitieren – von Omega-3-Zusätzen, dem Grübeln entgegenwirkenden Aktivitäten, aerober körperlicher Bewegung, Sonnenexposition, vermehrter sozialer Unterstützung und gesundem Schlaf.

Sie müssen letztlich nur jemanden finden, der Ihnen dabei hilft, Ihre Absichten in Handeln umzusetzen. Indem er Sie freundlich ermutigt, das TLC-Programm Schritt für Schritt zu befolgen, kann ein TLC-Coach tatsächlich die Rolle Ihrer linken Hirnrinde übernehmen und Sie dazu befähigen, Ihren Vorsatz der Lebensstiländerung auch tatsächlich zu verwirklichen.

Die Suche nach einem TLC-Coach

Wo können Sie einen TLC-Coach finden? Hier bieten sich zwei Möglichkeiten an: Sie können entweder mit einem Profi, also einem Kliniker, arbeiten oder mit einem Amateurcoach. In diesem Abschnitt werden wir beide Optionen prüfen.

Ein Kliniker   Meiner Erfahrung nach profitieren die meisten depressiven Menschen, vor allem diejenigen, die Probleme mit der Durchführung des TLC-Programms haben, von der fachkundigen Beratung eines hoch qualifizierten Klinikers. Es gibt jedoch eine verwirrende Vielzahl an Berufsgruppen, die auf dem Gebiet psychischer Krankheiten tätig sind: Psychiater, klinische Psychologen, psychologische Berater, Sozialarbeiter sowie Berater und Therapeuten verschiedenster Art. Im Allgemeinen sind klinische Psychologen am besten dazu ausgebildet, Menschen bei der Veränderung ihrer Lebensweise zu helfen – der Krux des TLC-Programms. (Allerdings können auch gut ausgebildete Psychiater und klinische Sozialarbeiter effektive Coachs sein.)

Im Lauf der vergangenen Jahre haben viele depressive Menschen auf der Suche nach einem Experten in ihrer Nähe, der ihnen bei der Umsetzung des TLC-Programms helfen kann, mit mir Kontakt aufgenommen. Wann immer möglich, verweise ich sie an einen kompetenten Kliniker. Es muss jedoch einer sein, der bereit ist, mit den Patienten daran zu arbeiten, die in diesem Buch beschriebenen, antidepressiv wirkenden Lebensstiländerungen in Angriff zu nehmen (im Gegensatz zu anderen, traditionellen psychotherapeutischen Aktivitäten wie der Erforschung von Kindheitserlebnissen). Außerdem suche ich immer nach einem Kliniker, der eine Ausbildung in Verhaltenstherapie hat, der Art von Behandlung, die sich auf Verhaltensänderungen konzentriert. Eine Liste der an Ihrem Ort praktizierenden Verhaltenstherapeuten erhalten Sie auf Anfrage bei Ihrer Krankenkasse. Sie können jedoch auch Ihren Hausarzt bitten, Ihnen einen qualifizierten Verhaltenstherapeuten zu empfehlen.

Wenn Sie auf Ihrer Suche nach einem TLC-Coach einen Psychologen oder anderen auf dem Gebiet psychischer Krankheiten Tätigen kontaktieren, so vergessen Sie nicht, dass nicht alle Kliniker gleich sind (auch nicht alle hoch qualifizierten). Es wird einige geben, mit denen Sie sich auf Anhieb verstehen, andere, bei denen dies nicht der Fall ist. Forschungsergebnissen zufolge werden Sie wahrscheinlich schon nach ein, zwei Sitzungen intuitiv wissen, wie gut Sie mit einem Kliniker zurechtkommen werden. Wenn Sie also schon sehr früh kein gutes Gefühl bei der Sache haben, ist es wohl das Beste, den nächsten auf Ihrer Liste zu prüfen.

Ein Amateurcoach   Doch auch eine völlig andere Herangehensweise an das Coaching kann manchmal eine brauchbare Option sein: die Suche nach einem Amateurcoach. Einige Menschen sind in der glücklichen Lage, einen Angehörigen zu haben – einen Ehepartner, ein Elternteil, einen Bruder oder eine Schwester, ein Kind oder einen engen Freund –, der sowohl bereit als auch fähig ist, ihnen als TLC-Coach zu dienen. Diese Methode hat zwar möglicherweise einige Tücken, kann aber meiner Erfahrung nach gut funktionieren, solange folgende Bedingungen erfüllt sind:

▶ *Rapport:* Die Beziehung zwischen dem Coach und dem Menschen, dem er hilft, muss harmonisch, stark und vertrauensvoll sein. Das ist von entscheidender Bedeutung, weil TLC-Coachs ihre depressiven Schützlinge manchmal aus ihren Komfortzonen herauszerren müssen. Selbst wenn sie dies sehr taktvoll und freundlich tun, wird es als Nörgelei aufgefasst werden – und der Beziehung schaden –, falls nicht von Anfang an ein guter Rapport besteht.

▶ *Kenntnisse:* Der Coach muss sich auch fundierte Kenntnisse über die Besonderheiten des gesamten TLC-Programms aneignen. Diese Aufgabe ist nicht schwierig, erfordert aber viel Zeit.

▶ *Engagement:* Jemanden bei der Umsetzung des TLC-Programms zu begleiten, verlangt ein hohes Maß an Engagement. Der Coach muss sich regelmäßig bei seinem Schützling melden und ihm in Bezug auf jedes wichtige Element der Lebensstiländerungen rechtzeitig Anstöße geben. Zu Beginn des Prozesses kann dies sogar bedeuten, dass er ihm mehrmals täglich einen solchen Anstoß geben muss – je nachdem, welche Schwierigkeiten der Betroffene hat, aktiv zu werden. (Wenn sich im Lauf der Zeit die Symptome verbessern, sind normalerweise viel weniger Anstöße nötig.)

Wenn Probleme auftreten – einige Tipps

Egal ob Sie sich entscheiden, die Hilfe eines TLC-Coachs in Anspruch zu nehmen oder nicht, Sie können die häufigsten Hindernisse zur Umsetzung des Programms überwinden, wenn Sie sich ein paar grundlegende Problemlösungstipps zu Herzen nehmen. Diese werden zwar an mehreren Stellen des Buches jeweils im Zusammenhang mit einem Lebensstilelement beschrieben, doch die Tabelle auf Seite 268ff. bietet eine praktische Zusammenfassung der besten Strategien zum Umgang mit größeren TLC-»Krisenherden«.

Wenn TLC nicht ausreicht

Gelegentlich stellt jemand zwar geringfügige Verbesserungen fest, leidet aber weiterhin unter schweren depressiven Symptomen, obwohl er alle im TLC-Programm empfohlenen Lebensstiländerungen verwirklicht hat. Dies kann mehrere Gründe haben, die mithilfe eines qualifizierten Klinikers festgestellt werden müssen. Meistens sind es diverse Krankheiten oder andere gleichzeitig mit der Depression auftretende psychische Erkrankungen.

Medizinische Komplikationen

Da es sich bei einer Depression um eine körperliche Erkrankung handelt, kann sie manchmal durch eine andere schwere Krankheit verursacht werden.

TLC-Problempunkte und Lösungen

TLC-Element	Problem	Mögliche Lösung
Omega-3-Zusätze	*Ich habe Probleme, daran zu denken, die Zusätze täglich einzunehmen.*	Hier hilft eine unübersehbare visuelle Erinnerungshilfe. Bewahren Sie die Packung zum Beispiel auf Ihrem Nachttisch, Ihrem Kopfkissen oder neben Ihrer Zahnbürste auf.
	Aufstoßen und Fischgeschmack, Magenverstimmung oder Unbehagen	Wechseln Sie zu einem Ölzusatz von pharmazeutischer Qualität, einem, der molekular destilliert ist.
	Ich kann kein Fischöl einnehmen (weil ich Vegetarier bin oder eine Allergie gegen Meeresfrüchte habe).	Nehmen Sie sowohl einen Flachssamenöl- als auch einen auf Algen basierenden Omega-3-Zusatz, um genügend EPA und DHA zu bekommen.
Das Grübeln verhindernde Aktivitäten		Unterbrechen Sie mehrmals am Tag das, was Sie gerade tun, und beobachten Sie Ihre Gedanken. Stellen Sie, falls nötig, Ihr Handy, Ihre Uhr oder Ihren Computer so ein, dass in bestimmten Abständen ein Signal ertönt. Lassen Sie sich regelmäßig von Ihrem TLC-Coach anrufen; oder nutzen Sie regelmäßige Pausen in Ihrem Ablaufplan (wie Toilettengänge).

	Ich verspüre nur eine geringe Motivation, mit dem Grübeln aufzuhören (und empfinde es möglicherweise als wohltuend oder nützlich).	Erlauben Sie es sich, über ein bestimmtes Problem nachzugrübeln, aber mit einem strengen Zeitlimit von höchstens zehn Minuten pro Tag. (Nach dieser Zeit haben Sie den Punkt erreicht, an dem wahrscheinlich keine neuen Einsichten mehr auftauchen.)
		Erstellen Sie eine Liste mit den fesselndsten Aktivitäten (in Gesellschaft und allein zu unternehmenden). Experimentieren Sie während Ihrer Grübelanfälle mit diesen Aktivitäten, um herauszufinden, welche dem Grübeln am besten entgegenwirken. Versuchen Sie auch, Ihre grüblerischen Gedanken aufzuschreiben und sie dann hinter sich zu lassen.
Aerobes Training	*Ich kann mich nicht zum Trainingsprogramm aufraffen oder kann es nicht einhalten.*	Engagieren Sie einen Personal Trainer oder suchen Sie einen Trainingspartner, der Sie zur Verantwortung zieht und Ihnen die entsprechenden Anstöße gibt.
	Ich grübele während des Trainings.	Trainieren Sie zu fesselnder Musik oder Hörbüchern, oder wechseln Sie zu einer interessanteren, sozialeren Form des Trainings über.
	Das Training macht keinen Spaß.	Suchen Sie sich einen Trainingspartner (oder Trainer). Experimentieren Sie mit Aktivitäten, die einen eher spielerischen Charakter haben. Unternehmen Sie flotte Spaziergänge, bei denen Sie die Schönheit der Natur genießen können.
Lichtexposition		Kaufen Sie sich eine Lichttherapielampe mit 10.000 Lux.

	Meine Augen vertragen das Licht der Therapielampe nicht, ich werde davon nervös, oder mir wird übel.	Verdoppeln Sie eine Woche lang die Entfernung von der Lichttherapielampe, und verringern Sie sie dann nach und nach wieder.
		Versuchen Sie, während des Frühstücks vor der Lichttherapielampe zu sitzen (oder an sonnigen Tagen draußen). Stellen Sie die Lichttherapielampe auf den Waschtisch, während Sie sich zurechtmachen. Verwenden Sie die Lichttherapielampe während der ersten fünfzehn bis dreißig Minuten bei der Arbeit.
Soziale Kontakte	*Ich verspüre nur eine geringe Motivation, unter Leute zu gehen, und ziehe mich eher zurück.*	Denken Sie daran, dass dies bei einer Depression völlig normal ist: Ihr Gehirn denkt, dass Sie physisch krank sind und sich zurückziehen müssen. Doch soziale Aktivitäten helfen, die Depression zu bekämpfen. Engagieren Sie, wenn nötig, einen Coach, der Ihnen Anstöße gibt und Sie ermutigt.
	Die bestehenden Beziehungen scheinen durch den Rückzug Schaden genommen zu haben.	Erzählen Sie Freunden und Verwandten von Ihrer Depression, erklären Sie ihnen, dass diese Sie zum Rückzug verleitet, und bitten Sie um Hilfe dabei, die einzelnen Beziehungen wieder aufzubauen.
	Wenn ich Zeit mit bestimmten Freunden oder Verwandten verbringe, bewirkt dies, dass ich mich nicht besser, sondern schlechter fühle.	Vermeiden Sie gemeinsames Grübeln, konzentrieren Sie sich stattdessen auf gemeinsame Aktivitäten. Erkennen Sie auch schädliche Beziehungen, und schränken Sie die Zeit ein, die Sie mit den Betreffenden verbringen.

	Ich habe nur wenige Freunde oder Verwandte, mit denen ich Zeit verbringen könnte.	Versuchen Sie, per Telefon oder Videochat (Skype) wieder Kontakt mit Freunden oder Verwandten aufzunehmen, die andernorts wohnen. Schließen Sie sich einem Online-Forum zum Thema Depression (siehe Seite 205) an, um Unterstützung von Menschen zu erhalten, die ebenfalls mit dieser Krankheit kämpfen. Engagieren Sie sich in einer Organisation in Ihrer Gemeinde.
Schlaf	*Ich habe so viel zu tun, dass ich mir nicht jede Nacht acht Stunden Schlaf gönnen kann.*	Erklären Sie den Schlaf zu Ihrer obersten Priorität, da ein gesunder Schlaf Ihnen bei allem anderen zu größerer Effizienz verhilft, wodurch jede im Bett verbrachte Zeit wieder wettgemacht wird.
	Ich habe Probleme, einzuschlafen.	Vermeiden Sie eine Stunde vor dem Schlafengehen stimulierende Aktivitäten, und verwenden Sie nur gedämpftes Licht. Koffein sollten Sie nur morgens zu sich nehmen. Drehen Sie zur Schlafenszeit das Thermostat herunter. Steigern Sie die morgendliche Lichtexposition, und vermeiden Sie spätes Sonnenlicht. Halten Sie sich an alle in Kapitel 9 beschriebenen Prinzipien des gesunden Schlafs.
	Ich habe Probleme, durchzuschlafen.	Ersetzen Sie die morgendliche Lichtexposition durch eine Exposition am späten Nachmittag oder frühen Abend. Bringen Sie im Schlafzimmer Vorhänge an, die den Raum vollständig verdunkeln. Treiben Sie mehr Sport. Halten Sie sich an alle in Kapitel 9 beschriebenen Prinzipien des gesunden Schlafs.

Viele verschiedene Krankheiten können unter bestimmten Umständen den Ausbruch einer klinischen Depression herbeiführen.[2] Außerdem können sie eine effektive Behandlung dieser Störung so lange sehr erschweren (und manchmal unmöglich machen), bis das ihr zugrunde liegende medizinische Problem gelöst ist.

Hat die Umsetzung des TLC-Programms Sie also nicht von Ihrer Depression geheilt, müssen Sie umgehend einen Arzt aufsuchen, der eine vollständige Untersuchung vornimmt – um alle Krankheiten auszuschließen, die dafür sorgen könnten, dass Sie auch weiterhin depressiv sind. Zu den gängigeren medizinischen Übeltätern gehören:

- Diabetes
- Hypothyreose (Schilddrüsenunterfunktion)
- Schlafapnoe
- Pfeiffer'sches Drüsenfieber (Mononukleose)
- Persistente Infektion
- Hormonstörungen
- Fehlernährung
- Herzkrankheiten
- Krebs
- Schlaganfall
- Gehirnverletzung
- Parkinson-Krankheit
- Alzheimer-Krankheit

Darüber hinaus können viele Medikamente eine Depression auslösen und die Krankheit, nachdem sie ausgebrochen ist, aufrechterhalten.[3] Dazu gehören wie bereits erwähnt sogar einige, mit denen psychische Erkrankungen häufig behandelt werden. Ihr Arzt kann Ihnen helfen, auch diese Möglichkeit zu untersuchen. Es ist unerlässlich, Ihren Arzt zu informieren, wenn Sie einen der folgenden Wirkstoffe oder eines der folgenden Medikamente nehmen:

▶ Benzodiazepine: Clonazepam (Ritrovil), Lorazepam (Tavor, Tolid), Alprazolam (Tafil, Xanax, Xanax retard, Xanor), Diazepam (Faustan, Gewacalm, Paceum, Psychopax, Stesolid, Valiquid, Valium, Valocordin-Diazepam)
▶ Tranquilizer/Sedativa
▶ Betablocker
▶ Antihistamine
▶ Antibabypille
▶ Steroide
▶ Nichtsteroidale Antirheumatica (NSAR)/Antiphlogistika (NSAP, NSAID)
▶ Neuroleptika
▶ Antihypertonika/Antihypertensiva (blutdrucksenkende Mittel)

Psychische Komplikationen

Forschungsergebnisse liefern den überzeugenden Beweis, dass die verschiedenen Elemente des TLC-Programms nicht nur bei der Behandlung einer Depression effektiv sind, sondern auch bei der Reduzierung von Symptomen einer Reihe anderer psychischer Probleme. TLC kann Ängste verringern,[4] Reizbarkeit lindern,[5] impulsives Verhalten bremsen,[6] das Suchtverhalten reduzieren[7] und sprunghaftes Denken in ruhigere Bahnen lenken[8]. Dennoch: Einige psychische Erkrankungen können die vollständige Genesung von einer Depression erschweren, solange sie im Rahmen der Behandlung bei einem qualifizierten Kliniker nicht explizit thematisiert werden. Die häufigsten gleichzeitig mit einer Depression auftretenden Erkrankungen werden im Folgenden beschrieben.

Posttraumatische Belastungsstörung (PTBS) Als Folge eines schweren Traumas leiden viele Menschen an einer PTBS, einem qualvollen Syndrom, mit dem traumatische Erinnerungen und Albträume, emotionale Erstarrung, ständige Anspannung, Überwachsamkeit, extreme Schreckhaftigkeit und das Meiden von Menschen und Situationen einhergehen, die mit dem Trauma assoziiert werden. Da eine PTBS die Stressantwort des Gehirns auf Hochtouren hält, kann sie die Genesung von einer Depression stark beeinträchtigen. Glücklicherweise ist bei dieser Störung die Ansprechrate auf eine gute Psychotherapie sehr hoch.

Andere Angststörungen Obwohl mithilfe des TLC-Programms Ängste abgebaut werden können, erfordern mehrere spezifische Angststörungen normalerweise eine eingehendere Intervention, um eine vollständige Genesung zu ermöglichen. Hierzu gehören die Zwangsneurose, die Panikstörung, die Agoraphobie, die soziale Angststörung und einige weitere Phobien. Alle lassen sich in der Mehrzahl der Fälle mithilfe einer Verhaltenstherapie erfolgreich behandeln.[*]

Drogenmissbrauch und -abhängigkeit Alkohol und andere Suchtmittel haben eine Vielzahl von schädlichen Wirkungen auf die Gehirnfunktion und verursachen auch ein hohes Maß an Lebensstress. Darüber hinaus wirken sie sich verheerend auf die sozialen Unterstützungsnetzwerke der Betroffenen aus. Kurz gesagt: Eine Drogenabhängigkeit kann die Genesung von einer depressiven Episode so lange verhindern, bis sie effektiv behandelt wurde.

Bipolare Störung Menschen mit einer bipolaren Störung (früher manisch-depressive Störung genannt) leiden nicht nur unter depressiven Episoden, sondern auch unter manischen Episoden – gekennzeichnet durch eine gehobene (oder gereizte) Stimmung über etliche Tage oder länger, vermehrte Energie, verringertes Schlafbedürfnis, schnelles Sprechen, erhöhtes Selbstgefühl, gesteigerte Aktivität und leichtsinniges impulsives Verhalten. (Bei einigen Patienten mit einer bipolaren Störung kommt es zu ähnlichen, weniger schwächenden Episoden, die als Hypomanie bekannt sind.) Es gibt zwar einige Beweise dafür, dass Elemente des TLC-Programms die mit einer bipolaren Störung einhergehenden Symptome einer Depressi-

---

[*] Eine verwandte Form der Behandlung, die kognitive Verhaltenstherapie, ist bei den meisten Angststörungen ebenfalls effektiv.

on verringern können, doch klar ist auch, dass eine optimale Behandlung der Krankheit oft die Verwendung von stimmungsstabilisierenden Medikamenten wie Lamotrigin, Lithium oder Trileptal erfordert.[9]

Psychotische Störungen Krankheiten wie Schizophrenie, die wahnhafte und die schizoaffektive Störung sind gekennzeichnet durch Gedanken oder Wahrnehmungen, die nicht der Realität entsprechen – die Betroffenen hören zum Beispiel Stimmen oder erliegen haltlosen, paranoiden Fantasien, von anderen verfolgt zu werden. Solche Symptome können die Funktionsfähigkeit auf verschiedenen Ebenen stören und leicht eine depressive Episode auslösen oder aufrechterhalten. Psychotische Störungen sind oft zumindest teilweise eine Reaktion auf Neuroleptika.

Essstörungen Die beiden schlimmsten Essstörungen, Ess- und Brechsucht (Bulimie) und Magersucht (Anorexie), sind verbunden mit einer das Leben so stark gefährdenden Ernährungsweise, dass die Gehirnfunktion stark in Mitleidenschaft gezogen wird. Beide Krankheiten können zu einer Reihe ernster physischer Komplikationen führen – Anorexie kann sogar tödlich sein, wenn sie nicht behandelt wird –, und sie erfordern eine sofortige Behandlung durch einen qualifizierten Mediziner, Psychologen und/oder Ernährungsspezialisten.

Persönlichkeitsstörungen Für einen Psychologen ist Ihre Persönlichkeit einfach die Art, wie Sie normalerweise denken, fühlen und sich verhalten. An sich ist und bleibt die Persönlichkeit auch in unterschiedlichen Situationen relativ stabil. Doch obwohl wir alle unsere kleinen Marotten und Schwächen haben, verursachen die Persönlichkeitsmerkmale mancher Menschen sehr viele Probleme, ja, beeinträchtigen zuweilen sogar deren Funktionsfähigkeit. So haben einige Menschen aufgrund ihrer tiefen Unsicherheit große Probleme, gesunde Beziehungen aufzubauen. Andere leiden unter einem so extremen Perfektionismus, dass sie ständig massiv davon gestresst sind, ihren eigenen hohen Standards nicht gerecht werden

zu können. Wieder andere neigen dazu, Drama und Chaos loszutre-
ten, und haben ein Talent dafür, schmerzliche Ereignisse in Gang zu
setzen, die eine Depression auslösen (und aufrechterhalten) können.
Die Fachliteratur bezeichnet diese verschiedenen dysfunktionalen
Muster als Persönlichkeitsstörungen. Und solange solche Störungen
nicht behandelt werden, kann es schwierig sein, von den Vorteilen
des TLC-Programms optimal zu profitieren.

Es gibt zwar kaum solide Forschungsbelege für die verschiedenen
Formen der Psychotherapie bei Persönlichkeitsstörungen, doch eine
bemerkenswerte Ausnahme existiert dennoch: die dialektisch-beha-
viorale Therapie (DBT). Diese hat sich bei der Behandlung des Bor-
derline-Syndroms als äußerst hilfreich erwiesen – einer Störung, die
durch starke, unkontrollierte Emotionen, impulsives Verhalten, intensive, aber instabile Beziehungen und ein instabiles Selbstbild gekennzeichnet ist. Doch die DBT scheint auch bei der Behandlung
von anderen Formen von Persönlichkeitsstörungen vielversprechend
zu sein.

Eine andere Behandlungsmethode, die bereits von einigen Forschungsergebnissen gestützt wird, ist die von Dr. Jeffrey Young
(New York Center for Cognitive Therapy) entwickelte Schemathera-
pie. Ich habe diese Form der Psychotherapie in meiner klinischen
Praxis mit Patienten, die an einer Persönlichkeitsstörung leiden, als
besonders nützlich empfunden. Sie beinhaltet die Identifizierung
und Änderung der schädlichen, sich selbst und andere betreffenden
Grundüberzeugungen oder Schemata. Solche Schemata verursachen außerordentliches Leid und können die Entwicklung befriedi-
gender Beziehungen vereiteln.

Den antidepressiv wirkenden Lebensstil verstärken

Wie wir gesehen haben, waren die Jäger und Sammler aus grauer Vorzeit, auch wenn sie mit schwierigen Lebensumständen konfrontiert wurden, nahezu unverwüstlich und weitgehend frei von der Geißel einer depressiven Erkrankung. Sie wurden durch eine Reihe von Gewohnheiten geschützt, die dem Gehirn weitaus mehr nützen als jedes bekannte Antidepressivum. Das TLC-Programm soll Menschen helfen, sich dieses schützende Vermächtnis unserer Vorfahren wieder zu eigen zu machen. Es ist eine Behandlungsmethode, die auf den besten, in klinischen Laboratorien überall auf der Welt gewonnenen Forschungsergebnissen basiert, eine Methode, die sich bei der großen Mehrzahl der Patienten, die sie angewendet haben, als effektiv erwiesen hat.

Das TLC-Programm wurde jedoch vor dem Hintergrund einer wichtigen Überlegung entwickelt: Ich wollte sicherstellen, dass es wirklich umsetzbar ist, dass depressive Patienten tatsächlich die Änderungen vornehmen können, die ich ihnen abverlange. Das führte dazu, dass ich schließlich einige potenziell hilfreiche Elemente aus dem Basisprogramm herausnahm – obwohl die Forschung gute Hinweise auf deren depressionsbekämpfende Wirkung erbrachte. Ich wollte die Patienten schließlich nicht mit zu vielen Lebensstiländerungen auf einmal überfordern.

Schon das Standard-TLC-Programm ist für die meisten Menschen äußerst effektiv. Sollten Ihre depressiven Symptome jedoch auch nach der Vornahme aller empfohlenen Lebensstiländerungen nicht ganz verschwunden sein, erweisen sich vielleicht einige zusätzliche Strategien als hilfreich. Mit anderen Worten: Es ist möglich, die antidepressiv wirkende Lebensstilveränderung auf ein höheres Niveau zu heben, vorausgesetzt, Sie sind bereit, noch mehr Zeit und Mühe in den Genesungsprozess zu investieren. Im folgenden Abschnitt werde ich die Optionen beschreiben, die es zu erwägen lohnt.

Noch mehr Sport treiben

Während sich unsere Jäger-und-Sammler-Vorfahren täglich mehrere Stunden lang körperlich anstrengen mussten, verlangt das TLC-Programm insgesamt nur neunzig Minuten aerobes Training pro Woche. Offen gesagt ist dies angesichts der gewaltigen antidepressiven Wirkung körperlicher Aktivitäten auf das Gehirn eine geringe Trainingsdosis. Dieses bescheidene Maß an körperlicher Bewegung wirkt zwar zweifellos antidepressiv, doch vielen Menschen würde wohl vermehrte Aktivität auch vermehrten Nutzen bringen.

Fitnessforschern zufolge nimmt die vorteilhafte Wirkung sportlicher Aktivitäten für den Körper in dem Maß zu, in dem wir unsere wöchentliche Workout-Zeit verlängern – die Folge: mehr Energie, eine verbesserte Herz- und Lungenfunktion, ein besserer Stoffwechsel und so weiter.[10] Erstaunlicherweise scheinen die gesundheitlichen Vorteile bis zu einer Dosis von mindestens einer Stunde pro Tag zuzunehmen.

Vor einigen Jahren beschloss ich, selbst mit einem ehrgeizigeren Trainingsprogramm zu experimentieren, vor allem um am eigenen Leib zu erfahren, ob ich damit tatsächlich einen spürbaren Unterschied erzielen würde. Ich erhöhte mein Training von einer halben Stunde alle zwei Tage auf eine Stunde täglich, und sofort stellte sich eine deutliche Wirkung ein: Die Qualität meines Schlafs, mein Energiepegel, meine Ausdauer, Gelassenheit und geistige Klarheit sowie mein Wohlbefinden verbesserten sich signifikant. Die Vorteile waren die zusätzliche Investition von Zeit eindeutig wert, sodass ich bei diesem Trainingsrhythmus blieb. Wenn ich heute nur einen einzigen Tag auslasse, fühle ich mich am nächsten Tag relativ träge, ruhelos und einfach nicht so auf Draht.

Bislang haben die Forscher die Effektivität einer so »hohen Dosis« Sport beim Kampf gegen eine Depression noch nicht untersucht (zum Teil deswegen, weil es schwierig ist, Menschen davon zu überzeugen, freiwillig so viel Sport zu treiben). Aber ich habe keinerlei

Zweifel daran, dass die zusätzliche Aktivität eine positive Wirkung auf das Gehirn hat, so wie sie dies nachweislich auch auf den übrigen Körper hat. Sollten Sie also bereits pro Woche ein insgesamt neunzigminütiges aerobes Training absolvieren (wie im Standard-TLC-Programm empfohlen), ist es durchaus eine Überlegung wert, dieses auszudehnen. Experimentieren Sie in den nächsten Wochen mit nach und nach längeren Trainingseinheiten, um zu sehen, ob Sie eine Veränderung Ihrer depressiven Symptome (sowie auch anderer Aspekte Ihres Wohlbefindens) feststellen. Ich empfehle Ihnen, Ihr Trainingsprogramm pro Woche um etwa eine Stunde zu erweitern, bis Sie bei rund einer Stunde pro Tag angelangt sind (gerundet etwa 400 Minuten pro Woche).

Erhöhen Sie die Omega-3-Dosis

Die im TLC-Programm empfohlene anfängliche Omega-3-Dosis – 1000 Milligramm EPA und 500 Milligramm DHA pro Tag – reicht bei den meisten Menschen aus, ist aber nicht hoch genug, um bei allen ein ausgewogenes Verhältnis der Blutspiegel von Omega-6- und Omega-3-Fettsäuren herzustellen. Selbst diejenigen, die versuchen, die Standarddosis zu verdoppeln, erzielen nicht immer das richtige Fettsäurenverhältnis für eine optimale Gehirnfunktion. Wie in Kapitel 4 aufgezeigt, ist ein Bluttest die einzige Möglichkeit, diese ideale Balance zu garantieren, denn dieser Test ermöglicht es Ihrem Arzt, das Verhältnis von Omega-6- und Omega-3-Fetten in Ihrem Blutplasma festzustellen. (Zur Erinnerung: Das ideale Verhältnis beträgt 2 : 1.) Sich Blut abnehmen zu lassen, ist zwar unangenehm, kann aber helfen, sicherzustellen, dass Ihr Gehirn so viel Omega-3-Fette bekommt, wie es benötigt.

Essen Sie weniger Zucker

Wie wir gesehen haben, gehört die chronische Entzündung – zu der es kommt, wenn die Immunantwort des Körpers Amok läuft – zu den Hauptübeltätern beim Ausbruch einer Depression. Es handelt sich hier um einen heimtückischen Prozess, der im Lauf der Zeit den Körper und das Gehirn zerstört. Und obwohl wir durch die vermehrte Einnahme von Omega-3-Fettsäuren dazu beitragen können, die Entzündungsantwort des Körpers unter Kontrolle zu bringen, lauert im Herzen der modernen westlichen Ernährung ein gefährlicher entzündungsfördernder Schurke: Zucker.

In den Ländern des Westens konsumiert jeder Mensch heutzutage die riesige Menge von bis zu vierzig Kilo Industriezucker* pro Jahr. Das sind 25 Teelöffel Zucker pro Tag – was 400 Kalorien entspricht. Dieses allgegenwärtige Süßmittel macht nun unfassbare 20 Prozent unserer Nahrung aus. Und jedes kleine weiße Korn hat das Potenzial, das Gehirn noch ein wenig weiter vom Zustand des gesunden Gleichgewichts wegzuschubsen, das Voraussetzung für ein depressionsfreies Leben ist. (Der natürliche Zucker in Obst und Gemüse stellt jedoch keine Gefahr für das Gehirn dar.)

Leider haben Neurowissenschaftler inzwischen herausgefunden, dass Zucker ausgesprochen süchtig macht.[11] Er kann so wie Kokain oder Heroin das Lustzentrum des Gehirns aktivieren. Deswegen ist es unglaublich schwer, mit der »Zuckergewohnheit« zu brechen. Die meisten von uns sind seit ihrer Kindheit süchtig nach diesem Zeug.

Mit ein bisschen Anstrengung ist es jedoch möglich, den Zuckerkonsum so stark einzuschränken, dass die potenziell depressiv machende Wirkung dieses Süßmittels verringert wird. Man muss einfach nur einen vernünftigen, befriedigenden Ersatz für die Hauptzuckerquellen in der Nahrung finden: die Erfrischungsgeträn-

---

*   Diese Zahl schließt verwandte zuckerhaltige Süßmittel wie stark fruktose-haltigen Maissirup mit ein.

ke, die Bonbons, das Eis, die Säfte, das Fast Food, die Frühstücksmüslis und anderen Lebensmittel, die den Stoff enthalten.

Eine naheliegende Lösung mag zwar die sein, einfach zu Getränken und Snacks mit künstlichem Süßstoff überzuwechseln, doch mir widerstrebt es, diese Methode zu empfehlen. Stattdessen rate ich dazu, den Zucker in Ihrer Nahrung durch natürliche, gesunde Alternativen zu ersetzen. Honig ist zum Beispiel entzündungshemmend, und er hat eine Vielzahl anderer gesundheitlicher Vorteile. (Er ist antibiotisch, antiviral und scheint sogar vor Altersdiabetes zu schützen.) Und auch wenn es wohl keine gute Idee ist, eimerweise Honig zu essen – »alles in Maßen« ist eine gute Ernährungsfaustregel –, hilft es sicherlich, dem verminderten Zuckerkonsum den Stachel zu nehmen, wenn man seine Getränke und die kleine Zwischenmahlzeit mit Honig süßt. Andere natürliche Süßmittel sind zum Beispiel Stevia (auch bekannt als Süß- oder Honigkraut), ein südamerikanisches Kraut, das sogar ein bisschen süßer als Zucker ist, und Xylitol, ein Pflanzenderivat, das nun von Zahnärzten empfohlen wird, um der Entstehung von Karies vorzubeugen.

Der gesündeste Zuckerersatz überhaupt ist Fruktose, das natürliche, in allen Obstarten enthaltene Süßmittel. Fruktose ist zwar nicht so süß wie Industriezucker, aber viel besser für Körper und Gehirn. Und wenn Sie daran arbeiten, die Hauptzuckerquellen aus Ihrem Leben zu entfernen, werden Sie glücklicherweise feststellen, dass Obst auf einmal viel süßer schmeckt. (Im Wesentlichen stellen sich Ihre Geschmacksnerven schnell neu ein, sodass Obst dann so süß schmeckt wie früher Schokoriegel und Kuchen.) Diese wunderbare Entwicklung wird es Ihnen wiederum viel leichter machen, Ihren Zuckerkonsum auf ein Minimum zu reduzieren.

Essen Sie mehr L-Tryptophan

Das Gehirn produziert seinen gesamten Serotoninvorrat, einen Wohlfühlneurotransmitter, aus einer proteinogenen Aminosäure namens L-Tryptophan. Die meisten von uns nehmen viel L-Tryptophan mit ihrer Nahrung auf. Es ist reichlich enthalten in Truthahn, Huhn, Rind, Schwein und Fisch wie auch in Käse, Eiern, Milch, Bohnen und Sojaprodukten. Wenn wir jedoch stark angespannt sind, können die Stresshormone die dem Gehirn zur Verfügung stehende L-Tryptophan-Menge reduzieren, wodurch wiederum die Serotoninaktivität im Gehirn stark zurückgeht.[12] Das kann dann zu einer negativen Rückkopplungsschleife führen: Die Depression verursacht eine vermehrte Ausschüttung von Stresshormonen, die wiederum ein Sinken des L-Tryptophan-Spiegels verursachen, was eine Reduzierung der Serotoninaktivität im Gehirn zur Folge hat, wodurch die Depression verstärkt wird und so weiter.

Diesen Kreislauf können Sie durchbrechen, indem Sie mehr L-Tryptophan mit der Nahrung aufnehmen – zum Beispiel mehrmals am Tag Fleisch, Eier, Milch- und Sojaprodukte essen. Alternativ bietet sich die Möglichkeit an, einen L-Tryptophan-Zusatz zu nehmen, was sich, wie einige Forschungsergebnisse zeigen, beim Kampf gegen eine Depression als hilfreich erwiesen hat. (Eine typische Dosis in veröffentlichten Studien sind ein bis drei Gramm täglich.) Aufgrund alarmierender Berichte über lebensbedrohliche Unreinheiten in rezeptfreien L-Tryptophan-Zusätzen warne ich jedoch davor, diesen Weg zu wählen. Eine verlässlichere Form des Proteins ist in verschreibungspflichtiger Form erhältlich (fragen Sie Ihren Arzt danach). Sie erhalten jedoch eine entsprechende Dosis L-Tryptophan, wenn Sie Ihrer Nahrung einfach täglich vier kleine Portionen (85 Gramm) Fleisch oder andere L-Tryptophan-haltige Lebensmittel hinzufügen.

(Sie machen sich vielleicht Sorgen, dass so viel zusätzliches Protein zu einer Gewichtszunahme führen könnte, doch laut zuverlässigen Forschungsergebnissen zügelt L-Tryptophan den Appetit, sodass es trotz des vermehrten Proteinkonsums zu einer Abnahme der Nettokalorienzufuhr kommen kann.)

Erhöhen Sie die Vitamin-D-Dosis

Basierend auf den vom Institute of Medicine veröffentlichten sogenannten »tolerable upper intake levels«, also der maximalen langfristigen Gesamtzufuhr eines Nährstoffes, habe ich eine Vitamin-D$_3$-Dosis von 2000 internationalen Einheiten (IE) pro Tag empfohlen. Diese Richtlinie ist jedoch schon mehr als zehn Jahre alt, und inzwischen wurden Forschungsergebnisse veröffentlicht, die die Unbedenklichkeit höherer Dosen bestätigen. Bei einer neueren Studie stellte man zum Beispiel fest, dass einige Probanden (rund 25 Prozent der Studienteilnehmer) täglich 4000 IE Vitamin D$_3$ brauchten, damit eine maximale Wirkung erzielt werden konnte.[13] Bezeichnenderweise traten bei keinem von ihnen bei dieser Dosis schädliche Nebenwirkungen auf. Wenn Sie trotz der Einnahme von 2000 IE Vitamin D$_3$ noch immer mit depressiven Symptomen zu kämpfen haben, sollten Sie Ihren Arzt fragen, ob Sie die Dosis nicht auf 4000 IE erhöhen können. (Da dies in etwa der empfohlene maximale Zufuhrwert ist, kann ich nur davon abraten, ohne medizinische Überwachung eine so hohe Dosis zu nehmen.)

Steigern Sie die Sonnenexposition

Wenn wir Sonnenlicht ausgesetzt sind, wird die Aktivität in den Gehirnschaltkreisen, die Serotonin nutzen, gesteigert, was eine antidepressive Wirkung hat.[*] Das TLC-Programm empfiehlt zwar etwa

---

[*] Sonnenexposition hilft außerdem, die innere Uhr zu regulieren, den Schlaf zu verbessern und (unter bestimmten Umständen) die Synthese von Vitamin D anzuregen – lauter Vorgänge, die antidepressiv wirken.

eine halbe Stunde Lichtexposition pro Tag – entweder durch direktes Sonnenlicht oder durch eine Lichttherapielampe –, doch manche Menschen werden noch mehr davon profitieren, wenn sie diese Zeit auf eine Stunde oder mehr ausdehnen. Individuelle Ergebnisse werden jedoch beträchtlich variieren, sodass Sie am besten einfach mit mehreren verschiedenen Tagesdosen Sonnenexposition experimentieren, die Wirkung jeder Dosis beobachten und auf mögliche unwillkommene Nebenwirkungen einer verlängerten Exposition achten (zum Beispiel Überspanntheit und Übelkeit).

Stressabbau

Wenn Sie das gesamte TLC-Programm umgesetzt und noch immer mit depressiven Symptomen zu kämpfen haben, erweist es sich mit großer Wahrscheinlichkeit als nützlich, eine Bestandsaufnahme der wichtigsten Stresssituationen in Ihrem Leben vorzunehmen. Ich möchte Sie dazu ermuntern, diese aufzuschreiben und jede einzelne (auf einer 10-Punkte-Skala) dahingehend zu bewerten, wie viel Stress sie Ihnen täglich verursacht.

Zur Entschärfung der Stressfaktoren empfehlen sich die folgenden zwei Strategien: Wir können daran arbeiten, die Stress auslösende Situation zu verbessern oder aber unsere Fähigkeit zu optimieren, mit der Situation fertig zu werden, selbst wenn wir sie nicht erträglicher gestalten können.

Die Situation verbessern In vielen Fällen kann man zum Glück wenigstens ein paar Schritte unternehmen, um den Stress zu reduzieren. Viele der in diesem Zusammenhang hilfreichen Strategien haben wir in Kapitel 8 beschrieben. Dazu gehört die Vorgehensweise, die Hilfe von jemandem in Anspruch zu nehmen, der Ihnen bei großen Belastungen unter die Arme greift, oder eine Vertrauensperson zu finden, die Ihnen als Gesprächspartner dient. (In vielen Fällen führt es zu neuen Einsichten, wie sich die Situation verbessern lässt, wenn man einfach mit einem Nahestehenden über das spricht, was einem Stress bereitet.)

Die Fähigkeit verbessern, mit der Situation fertig zu werden Wir alle haben unser Päckchen zu tragen. Tod, Krankheit, Versagen und Verlust gehören einfach zum Menschsein – schmerzliche Situationen, an denen wir nichts ändern können, egal wie geübt wir im Problemlösen sind. Und wann immer wir uns solch quälenden Stressoren gegenübersehen, wird unsere Fähigkeit, mit ihnen umgehen zu können, darüber entscheiden, ob wir die Depression in Schach halten oder nicht.

Die bei Weitem effektivste Bewältigungsstrategie ist die, sich an Angehörige, Freunde und Bekannte zu wenden, um von ihnen intensive soziale Unterstützung zu erfahren. Wie wir gelernt haben, bietet die körperliche und emotionale Gegenwart anderer dem Gehirn ein starkes Anti-Stress-Signal und drängt es dazu, selbst angesichts von schmerzlichen Lebensumständen die Stressantwort zu dämpfen. Deswegen ist soziale Unterstützung ein wirksamer Puffer gegen eine Depression.

Leider hat jedoch nicht jeder ein schützendes Netzwerk. Allerdings kann schon ein einziger fürsorglicher, engagierter Mensch einen großen Unterschied ausmachen, selbst wenn es sich bei diesem um einen Therapeuten handelt, zu dem Sie nur ein- oder zweimal pro Woche gehen.

In vielen Fällen hängt unsere Fähigkeit, mit schwierigen Ereignissen fertig zu werden, auch davon ab, wie wir diese interpretieren. Manche Dinge sind keine so große Katastrophe, wie es auf den ersten Blick erscheint. Gute Psychotherapeuten sind bestens darin geschult, ihren depressiven Patienten dabei zu helfen, stressige Situationen in einem weniger düsteren Licht zu sehen. Manchmal kann ein guter Freund oder ein Angehöriger jedoch eine ähnliche Rolle spielen und den Betroffenen darauf hinweisen, dass eine Depression dazu führen kann, eine Situation als trostloser zu empfinden, als sie es tatsächlich ist.

Ich habe auch erlebt, dass viele Menschen enormen Trost und große Stärke durch die Mitgliedschaft in einer Glaubensgemeinschaft
erfahren. Solche Gemeinschaften bieten oft weit mehr als nur eine
wunderbare soziale Unterstützung, denn sie fördern zum Beispiel
folgende Haltung: »So qualvoll die Situation im Moment auch erscheinen mag, auf irgendeine geheimnisvolle Weise ist sie doch
nicht so schlecht, wie ich glaube.« Auf andere Weise sind mehrere
meiner nicht spirituellen Patienten zu einer hilfreichen Neuinterpre-
tation aufreibender Situationen gelangt, und zwar durch die Praxis
der Achtsamkeitsmeditation,* die hilft, jeden Augenblick, den das
Leben für uns bereit hält, voll und ganz zu akzeptieren.

Das TLC-Programm hat sich bei der Behandlung der Depression von
Patienten jeden Alters als außergewöhnlich effektiv erwiesen. Eben-
so wichtig ist jedoch, dass es vor einem zukünftigen Ausbruch der
Krankheit schützen kann.

Vergessen Sie nicht: Wir sind nicht für dieses durch schlechte Ernährung, Bewegungsmangel, Stubenhockerei, Schlafmangel, soziale Isolation und ein irrsinniges Tempo gekennzeichnete moderne
Leben geschaffen. Unser Gehirn, unser Körper, unser Verstand, unser Herz und unsere Seele sind für etwas anderes ausgelegt – für ein
Leben, das reich ist an körperlichen Aktivitäten, sozialen Kontakten,
gesundem Schlaf, einer ausgewogenen Ernährung, natürlichem
Sonnenlicht und sinnvollen, fesselnden Aktivitäten, die wenig Raum
für depressives Grübeln lassen. Wenn wir das Leben führen, zu dem
wir bestimmt sind, uns die schützenden Merkmale der Vergangenheit zurückerobern und sie in die Gegenwart integrieren, können

---

* Eine zunehmend beliebte Methode, die heute vielerorts vermittelt wird. Es
gibt auch zahlreiche hervorragende Anleitungsbücher zur Achtsamkeitsmeditation, zum Beispiel *Gesund durch Meditation* und *Im Alltag Ruhe finden* von Jon Kabat-Zinn sowie *Das Wunder der Achtsamkeit* von Thich Nhat
Hahn.

wir die Depression langfristig überwinden. Wir können diesen heimtückischen Feind ein für alle Mal besiegen.

Praxishilfen

Depressionsskala

Folgende Liste führt einige Möglichkeiten auf, wie Sie sich gefühlt oder verhalten haben mögen. Kopieren Sie die Liste, und geben Sie an, wie oft dies während der vergangenen Woche der Fall war (kreisen Sie jeweils eine Zahl pro Zeile ein):

Während der letzten Woche ...	Selten oder überhaupt nicht (weniger als 1 Tag lang)	Manchmal (1 bis 2 Tage lang)	Öfter (3 bis 4 Tage lang)	Meistens, die ganze Zeit (5 bis 7 Tage lang)
1. Mich haben Dinge beunruhigt, die mir sonst nichts ausmachen.	0	1	2	3
2. Ich hatte kaum Appetit.	0	1	2	3
3. Ich konnte meine trübsinnige Laune nicht loswerden, obwohl mich meine Freunde/Familie aufzumuntern versuchte/n.	0	1	2	3

4. Ich kam mir genauso gut vor wie andere.	3	2	1	0
5. Ich hatte Mühe, mich zu konzentrieren.	0	1	2	3
6. Ich war deprimiert/niedergeschlagen.	0	1	2	3
7. Es war alles anstrengend für mich.	0	1	2	3
8. Ich dachte voller Hoffnung an die Zukunft.	3	2	1	0
9. Ich dachte, mein Leben ist ein einziger Fehlschlag.	0	1	2	3
10. Ich hatte Angst.	0	1	2	3
11. Ich habe schlecht geschlafen.	0	1	2	3
12. Ich war fröhlich gestimmt.	3	2	1	0
13. Ich habe weniger als sonst geredet.	0	1	2	3
14. Ich fühlte mich einsam.	0	1	2	3
15. Die Leute waren unfreundlich zu mir.	0	1	2	3
16. Ich habe das Leben genossen.	3	2	1	0
17. Ich musste weinen.	0	1	2	3
18. Ich war traurig.	0	1	2	3
19. Ich hatte das Gefühl, dass mich die Leute nicht leiden können.	0	1	2	3
20. Ich konnte mich zu nichts aufraffen.	0	1	2	3
Punktzahl: Ihre Punktzahl ist die Summe aller 20 umkringelten Zahlen.				

Die Allgemeine Depressionsskala (ADS, Hautzinger & Bailer 1993) stellt die deutsche Form der von Radloff (1977) entwickelten *Center for Epidemiological Studies Depression Scale* (CES-D) dar. Sie ist ein Selbstbeurteilungsinstrument zur Erfassung von Depressivität in der Allgemeinbevölkerung.

Kontrolldiagramm für Depressionssymptome

Kopieren Sie das folgende Koordinatensystem und tragen Sie dort Ihre auf der Depressionsskala (Seite 288f.) erzielten Werte ein, damit Sie Ihre Symptome während der Durchführung des TLC-Programms Woche für Woche verfolgen können.

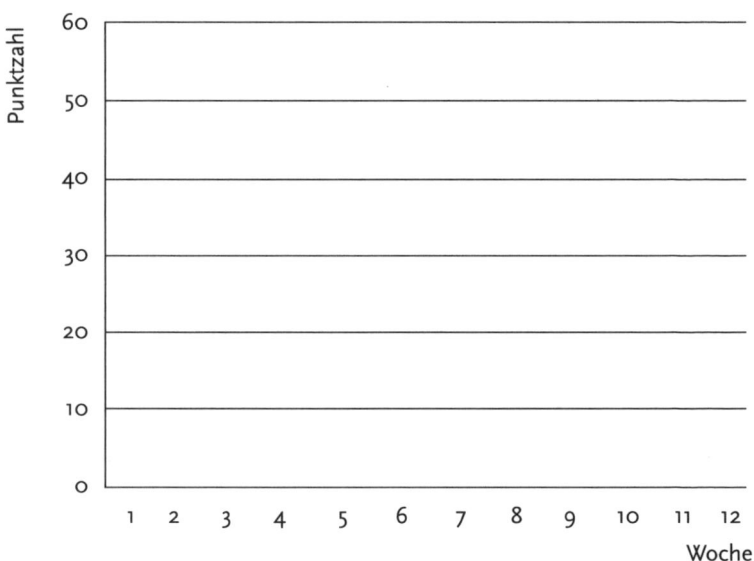

Dank

Das meiste von dem, was ich über Depressionen weiß, habe ich von meinen Patienten gelernt. Ihr Mut und ihre Entschlossenheit, die Krankheit zu bekämpfen, haben mich mehr inspiriert, als ich mit Worten zu sagen vermag. Da die klinische Forschung ein gemeinschaftlicher Prozess ist, bin ich den vielen talentierten Studenten, die dazu beigetragen haben, das TLC-Programm zu entwickeln, zu großem Dank verpflichtet. Mein besonderer Dank gilt Leslie Karwoski für ihr grenzenloses Engagement, ihre intellektuelle Kreativität und ihr Verwaltungsgeschick als erste Projektkoordinatorin des TLC-Labors. Ohne ihren geradezu heldenhaften Einsatz hätte das TLC-Programm nicht verwirklicht werden können. Danken möchte ich auch Andy Lehman, unserem langjährigen Laborkoordinator, für sein seltenes Talent, Ordnung ins Chaos zu bringen, sowie Brian Stites für seine tatkräftigen Bemühungen an jeder nur erdenklichen Front. Ebenso gilt mein Dank Dana Steidtmann, die bereit war, immer wieder noch einen Gang zuzulegen, und die den Namen des Programms geprägt hat. Danke auch den studentischen Cotherapeuten, die so geschickt an diesem Projekt mitgewirkt haben – Amyn Hirani, Chantal Young, Jenny Prohaska, Susan Reneau und Brenda Sampat –, sowie den anderen wichtigen Mitgliedern unseres Forschungsteams einschließlich April Minatrea, Natalie Stroupe, Eugene Botanov, Matt Gallagher, Brandon Hikaka, Jenny Wurtz, Chris Heath, John Jacobson, Adam Brazil, Sarah Thompson, Mark Brehm, Adrienne Belk, Adriann Farrell und Christina Williams.

Zu großem Dank verpflichtet bin ich Ed Craighead, meinem Mentor während meiner Zeit an der Graduate School und danach, der mich immer unterstützt und mir viel von dem beigebracht hat, was ich über klinische Forschung weiß. Außerdem hat das Feedback meiner Kollegen als unschätzbarer Katalysator zur Verbesserung des TLC-Programms gedient. Danken möchte ich vor allem Rick Ingram, Omri Gillath, Nancy Hamilton, John Colombo, Paul Atchley, Ray Higgins, Ruthann Atchley und Sarah Kirk von der University of Kansas sowie David Miklowitz (University of Colorado), David Buss (University of Texas) und Scott Lilienfeld (Emory University).

Aufrichtig danken möchte ich auch Harriet Lerner für ihre großzügige Freundschaft, ihre verständnisvolle Beratung beim Schreiben dieses Buches und dafür, dass sie *Depression ist heilbar* der herausragenden Agentin Jo-Lynne Worley und deren Partnerin Joanie Shoemaker empfohlen hat. Ein großes Dankeschön auch an Matthew Lohr, meinen ersten Lektor bei Da Capo, dass er an dieses Projekt geglaubt hat, sowie an meine Redakteurin Wendy Franci, die die Originalausgabe bis zu ihrer Fertigstellung so klug betreut hat. Darüber hinaus hat Christine Marra zusammen mit ihrem Redaktionsteam auf vielfältige Weise dazu beigetragen, das Manuskript zu verbessern.

Auch viele liebe Freunde und Angehörige – vor allem meine Eltern – waren so liebenswürdig, frühe Entwürfe des Manuskripts zu lesen und mir ein wunderbares Feedback zu geben, dafür kann ich ihnen gar nicht genug danken. Und meine geliebte Tochter Abby hat sich in diesem vergangenen Jahr mit einer Reife und einem Verständnis mit meinem unbarmherzigen Arbeitsplan abgefunden, die weit über ihr Alter hinausgehen. Ihre Lebensfreude hat mir in den vielen Momenten des nachlassenden Durchhaltevermögens Kraft gegeben, und ich danke Gott jeden Tag meines Lebens für sie.

Schließlich bin ich meiner Frau Maria ewig dankbar für ihre Liebe, Unterstützung, Freundschaft, Ermutigung und ihre Kenntnisse in der klinischen Medizin sowie dafür, dass sie mir während des Schreibprozesses als so wertvolle kritische Gesprächspartnerin zur Seite gestanden hat. Ihre Beiträge spiegeln sich auf jeder Seite von *Depression ist heilbar* wider.

Anmerkungen

1 Die Epidemie und die Heilung

1 Nierenberg u. a., 2008.

2 Für die USA: Compton u. a., 2005.

3 Kessler u. a., 2005.

4 Seligman, 1990.

5 Egeland und Hostetter, 1983. Neuere Belege liefern Miller u. a., 2007.

6 Weissman u. a., 1996.

7 So in Großbritannien, Deutschland, Australien, Neuseeland und Süd-korea. Andrade u. a., 2003. Von den vielen einander ähnlichen Belegen dokumentiert diese Quelle einen der zwingendsten: höhere Depressions-raten unter neueren Geburtskohorten in zehn Nationen.

8 Schieffelin, 1985.

9 Diamond, 1997.

10 Tooby und Cosmides, 1990.

11 Überwältigende 65 Prozent der amerikanischen Erwachsenen sind in-zwischen klinisch übergewichtig. Ogden u. a., 2006.

12 Rampersaud u. a., 2006.

13 Karwoski, 2008; Ilardi u. a., 2007; Ilardi u. a., 2009.

14 Simopoulos, 2006.

15 Peet, 2004.

16 Peet und Horrobin, 2002.

17 Cordain u. a., 1998.

18 Blumenthal u. a., 1999. Das Ergebnis wurde später wiederholt von Blu-menthal u. a., 2007.

19 Babyak u. a., 2000.

20 Die Bewohner Neuenglands zum Beispiel leiden viel öfter darunter als die Bewohner Floridas. Mersch u. a., 1999.
21 Dunbar, 1996.
22 Harris, 2001.
23 Thase, 2005.
24 Armitage, 2000.
25 Bower, 1999.
26 Sleep in America Foundation, 2008; Apotheken Umschau 1/2008.
27 Ilardi u. a., 2007; Karwoski, 2008; Ilardi u. a., 2009.

2 Was ist eine Depression, und wen trifft sie?

1 Styron, 1991, S. 50
2 Nemeroff und Vale, 2005.
3 Steiger, 2007.
4 Hammen, 2005.
5 Henriques und Davidson, 1991; Coan & Allen, 2003.
6 Frodl u. a., 2008.
7 Rechtschaffen u. a., 2002.
8 Siehe zum Beispiel Hamet und Tremblay, 2005.
9 Caspi u. a., 2003.
10 Harris, 2001.
11 Brown und Harris, 1978.
12 Harris, 2001.
13 Nolen-Hoeksema u. a., 2008.
14 MacQueen und Chokka, 2004.
15 Seidman, 2003.
16 Ploughman, 2008.
17 Bei Amerikanern ist dies auf jeden Fall so. Mueller u. a., 1999.
18 Post, 1992.

3 Die Behandlung von Depressionen

1 In den Vereinigten Staaten werden jährlich über 150 Millionen Antidepressiva verschrieben – seit 1990 eine Zunahme um 400 Prozent. Stagnitti, 2008.
2 Corey-Lisle u. a., 2004.

3 Trivedi u. a., 2006. Dies war die Remissionsrate, die mithilfe einer häufig benutzten klinischen Beobachtungsskala festgestellt wurde. Die mithilfe einer Patienten-Selbstbeurteilungsskala festgestellte Rate war ähnlich, wenn auch ein wenig höher.

4 Kirsch u. a., 2002.

5 Khan u. a., 2002.

6 Trivedi u. a., 2006 (NEJM – Zusatzartikel).

7 Mueller u. a., 1999.

8 Olfson u. a., 2006.

9 http://www.fda.gov/cder/drug/antidepressants/SSRIlabelChange.htm (abgerufen 2008).

10 Opbroek u. a., 2002.

11 Werneke u. a., 2006.

12 Mayers und Baldwin, 2005.

13 Parker u. a., 2008.

14 DeRubeis u. a., 2005; Keller u. a., 2000.

15 Dimidjian u. a., 2006.

16 Svartberg und Stiles, 1991.

17 Husain u. a., 2004.

18 Odeberg u. a., 2008.

19 Erörtert in Breggin, 1999.

20 Freeman & Kendell, 1986. Sackheim u. a., 2007, fanden im Rahmen der bislang gründlichsten Studie zu diesem Thema zwingende Beweise für langanhaltende Gedächtnisdefizite als Folge einer EKT.

21 Lipman u. a., 1993.

22 IMS MIDAS®, MAT Dezember 2006.

4 Gehirnnahrung

1 Page u. a., 1999.

2 Carzelon u. a., 2005.

3 Simopoulos, 2006.

4 Simopoulos, 2002.

5 Cohen, 1989.

6 Ruff u. a., 1997.

7 Pollan, 2008.

8 Peet, 2004.

9 Peet u. a., 1998.

10 Chalon, 2006; McNamara und Carlson, 2006.
11 McNamara und Carlson, 2006; Chalon, 2006.
12 Miller, 2009.
13 Erörtert in Ross u. a., 2007.
14 Masuelli u. a., 2008.
15 Ross u. a., 2007.
16 Sears, 2007.
17 Miyake u. a., 2007.
18 http://www.drsears.com/tabid/399/itemid/68/AAEPA-Blood-Test-Services.aspx.
19 Young u. a., 2005.
20 Hibbeln, 1989.

5 Nicht denken, handeln

1 Ciesla und Roberts, 2007.
2 Moulds u. a., 2007.
3 Nolen-Hoeksema u. a., 2008.
4 Marcus, 2008.
5 Duncan und Barrett, 2007.
6 Rose u. a., 2007.

6 Antidepressiv wirkende körperliche Bewegung

1 Für die Mehrzahl der Amerikaner wurde dies in neuesten Forschungen nachgewiesen. U.S. Department of Health and Human Services, 1999.
2 Cordain u. a., 1998.
3 Penedo und Dahn, 2005.
4 Blumenthal u. a., 1999.
5 Vaynman und Gomez-Pinilla, 2000.
6 Barbour u. a., 2007.
7 Blumenthal u. a., 2007. Diejenigen, die in der Gruppe trainierten, erzielten bessere Ergebnisse als Probanden, die allein trainierten, doch der Unterschied zwischen den beiden Gruppen war nicht statistisch bedeutsam.

7 Es werde Licht

1 Eastman, 1990.
2 Praschak-Rieder u. a., 2008.
3 Goel und Etwaroo, 2006.
4 Aan Het Rot u. a., 2008. Ein Ergebnis dieser Studie war auch, dass helles Licht die Menschen weniger zänkisch und streitsüchtig macht.
5 Für die Amerikaner: Rosen und Rosenthal, 1991.
6 Golden u. a., 2005.
7 Lam u. a., 2006.
8 Wu u. a., 2006.
9 Marshall, 2008.
10 *Health News*, 2008.
11 Gloth u. a., 1999.
12 Holick, 2009.
13 Vieth u. a., 2001.
14 Kimball u. a., 2007.

8 Soziale Kontakte

1 Newton, 2008.
2 Siehe zum Beispiel Chagnon, 1994.
3 In den USA sind es 25 Prozent der Bevölkerung. McPherson u. a., 2006.
4 Harris, 2001.
5 Putnam, 2000.
6 Die Studie untersuchte das Sozialleben in den USA. McPherson u. a., 2006.
7 Leiberg und Anders, 2007.
8 Byrd-Craven u. a., 2008.
9 *New York Times*, 7. Januar 2007.
10 Dunbar, 1996.

9 Gesunde Schlafgewohnheiten

1 Siehe zum Beispiel Chee und Chuah, 2008.
2 Dworak u. a., 2008.
3 Dement, 2000.

4 Sleep in America Foundation, 2008; Apotheken Umschau 1/2008.
5 In den USA über 90 Prozent der Menschen. Lovett, 2005.
6 Dement, 2000.
7 Mayers und Baldwin, 2005.

10 Aus vielen Teilen wird ein Ganzes

1 Ilardi u. a., 2007; 2009.
2 Mueller u. a., 1999.

11 Wenn Hindernisse auftauchen

1 Henriques und Davidson, 1991.
2 Gill und Hatcher, 2007.
3 Dhondt u. a., 1999.
4 Knapen u. a., 2009.
5 Sagduyu u. a., 2005.
6 Hallahan u. a., 2007.
7 Hosseini u. a., 2009.
8 Wu u. a., 2008.
9 Stoll u. a., 1999.
10 Blair u. a., 2004.
11 Lenoir u. a., 2007.
12 Russo u. a., 2003.
13 Vieth u. a., 2001.

Literatur

Aan Het Rot, M., D. S. Moskowitz und S. N. Young, »Exposure to bright light is associated with positive social interaction and good mood over short time periods: A naturalistic study in mildly seasonal people«, in: *Journal of Psychiatric Research* 42 (2008), S. 311–319.

Andrade, L., J. J. Caraveo-Anduaga, P. Berglund, R. V. Bijl, R. De Graaf, W. Vollebergh, E. Dragomirecka, R. Kohn, M. Keller, R. C. Kessler, N. Kawakami, C. Kilic, D. Offord, T. B. Ustun und H. U. Wittchen, »The epidemiology of major depressive episodes: Results from the International Consortium of Psychiatric Epidemiology (ICPE) Surveys«, in: *International Journal of Methods in Psychiatric Research* 12 (2003), S. 3–21.

Armitage, R., *Canadian Journal of Psychiatry* 45 (2000), S. 803–809.

Babyak M., J. A. Blumenthal, S. Herman, P. Khatri, M. Doraiswamy, K. Moore, W. E. Craighead, T. T. Baldewicz und K. R. Krishnan, »Exercise Treatment for Major Depression: Maintenance of Therapeutic Benefit at 10 Months«, in: *Psychosomatic Medicine* 62 (2000), S. 633–638.

Barbour K. A., T. M. Edenfield und J. A. Blumenthal, »Exercise as a Treatment for Depression and Other Psychiatric Disorders: A Review«, in: *Journal of Cardiopulmonary Rehabilitation and Prevention* 27 (2007), S. 359–367.

Blair S. N., M. J. LaMonte und M. Z. Nichaman, »The Evolution of Physical Activity Recommendations: How Much Is Enough?«, in: *American Journal of Clinical Nutrition* 79 (2004), S. 913S–920S.

Blumenthal J. A., M. A. Babyak, P. M. Doraiswamy, L. Watkins, B. M. Hoffman, K. A. Barbour, S. Herman, W. E. Craighead, A. L. Brosse, R. Waugh, A. Hinderliter und A. Sherwood, »Exercise and Pharmacotherapy in the Treatment of Major Depressive Disorder«, in: *Psychosomatic Medicine* 69 (2007), S. 587–596.

Blumenthal, J. A., M. A. Babyak, K. A. Moore, W. E. Craighead, S. Herman, P. Khatri, R. Waugh, M. A. Napolitano, L. M. Forman, M. Appelbaum, P. M. Doraiswamy und K. R. Krishnan, »Effects of Exercise Training on Older Patients with Major Depression«, in: *Archives of Internal Medicine* 159 (1999), S. 2349–2356.

Bower, B., »Slumber's Unexplored Landscape«, in: *Science News* 156 (1999), S. 205.

Brown, G. W. und T. O. Harris, *Social Origins of Depression*. London 1978.

Breggin, P. R., »Electroshock: Scientific, Ethical, and Political Issues«, in: *International Journal of Risk & Safety in Medicine* 11 (1999), S. 5–40.

Byrd-Craven, J., D. C. Geary, A. J. Rose und D. Ponzi, »Co-ruminating Increases Stress Hormone Levels in Women«, in: *Hormones and Behavior* 53 (2008), S. 489–492.

Carlezon, W. A. jr., S. D. Mague, A. M. Parow, A. L. Stoll, B. M. Cohen und P. F. Renshaw, »Antidepressant-like Effects of Uridine and Omega-3 Fatty Acids Are Potentiated by Combined Treatment in Rats«, in: *Biological Psychiatry* 57 (2005), S. 343–350.

Caspi, A., K. Sugden, T. E. Moffitt, A. Taylor, I. W. Craig, H. Harrington, J. McClay, J. Mill, J. Martin, A. Braithwaite und R. Poulton, »Influence of Life Stress on Depression: Moderation by a Polymorphism in the 5-HTT Gene«, in: *Science* 301 (2003), S. 386–389.

Chagnon, N. A, Die Yanomamö. Leben und Sterben der Indianer am Orinoko. Berlin 1994.

Chalon, S., »Omega-3 Fatty Acids and Monoamine Neurotransmission«, in: *Prostaglandins, Leukotrienes, and Essential Fatty Acids* 75 (2006), S. 259–269.

Chee, M. W. und L. Y. Chuah, »Functional Neuroimaging Insights into How Sleep and Sleep Deprivation Affect Memory and Cognition«, in: *Current Opinions in Neurology* 21 (2008), S. 417–423.

Ciesla, J. A. und J. E. Roberts, »Rumination, Negative Cognition, and Their Interactive Effects on Depressed Mood«, in: *Emotion* 7 (2007), S. 555–565.

Coan J. A. und J. J. Allen, »Frontal EEG Asymmetry and the Behavioral Activation and Inhibition Systems«, in: *Psychophysiology* 40 (2003), S. 106–114.

Cohen, M. N., *Health and the Rise of Civilization*, New Haven 1989.

Compton, W. M., K. P. Conway, F. S. Stinson und B. F. Grant, »Changes in the Prevalence of Major Depression and Comorbid Substance Use Disorders in the United States between 1991–1992 and 2001–2002«, in: *American Journal of Psychiatry* 163 (2006), S. 2141–2147.

Cordain L., R. W. Gotshall, S. B. Eaton und S. B. Eaton III., »Physical Activity, Energy Expenditure and Fitness: An Evolutionary Perspective«, in: *International Journal of Sports Medicine* 19 (1998), S. 328–335.

Corey-Lisle, P. K., R. Nash, P. Stang und R. Swindle, »Response, Partial Response, and Nonresponse in Primary Care Treatment of Depression«, in: *Archives of Internal Medicine* 164 (2004), S. 1197–1204.

Dement, W. C. und Vaughan, C., *Der Schlaf und unsere Gesundheit. Über Schlafstörungen, Schlaflosigkeit und die Heilkraft des Schlafs.* München 2000.

DeRubeis, R. J., S. D. Hollon, J. D. Amsterdam, R. C. Shelton, P. R. Young, R. M. Salomon, J. P. O'Reardon, M. L. Lovett, M. M. Gladis, L. L. Brown und R. Gallop, »Cognitive Therapy versus Medications in the Treatment of Moderate to Severe Depression«, in: *Archives of General Psychiatry* 62 (2005), S. 409–416.

Dhondt, T., P. Derksen, C. Hooijer, B. Van Heycop Ten Ham, P. P. Van Gen und T. Heeren, »Depressogenic Medication as an Aetiological Factor in Major Depression: An Analysis in a Clinical Population of Depressed Elderly People«, in: *International Journal of Geriatric Psychiatry* 14 (1999), S. 875–881.

Diamond J., *Guns, Germs and Steel. The Fates of Human Societies,* New York 1997.

Dimidjian, S., S. D. Hollon, K. S. Dobson, K. B. Schmaling, R. J. Kohlenberg, M. E. Addis, R. Gallop, J. B. McGlinchey, D. K. Markley, J. K. Gollan, D. C. Atkins, D. L. Dunner und N. S. Jacobson, »Randomized Trial of Behavioral Activation, Cognitive Therapy, and Antidepressant Medication in the Acute Treatment of Adults with Major Depression«, in: *Journal of Consulting and Clinical Psychology* 74 (2006), S. 658–670.

Dunbar, R., *The Trouble With Science,* Cambridge 1996.

Duncan, S. und L. F. Barrett, »Affect Is a Form of Cognition: A Neurobiological Analysis«, in: *Cognition and Emotion* 21 (2007), S. 1184–1211.

Dworak, M., A. Wiater, D. Alfer, E. Stephan, W. Hollmann und H. K. Strüder, »Increased Slow Wave Sleep and Reduced Stage 2 Sleep in Children Depending on Exercise Intensity«, in: *Sleep Medicine* 9 (2008), S. 266–272.

Eastman, C. I., »Natural Summer and Winter Sunlight Exposure Patterns in Seasonal Affective Disorder«, in: *Physiology and Behavior* 48 (1990), S. 611–616.

Egeland, J. A. und A. M. Hostetter, »Amish Study, I: Affective disorders among the Amish, 1976–1980«, in: *American Journal of Psychiatry* 140 (1983), S. 56–61.

Freeman C. und R. Kendell, »Patients' experience of and attitudes to electro-convulsive therapy«, in: *Annals of the New York Academy of Sciences* 462 (1986), S. 341–352.

Frodl, T. S., N. Koutsouleris, R. Bottlender, C. Born, M. Jäger, I. Scupin, M. Reiser, H. J. Möller und E. M. Meisenzahl, »Depression-Related Variation in Brain Morphology over Three Years: Effects of Stress?«, in: *Archives of General Psychiatry* 65 (2008), S. 1156–1165.

Gill, D. und S. Hatcher, »Withdrawn: Antidepressants for Depression in Medical Illness«, in: *Cochrane Database of Systematic Reviews*, 18. Juli (4) (2007), S. CD001312.

Gloth, F. M. III., W. Alam und B. Hollis, »Vitamin D versus Broad Spectrum Phototherapy in the Treatment of Seasonal Affective Disorder«, in: *Journal of Nutrition, Health, and Aging* 3 (1999), S. 5ff.

Goel, N. und G. R. Etwaroo, »Bright Light, Negative Air Ions and Auditory Stimuli Produce Rapid Mood Changes in a Student Population: A Placebo-Controlled Study«, in: *Psychological Medicine* 36 (2006), S. 1253–1263.

Golden, R. N., B. N. Gaynes, R. D. Ekstrom, R. M. Hamer, F. M. Jacobsen, T. Suppes, K. L. Wisner und C. B. Nemeroff, »The Efficacy of Light Therapy in the Treatment of Mood Disorders: A Review and Meta-analysis of the Evidence«, in: *American Journal of Psychiatry* 162 (2005), S. 656–662.

Guillemette, J., M. Hébert, J. Paquet und M. Dumont, »Natural Bright Light Exposure in the Summer and Winter in Subjects with and without Complaints of Seasonal Mood Variations«, in: *Biological Psychiatry* 44 (1998), S. 622–628.

Hallahan, B., J. R. Hibbeln, J. M. Davis und M. R. Garland, »Omega-3 Fatty Acid Supplementation in Patients with Recurrent Self-Harm. Single-Centre Double-Blind Randomised Controlled Trial«, in: *British Journal of Psychiatry* 190 (2007), S. 118–122.

Hamet, P. und J. Tremblay, »Genetics and Genomics of Depression«, in: *Metabolism* 54 (5 Beiheft 1) (2005), S. 10–15.

Hammen, C., »Stress and Depression«, in: *Annual Review of Clinical Psychology* 1 (2005), S. 293–319.

Harris, T., »Recent Developments in Understanding the Psychosocial Aspects of Depression«, in: *British Medical Bulletin* 57 (2001), S. 17–32.

Health News, »Check Your Vitamin D Intake to Avoid Multiple Health Consequences. Three 2008 Studies Link Low Vitamin D Levels to Depression, Hip Fractures, and Increased Risk of Death«, Band 14 (2008), S. 9f.

Henriques, J. B. und R. J. Davidson, »Left Frontal Hypoactivation in Depression«, in: *Journal of Abnormal Psychology* 100 (1991), S. 535–545.

Hibbeln, J. R., »Fish Consumption and Major Depression«, in: *Lancet* 351 (1998), S. 1213.

Holick, M. F., »Vitamin D Status: Measurement, Interpretation, and Clinical Application«, in: *Annals of Epidemiology* 19 (2009), S. 73–78.

Hosseini, M., H. A. Alaei, A. Naderi, M. R. Sharifi und R. Zahed, »Treadmill Exercise Reduces Self-Administration of Morphine in Male Rats«, in: *Pathophysiology* 16 (2009), S. 3–7.

Howland, R. H., B. Lebowitz, P. J. McGrath, K. Shores-Wilson, M. M. Biggs, G. K. Balasubramani und M. Fava; STAR*D Study Team, »Evaluation of Outcomes with Citalopram for Depression Using Measurement-based Care in STAR*D: Implications for Clinical Practice«, in: *American Journal of Psychiatry* 163 (2006), S. 28–40.

Husain M. M., A. J. Rush, M. Fink, R. Knapp, G. Petrides, T. Rummans, M. M. Biggs, K. O'Connor, K. Rasmussen, M. Litle, W. Zhao, H. J. Bernstein, G. Smith, M. Mueller, S. M. McClintock, S. H. Bailine, C. H. Kellner, »Speed of Response and Remission in Major Depressive Disorder with Acute Electroconvulsive Therapy (ECT): A Consortium for Research in ECT (CORE) Report«, in: *Journal of Clinical Psychiatry* 65 (2004), S. 485–491.

Ilardi, S. S., J. D. Jacobson, K. A. Lehman, B. A. Stites, L. Karwoski, N. N. Stroupe, D. K. Steidtmann, A. K. Hirani, J. A. Prohaska, B. Sampat und C. Young, »Therapeutic Lifestyle Change for Depression: Results from a Randomized Controlled Trial«, vorgestellt bei der Jahresversammlung der Association for Behavioral and Cognitive Therapy, Philadelphia (November 2007).

Ilardi, S. S., L. Karwoski, K. A. Lehman, B. A. Stites und D. Steidtmann, »We Were Never Designed for This: The Depression Epidemic and the Promise of Therapeutic Lifestyle Change« (Manuskript in Bearbeitung).

Karwoski, L., *Therapeutic Lifestyle Change: Piloting a Novel Group-Based Intervention for Depression,* Dissertation, University of Kansas (2008).

Keller, M., J. McCullough, D. Klein, B. Arnow, D. Dunner, A. Gelenberg u. a., »A Comparison of Nefazodone, the Cognitive Behavioral Analysis System of Psychotherapy, and Their Combination for the Treatment of Chronic Depression«, in: *New England Journal of Medicine* 342 (2000), S. 162–171.

Kessler, R. C., P. Berglund, O. Demler, R. Jin und E. E. Walters, »Lifetime Prevalence and Age-of-Onset Distributions of DSM-IV Disorders in the National Comorbidity Survey Replication«, in: *Archives of General Psychiatry* 62 (2005), S. 593–602.

Khan, A., R. M. Leventhal, S. R. Khan und W. A. Brown, »Severity of Depression and Response to Antidepressants and Placebo: An analysis of the Food and Drug Administration Database«, in: *Journal of Clinical Psychopharmacology* 22, S. 40–45.

Kimball, S. M., M. R. Ursell, P. O'Connor und R. Vieth, »Safety of Vitamin D3 in Adults with Multiple Sclerosis«, in: *American Journal of Clinical Nutrition* 86 (2007), S. 645–651.

Kirsch, I., T. J. Moore, A. Scoboria und S. S. Nicholls, »The Emperor's New Drugs: An Analysis of Antidepressant Medication Data Submitted to the U.S. Food and Drug Administration«, in: *Prevention & Treatment* 5, Artikel 23 (2002).

Knapen, J., E. Sommerijns, D. Vancampfort, P. Sienaert, G. Pieters, P. Haake, M. Probst und J. Peuskens, »State Anxiety and Subjective Well-Being Responses to Acute Bouts of Aerobic Exercise in Patients with Depressive and Anxiety Disorders«, in: *British Journal of Sports Medicine* 43 (2009), S. 756–759.

Lam, R. W., A. J. Levitt, R. D. Levitan, M. W. Enns, R. Morehouse, E. E. Michalak und E. M. Tam, »The Can-SAD Study: A Randomized Controlled Trial of the Effectiveness of Light Therapy and Fluoxetine in Patients with Winter Seasonal Affective Disorder«, in: *American Journal of Psychiatry* 163 (2006), S. 805–812.

Leiberg, S. und S. Anders, »The Multiple Facets of Empathy: A Survey of Theory and Evidence«, in: *Progress in Brain Research* 156 (2006), S. 419–440.

Lenoir, M., F. Serre, L. Cantin und S. H. Ahmed, »Intense Sweetness Surpasses Cocaine Reward«, in: *PLoS ONE*, 1. August, 2 (2007), S. e698.

Lipman, R. S., E. A. Brown, G. A. Silbert, D. G. Rains, D. A. Grady, »Cognitive Performance as Modified by Age and ECT History«, in: *Progress in Neuropsychopharmacology and Biological Psychiatry* 17 (1993), S. 581–594.

Lovett, R., »Coffee: The Demon Drink?«, in: *New Scientist* 2518 (24. September 2005).

MacQueen, G. und P. Chokka, »Special Issues in the Management of Depression in Women«, in: *Canadian Journal of Psychiatry* 49 (3 Beiheft 1) (2004), S. 27S–40S.

Marcus, G., *Der planlose Bau des menschlichen Gehirns*, Hamburg 2009.

Marshall, T. G., »Vitamin D Discovery Outpaces FDA Decision Making«, in: *Bioessays* 30 (2008), S. 173–182.

Masuelli, L., P. Trono, L. Marzocchella, M. A. Mrozek, C. Palumbo, M. Minieri, F. Carotenuto, R. Fiaccavento, A. Nardi, F. Galvano, P. Di Nardo, A. Modesti und R. Bei, »Intercalated Disk Remodeling in Delta-Sarcoglycan-

Deficient Hamsters Fed with an Alpha-Linolenic Acid-Enriched Diet«, in: *International Journal of Molecular Medicine* 21 (2008), S. 41–48.

Max, D. T., »Happiness 101«, in: *New York Times* (7. Januar 2007).

Mayers, A. G. und D. S. Baldwin, »Antidepressants and Their Effect on Sleep«, in: *Human Psychopharmacology* 20 (2005), S. 533–559.

McNamara, R. K. und S. E. Carlson, »Role of Omega-3 Fatty Acids in Brain Development and Function: Potential Implications for the Pathogenesis and Prevention of Psychopathology«, in: *Prostaglandins, Leukotrienes, and Essential Fatty Acids* 75 (2006), S. 329–349.

McPherson, J. M., L. Smith-Lovin und M. B. Brashears, »Social Isolation in America: Changes in Core Discussion Networks over Two Decades«, in: *American Sociological Review* 71 (2006), S. 353–375.

Mersch, P. P., H. M. Middendorp, A. L. Bouhuys, D. G. Beersma und R. H. van den Hoofdakker, »Seasonal Affective Disorder and Latitude: A Review of the Literature«, in: *Journal of Affective Disorders* 53 (1999), S. 35–48.

Miller, A. H., V. Maletic und C. L. Raison, »Inflammation and its Discontents: The Role of Cytokines in the Pathophysiology of Major Depression«, in: *Biological Psychiatry* 65 (2009), S. 732–741.

Miller, K. B., B. Yost, A. Flaherty, M. M. Hillemeier, G. A. Chase, C. S. Weisman und A. M. Dyer, »Health Status, Health Conditions, and Health Behaviors among Amish Women: Results from the Central Pennsylvania Women's Health Study (CePAWHS)«, in: *Women's Health Issues* 17 (2007), S. 162–171.

Miyake, Y., S. Sasaki, K. Tanaka, Y. Ohya, S. Miyamoto, I. Matsunaga, T. Yoshida, Y. Hirota, H. Oda, Osaka Maternal and Child Health Study Group, »Fish and Fat Intake and Prevalence of Allergic Rhinitis in Japanese Females: The Osaka Maternal and Child Health Study«, in: *Journal of American College of Nutrition* 26 (2007), S. 279–287.

Moulds, M. L., E. Kandris, S. Starr und A. C. Wong, »The Relationship between Rumination, Avoidance and Depression in a Non-Clinical Sample«, in: *Behavioral Research and Therapy* 45 (2007), S. 251–261.

Mueller, T. I., A. C. Leon, M. B. Keller, D. A. Solomon, J. Endicott, W. Coryell, M. Warshaw und J. D. Maser, »Recurrence after Recovery from Major Depressive Disorder during 15 Years of Observational Follow-up«, in: *American Journal of Psychiatry* 156 (1999), S. 1000–1006.

National Sleep Foundation, *2008 Sleep in America Poll* (2008).

Nemeroff, C. B. und W. W. Vale, »The Neurobiology of Depression: Inroads to Treatment and New Drug Discovery«, in: *Journal of Clinical Psychiatry* 66, Beiheft 7 (2005), S. 5–13.

Newton, R. P., *The Attachment Connection: Parenting a Secure and Confident Child Using the Science of Attachment Theory*, Oakland, 2008.

Nierenberg, A. A., M. J. Ostacher, J. C. Huffman, R. M. Ametrano, M. Fava und R. H. Perlis, »A Brief Review of Antidepressant Efficacy, Effectiveness, Indications, and Usage for Major Depressive Disorder«, in: *Journal of Occupational and Environmental Medicine* 50 (2008), S. 428–436.

Nolen-Hoeksema, S., B. E. Wisco und S. Lyubomirsky, »Rethinking Rumination«, in: *Perspectives on Psychological Science* 3 (2008), S. 400–424.

Odeberg, H., B. Rodriguez-Silva, P. Salander, B. Mårtensson, »Individualized Continuation Electroconvulsive Therapy and Medication as a Bridge to Relapse Prevention after an Index Course of Electroconvulsive Therapy in Severe Mood Disorders: A Naturalistic 3-Year Cohort Study«, in: *Journal of ECT* 24 (2008), S. 183–190.

Ogden, C. L., M. D. Carroll, L. R. Curtin, M. A. McDowell, C. J. Tabak und K. M. Flegal, »Prevalence of Overweight and Obesity in the United States, 1999–2004«, in: *JAMA* 295 (2006), S. 1549–1555.

Olfson, M., S. C. Marcus, M. Tedeschi und G. J. Wan, »Continuity of Antidepressant Treatment for Adults with Depression in the United States«, in: *American Journal of Psychiatry* 163 (2006), S. 101–108.

Opbroek, A., P. L. Delgado, C. Laukes, C. McGahuey, J. Katsanis, F. A. Moreno und R. Manber, »Do SSRIs Inhibit Emotional Responses?«, in: *International Journal of Neuropsychopharmacology* 5 (2002), S. 147–151.

Page, M. E., M. J. Detke, A. Dalvi, L. G. Kirby und I. Lucki, »Serotonergic Mediation of the Effects of Fluoxetine, but not Desipramine, in the Rat Forced Swimming Test«, in: *Psychopharmacology* 147 (1999), S. 162–167.

Parker, G. B., J. Crawford und D. Hadzi-Pavlovic, »Quantified Superiority of Cognitive Behaviour Therapy to Antidepressant Drugs: A Challenge to an Earlier Meta-Analysis«, in: *Acta Psychiatrica Scandinavica* 118 (2008), S. 91–97.

Peet, M., »International Variations in the Outcome of Schizophrenia and the Prevalence of Depression in Relation to National Dietary Practices: An Ecological Analysis«, in: *British Journal of Psychiatry* 184 (2004), S. 404–408.

Peet, M. und D. F. Horrobin, »A Dose-Ranging Study of the Effects of Ethyl-Eicosapentaenoate in Patients with Ongoing Depression Despite Apparently Adequate Treatment with Standard Drugs«, in: *Archives of General Psychiatry* 59 (2002), S. 913–919.

Peet, M., B. Murphy, J. Shay und D. Horrobin, »Depletion of Omega-3 Fatty Acid Levels in Red Blood Cell Membranes of Depressive Patients«, in: *Biological Psychiatry* 43 (1998), S. 315–319.

Penedo, F. J. und J. R. Dahn, »Exercise and Well-Being: A Review of Mental and Physical Health Benefits Associated with Physical Activity«, in: *Current Opinion in Psychiatry* 18 (2005), S. 189–193.

Ploughman, M., »Exercise Is Brain Food: The Effects of Physical Activity on Cognitive Function«, in: *Developmental Neurorehabilitation* 11 (2008), S. 236–240.

Pollan, M., *Lebensmittel. Eine Verteidigung gegen die industrielle Nahrung und den Diätenwahn*, München 2009.

Post, R., »Transduction of Psychosocial Stress into the Neurobiology of Recurrent Affective Disorder«, in: *American Journal of Psychiatry* 149 (1992), S. 999–1010.

Praschak-Rieder, N., M. Willeit, A. A. Wilson, S. Houle und J. H. Meyer, »Seasonal Variation in Human Brain Serotonin Transporter Binding«, in: *Archives of General Psychiatry* 65 (2008), S. 1072–1078.

Putnam, R. D., *Bowling Alone. The Collapse and Revival of American Community*, New York 2000.

Rampersaud, E., B. D. Mitchell, T. I. Pollin, M. Fu, H. Shen, J. R. O'Connell, J. L. Ducharme, S. Hines, P. Sack, R. Naglieri, A. R. Shuldiner und S. Snitker, »Physical Activity and the Association of Common FTO Gene Variants with Body Mass Index and Obesity«, in: *Archives of Internal Medicine* 168 (2008), S. 1791–1797.

Rechtschaffen, A., B. M. Bergmann, C. A. Everson, C. A. Kushida und M. A. Gilliland, »Sleep Deprivation in the Rat: X. Integration and Discussion of the Findings. 1989«, in: *Sleep* 25 (2002), S. 68–87.

Rose, A. J., W. Carlson, E. M. Waller, »Prospective Associations of Co-Rumination with Friendship and Emotional Adjustment: Considering the Socioemotional Trade-Offs of Co-Rumination«, in: *Developmental Psychology* 43 (2007), S. 1019–1031.

Rosen, L. N. und N. E. Rosenthal, »Seasonal Variations in Mood and Behavior in the General Population: A Factor-Analytic Approach«, in: *Psychiatry Research* 38 (1991), S. 271–283.

Ross, B. M., J. Seguin und L. E. Sieswerda, »Omega-3 Fatty Acids as Treatments for Mental Illness: Which Disorder and Which Fatty Acid?«, in: *Lipids, Health and Disease* 18 (2007), S. 6–27.

Ruff, C. R., E. Trinkhaus und T. W. Holliday, »Body Mass and Encephalization in Pleistocene Homo«, in: *Nature* 387, S. 173–176.

Russo, S., I. P. Kema, M. R. Fokkema, J. C. Boon, P. H. Willemse, E. G. de Vries, J. A. den Boer und J. Korf, »Tryptophan as a Link between Psychopathology and Somatic States«, in: *Psychosomatic Medicine* 65 (2003), S. 665–671.

Sackeim, H. A., J. Prudic, R. Fuller, J. Keilp, P. W. Lavori und M. Olfson, »The Cognitive Effects of Electroconvulsive Therapy in Community Settings«, in: *Neuropsychopharmacology* 32 (2007), S. 244–254.

Sagduyu, K., M. E. Dokucu, B. A. Eddy, G. Craigen, C. F. Baldassano und A. Yildiz, »Omega-3 Fatty Acids Decreased Irritability of Patients with Bipolar Disorder in an Add-on, Open Label Study«, in: *Nutrition Journal* 4 (2005), S. 6.

Saß, H., H. Wittchen, M. Zaudig und I. Houben (Hg.), *Diagnostisches und Statistisches Manual Psychischer Störungen*, DSM-IV-TR, Göttingen 2003.

Schieffelin, E. L., »The Cultural Analysis of Depressive Affect: An Example from Papua New Guinea«, in: A. M. Kleinman und B. Good (Hg.), *Culture and Depression*, Berkeley 1985, S. 101–133.

Sears, B., *The Omega Rx Zone. The Miracle of the New High-Dose Fish Oil.* New York 2002.

Seidman, S. N., »Testosterone Deficiency and Mood in Aging Men: Pathogenic and Therapeutic Interactions«, in: *World Journal of Biological Psychiatry* 4 (2003), S. 14–20.

Seligman, M., »Why Is There So Much Depression Today? The Waxing of the Individual and the Waning of the Commons«, in: Rex Ingram (Hg.), *Contemporary Psychological Approaches to Depression.* New York 1990, S. 1–9.

Shakespeare, W., *Sämtliche Werke in vier Bänden*, Band 4, Berlin: Aufbau, 1975, S. 624–629.

Simopoulos, A. P., »Omega-3 Fatty Acids in Inflammation and Autoimmune Diseases«, in: *Journal of the American College of Nutrition* 21 (2002), S. 495–505.

Simopoulos, A. P., »Evolutionary Aspects of Diet, the Omega-6: Omega-3 Ratio, and Gene Expression«, in: M. S. Meskin, W. R. Bidlack und R. K. Randolph, *Phytochemicals: Nutrient-Gene Interactions*, CRC Press 2006, S. 137–160.

Stagnitti, M. N., Statistical Brief #206: Antidepressants Prescribed by Medical Doctors in Office Based and Outpatient Settings by Specialty for the U.S. Civilian Noninstitutionalized Population, 2002 and 2005. Agency for Healthcare Research and Quality: Medical Expenditure Panel Survey, Juni 2008.

Steiger, A., »Neurochemical Regulation of Sleep«, in: *Journal of Psychiatric Research* 41 (2007), S. 537–552.

Stoll, A. L., W. E. Severus, M. P. Freeman, S. Rueter, H. A. Zboyan, E. Diamond, K. K. Cress und L. B. Marangell, »Omega-3 Fatty Acids in Bipolar

Disorder: A Preliminary Double-Blind, Placebo-Controlled Trial«, in: *Archives of General Psychiatry* 56 (1999), S. 407–412.

Styron, W., *Sturz in die Nacht. Die Geschichte einer Depression*, Köln 1991.

Svartberg, M. und T. C. Stiles, »Comparative Effects of Short-Term Psychodynamic Psychotherapy: A Meta-Analysis«, in: *Journal of Consulting and Clinical Psychology* 59 (1991), S. 704–714.

Thase, M. E., »Correlates and Consequences of Chronic Insomnia«, in: *General Hospital Psychiatry* 2 (2005), S. 100–112.

Tooby, J. und L. Cosmides, »On the Universality of Human Nature and the Uniqueness of the Individual: The Role of Genetics and Adaptation«, in: *Journal of Personality* 58 (1990), S. 17–67.

Trivedi, M. H., M. Fava, S. R. Wisniewski, M. E. Thase, F. Quitkin, D. Warden, L. Ritz, A. A. Nierenberg, B. D. Lebowitz, M. M. Biggs, J. F. Luther, K. Shores-Wilson, A. J. Rush, STAR*D Study Team, »Medication Augmentation after the Failure of SSRIs for Depression«, in: *New England Journal of Medicine* 354 (2006), S. 1243–1252.

Trivedi, M. H., A. J. Rush, S. R. Wisniewski, N. N. Nierenberg, D. Warden, L. Ritz, G. Norquist, R. H. Howland, B. Lebowitz, P.J. McGrath, K. Shores-Wilson, M. M. Biggs, G. H. Balasubramani und M. Fava für das STAR*D Study Team, »Evaluation of Outcomes with Citalopram for Depression Using Measurement-based Sare in STAR*D: Implications for Clinical Practice«, in: *American Journal of Psychiatry* 163 (2006), S. 28–40.

U.S. Department of Health and Human Services, *Physical Activity and Health: A Report of the Surgeon General*, Atlanta: U.S. Department of Health and Human Services, Centers for Disease Control and Prevention, National Center for Chronic Disease Prevention and Health Promotion 1999.

Vaynman, S. und F. Gomez-Pinilla, »Revenge of the ›Sit‹: How Lifestyle Impacts Neuronal and Cognitive Health through Molecular Systems that Interface Energy Metabolism with Neuronal Plasticity«, in: *Journal of Neuroscience Research* 84 (2006), S. 699–715.

Vieth, R., P. C. Chan und G. D. MacFarlane, »Efficacy and Safety of Vitamin D3 Intake Exceeding the Lowest Observed Adverse Effect Level«, in: *American Journal of Clinical Nutrition* 73 (2001), S. 288–294.

Weissman, M. M., R. C. Bland, G. J. Canino, C. Faravelli, S. Greenwald, H. G. Hwu, P. R. Joyce, E. G. Karam, C. K. Lee, J. Lellouch, J. P. Lepine, S. C. Newman, M. Rubio-Stipec, J. E. Wells, P. J. Wickramaratne, H. Wittchen und E. K. Yeh, »Cross-National Epidemiology of Major Depression and Bipolar Disorder«, in: *Journal of the American Medical Association* 276 (1996), S. 293–299.

Werneke, U., S. Northey und D. Bhugra, »Antidepressants and Sexual Dysfunction«, in: *Acta Psychiatrica Scandinavica* 114 (2006), S. 384–397.

Wu, J., S. Seregard und P. V. Algvere, »Photochemical Damage of the Retina«, in: *Survey of Ophthalmology* 51 (2006), S. 461–481.

Wu, A., Z. Ying und F. Gomez-Pinilla, »Docosahexaenoic Acid Dietary Supplementation Enhances the Effects of Exercise on Synaptic Plasticity and Cognition«, in: *Neuroscience* 155 (2008), S. 751–759.

Young, G. S., J. A. Conquer und R. Thomas, »Effect of Randomized Supplementation with High Dose Olive, Flax or Fish Oil on Serum Phospholipid Fatty Acid Levels in Adults with Attention Deficit Hyperactivity Disorder«, in: *Reproduction Nutrition Development* 45 (2005), S. 549–558.

Register

Brauen Sie sich Ihr Glück selbst zusammen!

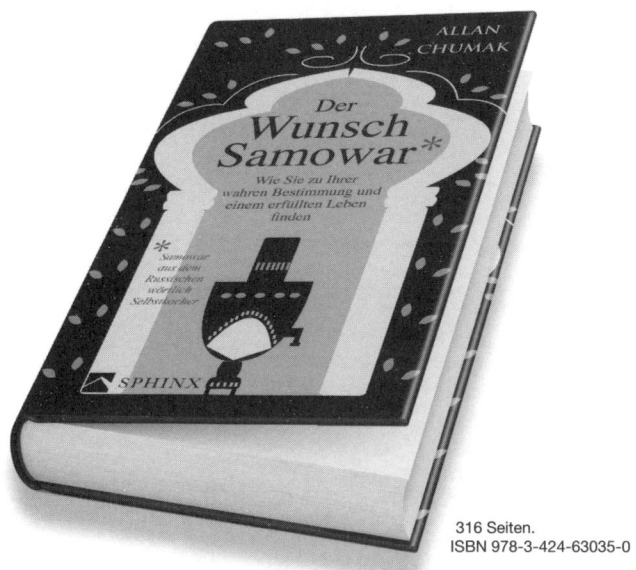
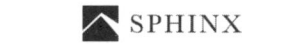

Fühle dich selbst ... und iss, was du willst!

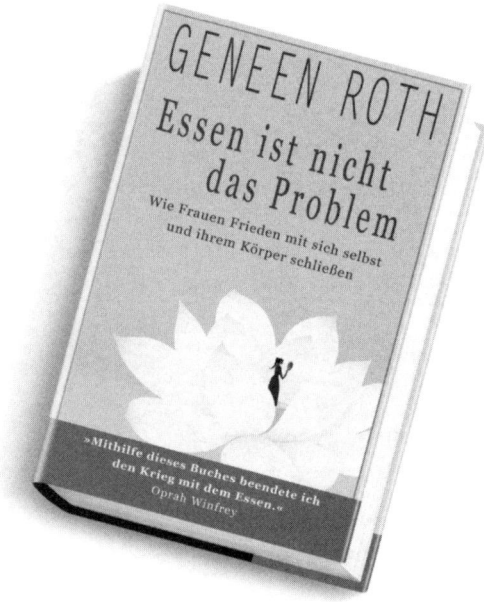

224 Seiten. ISBN 978-3-424-63031-2

Gleich ob Sie zu viel oder zu wenig essen, ob Sie Ihre Oberschenkel hassen oder die ständige Gewichtskontrolle leid sind – dieses Buch kann Sie aus dem Teufelskreis von zwanghaftem Essen und Diäten befreien. Der Millionenseller aus den USA.

»Dieses Buch übt einen geradezu hypnotischen Effekt aus.«
Christiane Northrup

KAILASH

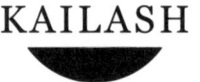